KNAUR
MENSSANA

Dietmar Hansch

Panik & Platzangst selbst bewältigen

Das Praxisbuch

KNAUR
MENSSANA

Wichtiger Hinweis:
Die Übungen und Informationen in diesem Buch sind kein Ersatz für eine ärztliche, heilpraktische oder therapeutische Behandlung. Sie führen alle Anwendungen in eigener Verantwortung durch. Weder Autor noch Verlag können für eventuelle Folgen, die sich aus den im Buch gemachten praktischen Hinweisen ergeben, eine Haftung übernehmen.

Besuchen Sie uns im Internet:
www.knaur.de

Aus Verantwortung für die Umwelt hat sich die Verlagsgruppe Droemer Knaur zu einer nachhaltigen Buchproduktion verpflichtet. Der bewusste Umgang mit unseren Ressourcen, der Schutz unseres Klimas und der Natur gehören zu unseren obersten Unternehmenszielen. Gemeinsam mit unseren Partnern und Lieferanten setzen wir uns für eine klimaneutrale Buchproduktion ein, die den Erwerb von Klimazertifikaten zur Kompensation des CO_2-Ausstoßes einschließt. Weitere Informationen finden Sie unter: www.klimaneutralerverlag.de

FSC www.fsc.org
MIX
Papier aus verantwortungsvollen Quellen
FSC® C004592

Originalausgabe April 2021

Ein Imprint der Verlagsgruppe
Droemer Knaur GmbH & Co. KG, München

Redaktion: Ralf Lay
Covergestaltung: ZERO Werbeagentur, München
Coverabbildung: Shutterstock.com/REANEW
Illustrationen im Innenteil: Nontira Kigle www.nontirakigle.de
außer Abb. 9: mauritius images/Chronicle of World History/Alamy
Satz: Adobe InDesign im Verlag
Druck und Bindung: Firmengruppe APPL, aprinta druck GmbH, Wemding
ISBN 978-3-426-65864-2

5 4 3 2 1

FÜR MONIKA

Inhalt

Teil 3: Die Behandlung von Panik- und Platzangst-Erkrankungen

Anhang

Zum Geleit

Dietmar Hansch ist es mit diesem Buch gelungen, zwischen übergroßer Detailgenauigkeit und sachfremder Vereinfachung sicher hindurchzumanövrieren. Das Buch hält die Balance zwischen fachlich fundiertem Wissen und klaren, leicht nachvollziehbaren Erläuterungen zu den wichtigsten Fragen rund um die Angst. Es ermöglicht einen wirklich gut lesbaren und durchaus spannenden Einstieg in Ursprung und Natur der Angst und genauso auch in die Angstbehandlung. Die Erklärungen sind mit Analogien und Beispielen aus dem Alltagsleben angereichert, was dem Verständnis dienlich ist.

Wie häufig wird das gesunde und natürliche Gefühl der Angst in der Alltagssprache fälschlich mit »Ängsten« gleichgesetzt und diese wiederum als Zeichen irgendeiner unnatürlichen Schwäche ausgedeutet! Und wie häufig sind Mythen und andere Fehlannahmen über die Angst! Wer das Buch gelesen hat, weiß hingegen im Hinblick auf Angst – speziell Panik und Platzangst –, Phänomene, Symptome und ihre Bedeutung nüchtern einzuordnen. Allein das wird viele Betroffene deutlich entlasten können.

Was die Behandlung anbetrifft, so setzt das Buch auf die am besten bewährten Strategien im Umgang mit Angstsymptomen; Strategien, die vor allem aus der Verhaltenstherapie und der Akzeptanz- und Commitment-Therapie kommen. Auch diesbezüglich gibt es viele Fehl- und Vorurteile, und das Buch macht klar, wie gut begründet und sicher die einzelnen Therapieschritte sind. Es zeigt, wie sich diese Elemente sinnvoll und synergistisch ergänzen können.

Die für den Praxisgebrauch gewählte, griffige Bezeichnung »Synergie-Methode« deutet darüber hinaus an, dass der Ansatz des Buches noch umfassender ist. Es geht keineswegs nur um ein Zurückdrängen von Symptomen, sondern gleichzeitig auch um ein allgemeines Stärken der emotionalen Kompetenzen und um einen systematischen Aufbau der positiven seelischen Kräfte, die vor dem Aufkommen übergroßer Angst schützen.

Aus der Art, wie Dietmar Hansch seine LeserInnen anspricht, ist der erfahrene, humanistisch geprägte Arzt und Psychotherapeut herauszuspüren, der es liebt, die Kompetenzen seiner PatientInnen und LeserInnen zu schulen, zu entwickeln und zu stärken. Anleihen bei anderen Ratgeberbüchern macht er dabei kaum, es ist sein ganz persönlicher »Rat« an die AngstpatientInnen und LeserInnen, den es hier zu lesen gibt. Ich bin überzeugt, dass das Buch vielen Betroffenen helfen wird, ob als entlastende, hilfreiche Lektüre auf dem selbstständigen Weg heraus aus der Angststörung oder als Begleitbuch zu einer Psychotherapie.

Prof. Dr. Jürgen Hoyer
Technische Universität Dresden
Institut für Klinische Psychologie und Psychotherapie

Einleitung

Wem soll dieses Buch helfen, welche Hilfe bietet es?

Dies ist ein Buch für Menschen, die an Panikattacken und Platzangst leiden. Unbehandelt können sich hieraus schwere chronische Erkrankungen entwickeln, die ein normales Leben unmöglich machen. Lassen Sie es nicht so weit kommen – Angsterkrankungen sind gut behandelbar. Meist ist dauerhafte Heilung möglich und in besonders schweren Fällen zumindest eine deutliche Besserung. Tun Sie etwas. Je eher, desto besser! Dieses Buch gibt Ihnen dafür Anleitungen, die wissenschaftlich begründet und praktisch erprobt sind.

Wie kommt es zu Panik und Platzangst? Wie können sich daraus handfeste Erkrankungen entwickeln? Wie entstehen diese verrückten Symptome, die Sie als so bedrohlich erleben? Warum sind sie dennoch völlig harmlos? Das zu verstehen wird Ihnen schon einmal viel von Ihrer Angst vor der Angst nehmen!

Außerdem fällt es Ihnen dann im nächsten Schritt leicht, die Prinzipien der Behandlung zu verstehen. Und das ist wichtig – Sie müssen lernen, die Behandlungsmethoden eigenständig auf sich selbst anzuwenden. Auch wenn Sie sich (zusätzlich) in die Hände eines Psychotherapeuten begeben, wird es ohne dieses beharrliche Üben im Alltag nicht gehen. Hierfür bekommen Sie ausführliche Anleitungen und Hilfestellungen.

Die in diesem Buch vermittelten Behandlungsverfahren stammen aus der Verhaltenstherapie (Kognitive Therapie, Expositionstherapie) sowie der Akzeptanz- und Commitment-Therapie, hinzu kommen abgewandelte Verfahren der Hypnotherapie. Allesamt haben sie in wissenschaftlichen Studien einen Wirksamkeitsnachweis erbracht. In der üblichen Therapiepraxis werden diese Verfahren aber überwiegend isoliert voneinander, sozusagen »bruchstückhaft« angewandt. Im vorliegenden Buch fügen wir diese Bruchstücke nun zu einem stimmigen Ganzen zusammen. Die

Einzelverfahren werden so miteinander kombiniert, dass es der Psycho-Logik des Lernens und Verlernens krankhafter Angst optimal entspricht. Daraus entsteht ein Synergie-Gewinn (gr. *synergeĩn* [zusammenarbeiten]), das heißt ein Zusatznutzen in Sachen Wirksamkeit. Entsprechend wird der hier vorgestellte Gesamtansatz als »Synergie-Methode« bezeichnet. Zu dieser Synergie trägt entscheidend bei, dass so weit wie möglich auch Sinne und Körper angesprochen werden: Je mehr Bereiche von Körper und Psyche in Richtung der neuen Anti-Angst-Inhalte positiv vernetzt werden, desto tiefer werden diese Inhalte verinnerlicht, und desto stärker ist ihre Wirkung gegen die Angst. Dem dient eine möglichst eingängige, auch grafisch unterstützte Aufbereitung der Inhalte, aber auch eine zum Buch gehörige Website (www.angst-selbst-bewältigen.de). Hier finden Sie weiterführende Hilfestellungen.

Aber zuerst müssen wir natürlich klären, ob Sie überhaupt an Panikattacken oder Platzangst leiden.

Was sind Panikattacken – Haben Sie das wirklich?

Wenn Sie dieses Buch lesen, hat offenbar irgendjemand Probleme, wahrscheinlich Sie selbst oder eine Person, die Ihnen wichtig ist. Sie denken, es könnte etwas dahinterstecken, für das in der Fachsprache Bezeichnungen herumschwirren wie »Panik«, »Angst-« oder »Panikattacken«, »Panikstörung«/»-erkrankung«, »Platzangst« beziehungsweise »Agoraphobie« (gr. *agorá* [Markt- und Versammlungsplatz]). Vielleicht sind Sie schon sicher, weil von einer Fachperson eine präzise Diagnose gestellt wurde. Ansonsten überlegen wir jetzt erst einmal gemeinsam, ob an Ihrer Befürchtung etwas dran sein könnte.

Beginnen wir bei den Panikattacken. Das sind Angstanfälle, bei denen sich die Angst innerhalb weniger Minuten zu maximaler Heftigkeit steigert. Auf einmal spielt der Körper total verrückt, man fühlt sich bedroht, rechnet mit dem Schlimmsten und fürchtet, den Verstand zu verlieren. Die Hauptbeschwerden sind:

- Das Herz beginnt wie wild zu klopfen (»Herzrasen«), manchmal auch unregelmäßig mit heftigem Holpern zwischendurch (»Herzstolpern«).
- In der Brust fühlt man Beklemmung und Luftnot bis hin zu Erstickungsgefühlen, man fängt an, heftiger und schneller zu atmen (»Hyperventilation«). Es können auch Schmerzen im Bereich des Brustkorbs auftreten, oft verbunden mit der Angst, dass das vom Herzen kommt.
- Weiter: Schwindelgefühle, Unsicherheit, Benommenheit, das Gefühl einer herannahenden Ohnmacht; der Eindruck, dass sich alles irgendwie unwirklich, fremd und losgelöst anfühlt (»Derealisation«, »Depersonalisation«),
- Übelkeit, Magen-Darm-Beschwerden, Mundtrockenheit,
- Schweißausbrüche, Hitze- oder Kälteschauer,
- Zittern, Beben sowie
- Taubheitsgefühle oder Kribbelempfindungen (»Ameisenlaufen«) auf der Haut.

All das wird als bedrohlich erlebt und weckt deshalb Katastrophengedanken wie etwa die folgenden: Ich verliere die Kontrolle! Es passiert etwas ganz Schlimmes mit meinem Körper! Oder: Ich raste aus und mache gefährliche Sachen! Ich werde verrückt! Ich sterbe! (Zum Beispiel an einem Herzinfarkt oder einem Schlaganfall.) Abb. 1 zeigt die wichtigsten Symptome auf einen Blick.

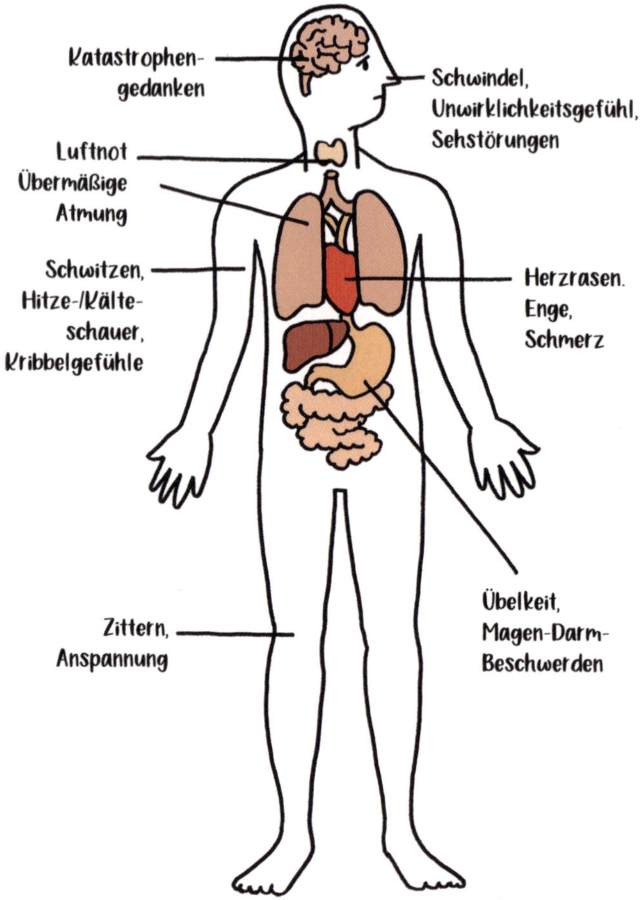

Abb. 1: Hauptbeschwerden beim Panikanfall.

In der Regel dauern Panikattacken zwischen 10 und 30 Minuten, selten länger als eine Stunde. Oft schließt sich ein Zustand der Erschöpfung an. Panikattacken können unterschiedlich stark ausgeprägt sein und in Dauer, Zahl, Art und Intensität der Beschwerden variieren.

Im Rahmen von Panikattacken können noch deutlich mehr merkwürdige und sehr vielgestaltige Beschwerden auftreten – wir besprechen das später im Einzelnen. Aber schon hier kann ich Ihnen versichern: Sie alle bilden sich zurück und sind ungefährlich.

Die typischen Panikattacken im Rahmen einer Panikstörung scheinen wie aus heiterem Himmel zu kommen (zu Panikattacken anderer Art siehe H+D – Hintergründe und Details 1 im Anhang), gar nicht selten in sicheren und entspannten Situationen im Urlaub oder daheim, häufig sogar aus dem Schlaf heraus. Das ist es ja gerade, was das Ganze so unverständlich und bedrohlich macht: Ohne Vorwarnung und jede Erklärung bricht ein so heftiger Ausnahmezustand über einen herein! Manche Betroffenen erleben das fast wie eine Traumatisierung, die das Urvertrauen in Körper und Welt erst einmal zerstört. Nicht selten wird der Notarzt gerufen, und womöglich geht es zur Sicherheit mit Blaulicht ins Krankenhaus. Wie wir später sehen werden, kann man diese scheinbar mysteriösen Vorgänge durchaus erklären.
Und nun entstehen natürlich Krankheits- und Erwartungsängste: Was ist mit meinem Körper los? Habe ich etwa eine schwere und gefährliche Krankheit? Auch wenn die ärztliche Untersuchung erst mal nichts ergeben hat – so etwas kann man sich doch nicht einbilden! Hoffentlich kommt das nicht wieder!
Gefühle der Ohnmacht und des Ausgeliefertseins stellen sich ein. Automatisch verändert sich dann auch das Verhalten: Man beobachtet besorgt den Körper und seine Funktionen, geht häufig zum Arzt, schont sich körperlich und vermeidet alles, was aktiviert und erregt (zum Beispiel Kriminalfilme, Sex), oder Situationen und Orte, an denen schon einmal Panikattacken aufgetreten sind. Fatalerweise setzt all dies nun Mechanismen der »selbsterfüllenden Prophezeiung« in Gang, sodass in der Folge weitere Panikattacken auftreten. Allein die schreckliche Vorstellung, es könnte wieder zu einem Anfall kommen, aktiviert ja schon den Angstmechanismus.
Erst wenn solche Dauerbesorgnisse und Verhaltensänderungen hinzukommen und sich Panikattacken dann wiederholen, spricht man von einer Panikstörung oder -erkrankung (beide Begriffe sind gleichbedeutend). Der Verlauf kann sehr unterschiedlich und wechselhaft sein – von sehr heftigen Phasen mit mehreren Panikattacken am Tag bis hin zu ruhigen Phasen, in denen über viele Wochen oder gar Monate kaum Anfälle auftreten. Oft entwickelt sich ohne Therapie ein chronischer Verlauf, unter Umständen mit

Folgeproblemen wie dem Missbrauch von Alkohol oder Medikamenten oder der Entwicklung einer Depression. Bei etwa 50 Prozent bis 60 Prozent der Panikerkrankten entsteht in den Folgemonaten eine Agoraphobie – dazu unten mehr (siehe auch Abb. 2).

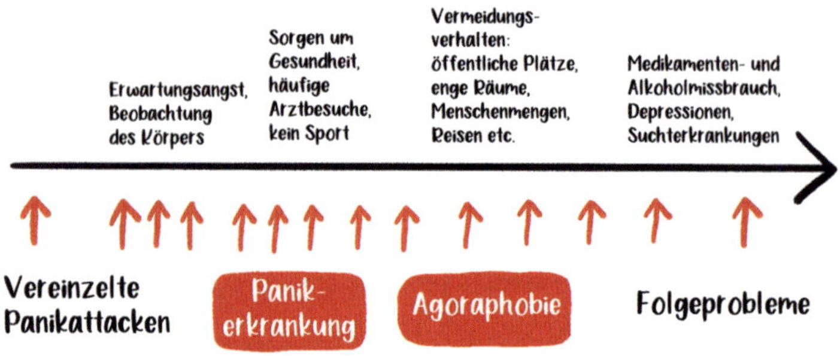

Abb. 2: Wie es sich entwickeln kann, wenn man nichts tut.

Häufigkeitsangaben sind bei psychischen Erkrankungen aus verschiedenen Gründen besonders schwierig. Die meisten Studien allerdings kommen zu dem Ergebnis, dass Angsterkrankungen die verbreitetsten psychischen Erkrankungen überhaupt sind: 15 bis 30 Prozent aller Menschen haben im Laufe ihres Lebens einmal krankhafte Ängste. Die Häufigkeitsangaben für die Panikerkrankung und die Agoraphobie liegen je nach Land und Studie zwischen 1 und 5 Prozent. Frauen sind zwei- bis dreimal so häufig betroffen wie Männer. Am häufigsten beginnt die Erkrankung im jungen Erwachsenenalter (zwischen 20 und 35 Jahren).

Haben Sie Ihre Beschwerden in diesen Schilderungen wiedererkannt? Sind Sie jünger als vierzig Jahre und, soweit Sie wissen, körperlich gesund? Wenn dies zutrifft, sind Sie mit hoher Wahrscheinlichkeit ein typischer Fall. Dann können Sie recht sicher sein, dass Sie an einer Panikstörung leiden und vonseiten der körperlichen Gesundheit keine Gefahr droht. Dennoch empfehle ich Ihnen, den Hausarzt aufzusuchen, ihm die Situation zu schildern und sich zur Sicherheit zumindest einmal »durchchecken« zu lassen (Untersuchungen, die in diesem Zusammenhang sinnvoll sein könnten, zeigt H+D 2 im Anhang).

Es gibt einige körperliche Erkrankungen, die ähnliche Symptome hervorrufen können wie bei einer Panikattacke (siehe H+D 3). Diese können ärztlicherseits aber sicher erkannt beziehungsweise ausgeschlossen werden.

Unbedingt sollten Sie zu Ihrem Hausarzt gehen, wenn Ihre Beschwerden nicht so gut zu einer Panikattacke passen oder Sie da unsicher sind, wenn Sie älter als vierzig Jahre sind oder körperliche Vorerkrankungen haben (zum Beispiel einen Diabetes, einen Bluthochdruck oder eine Herzerkrankung). Eventuell wird Sie Ihr Hausarzt dann noch zu bestimmten spezialisierten Fachärzten überweisen.

Und natürlich stellt sich die Frage, ob Sie einen Psycho-Fachmann aufsuchen sollten. Dies gilt für den Fall, dass Sie sich in Behandlung begeben wollen. Aber auch für den Fall, dass auf der psychischen Ebene die Diagnose weiter geklärt werden muss, denn es gibt auch hier »Nachbardiagnosen« (fachlich: »Differenzialdiagnosen«, siehe H+D 4 im Anhang).

Haben Sie Platzangst?

Wenn wir davon ausgehen, dass bei Ihnen eine eher typische Panikstörung vorliegt, dann wäre die nächste wichtige Frage: Gibt es Anzeichen für die Entwicklung oder das Vorliegen einer Agoraphobie? Wie schon gesagt – bei den meisten Betroffenen entsteht in den Monaten nach Beginn der Panikattacken eine solche Platzangst.

Wie kommt es dazu? Einen der Mechanismen hatten wir schon angedeutet: Es entwickelt sich eine Scheu vor Orten und Situationen, in denen Panikattacken stattgefunden haben, und das ist ja gut nachvollziehbar. Unser Geist verknüpft gern Dinge, die gemeinsam aufgetreten sind. Er neigt dazu, einen Verursachungsmechanismus zu vermuten und dies dann auch auf andere Situationen zu übertragen. Die innere Stimme könnte dann etwas sagen wie:

- Panikattacke im Supermarkt – vielleicht lag das am Lärm und den vielen Menschen! Hoffentlich passiert das beim nächsten

Einkauf nicht wieder! Besser, ich schick erst mal meinen Partner zum Einkaufen!

- Den Fahrstuhl im Bürohaus werd ich auch nicht mehr benutzen, der ist auch immer so voll! Wenn da was passiert, das wär ja megapeinlich! Und wenn der Fahrstuhl erst stecken bleibt und ich im Notfall nicht sofort rauskomme …!
- O Schreck – die Bergwanderung nächste Woche! Geh ich nicht mit – vielleicht ist doch was mit dem Herzen? Eh einen der Rettungshubschrauber da gefunden hätte, wär's zu spät!

So kommt es, dass immer mehr Orte gemieden werden, nicht nur die, an denen tatsächlich Panikattacken stattgefunden haben, sondern auch Orte oder Situationen, in denen es zu Peinlichkeiten kommen könnte, wo keine Fluchtmöglichkeit besteht und wo es schwierig wäre, Hilfe zu holen (siehe Abb. 3).

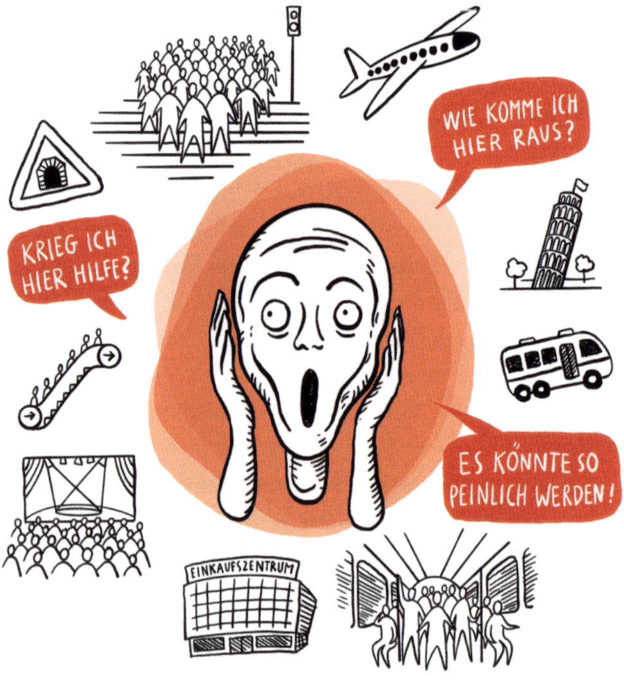
WIE KOMME ICH HIER RAUS?
KRIEG ICH HIER HILFE?
ES KÖNNTE SO PEINLICH WERDEN!
EINKAUFSZENTRUM

Abb. 3: Hauptprobleme bei Platzangst.

Nach dem derzeit gültigen medizinischen Diagnosesystem wird eine Agoraphobie bescheinigt, wenn in mindestens zwei der folgenden Situationen Angst und Vermeidungs- bzw. Fluchtverhalten auftritt: in Menschenmengen, auf öffentlichen Plätzen, bei Reisen mit weiter Entfernung von daheim oder bei Reisen allein (konkrete Beispiele finden Sie in Box 1).

Box 1: Vermeidungsverhalten

Hier einige konkretere Beispiele von typischen Situationen, die bei Agoraphobie gemieden werden (mod. n. Morschitzky 2009):

- *Aufenthalt im Freien unter vielen Menschen bei erschwerten Fluchtmöglichkeiten:* überfüllte Fußgängerzonen, Volksfeste, Verkehrsstau, Halten vor roten Ampeln, Autobahn-, Tunnel- und Brückenfahrten. Aber auch: sich allein auf großen freien Flächen aufhalten, wo man gesehen werden und sich nicht festhalten kann.
- *Benutzung öffentlicher Verkehrsmittel:* Bus, Bahn, Schiff, Fähre, Flugzeug, Sessellift, Rolltreppe.
- *Außerhäusliche Aktivitäten aller Art:* Wanderungen weitab von medizinischen Hilfsmöglichkeiten, Schwimmen in tieferem Wasser, weite Reisen, insbesondere nicht mit öffentlichen Verkehrsmitteln, im fortgeschrittenen Fall auch nicht im eigenen Auto.
- *Aufenthalt in öffentlichen Räumen, besonders wenn sie überfüllt sind und ein Verlassen der Situation erschwert ist:* Geschäfte, Museen, Konzert- und Kinosäle, Behörden, Banken, Anstehen in Warteschlangen, Wartezimmer aller Art, Friseursalons, Kantinen, Sauna, Bäder, Umkleideräume, öffentliche Toiletten, Betriebsversammlungen, Feiern aller Art.
- *Aufenthalt in engen, hohen, geschlossenen oder dunklen Räumen:* Lifte, Räume ohne Fenster, Keller, Höhlen, Bogengänge, Kirchen, Türme aller Art, dunkle Schlafzimmer.
- *Verabredungen zu Treffen mit anderen Personen,* vor allem, wenn dort etwas gefordert wird und man fit sein sollte.
- *Situationen des Alleinseins:* Oft fällt auch das Alleinsein daheim schwer, wenn der stützende und schützende Partner einmal nicht da sein kann.

Diese und ähnliche Situationen sind meist angstbesetzt, mit je unterschiedlichem individuellem Schwerpunkt. Sie werden nach Möglichkeit vermieden, oft unter Nutzung einer Vielfalt von Ausreden, um im sozialen Umfeld nicht aufzufallen (zum Beispiel Vorschützen körperlicher Beschwerden wie Kopfschmerzen, Kreislaufprobleme oder Erkältung). Müssen sich die Betroffenen dennoch in solche Situationen begeben, können sie das meist nur unter stärkerer Angst aushalten, was bis hin zum Aufschießen von Panikattacken geht. Wenn sich eine Möglichkeit ergibt, ergreifen sie die Flucht aus der Situation.

Darüber hinaus gibt es natürlich immer auch Möglichkeiten, solche Situationen so auszugestalten, dass sie leichter erträglich werden. Beispiele für solche sogenannte Sicherungsverhaltensweisen zeigt Box 2. Im Laufe der Zeit entwickelt sich oft eine starke Abhängigkeit von derartigen Maßnahmen.

Box 2: Sicherungsverhalten

Die meisten Betroffenen neigen dazu, sich das Aushalten agoraphobischer Situationen durch eine Vielfalt von Sicherungsverhaltensweisen zu erleichtern. Hier einige Beispiele (mod. n. Morschitzky 2009):

- *Es wird darauf geachtet, Flucht- und Kontrollmöglichkeiten zu haben:* In Veranstaltungsräumen nahe der Tür sitzen; in geschlossenen Räumen so weit wie möglich Fenster öffnen; im Auto immer vorn sitzen (zumindest bei zweitürigen Modellen); lieber selbst fahren als Beifahrer sein; lieber Landstraße fahren als Autobahn (und schon gar nicht eine mit Tunnel oder Brücke); Strecken und Zeiten mit Staugefahr meiden; lieber Regionalzug fahren mit vielen Halts als ICE oder fliegen; in Geschäften zu Zeiten einkaufen, in denen wenige Menschen unterwegs sind und sich keine Schlangen an den Kassen bilden; öffentliche Räume zwar betreten können, aber größte Probleme haben mit dem Friseur oder dem Zahnarzt, wo man lange regelrecht »festgesetzt« wird; in einem Imbiss essen können, nicht aber in einem besseren Restaurant (mit Wartezeiten); lieber im Erdgeschoss wohnen als in höheren Etagen – und anderes mehr.

- *Bei anderen Betroffenen steht die schnelle Verfügbarkeit von Hilfsmöglichkeiten im Vordergrund:* immer wissen müssen, wie das nächste Krankenhaus mit Notaufnahme zu erreichen ist; immer ein Handy dabeihaben müssen; von einer Schutz- bzw. Vertrauensperson begleitet werden müssen: Partner, Freunde, Eltern, im weiteren Sinne auch Kinder oder Haustiere; Medikamente (Beruhigungsmittel wie Benzodiazepine), Bonbons oder Kaugummi (gegen trockenen Mund), Wasserflasche (oder auch alkoholische Getränke im »Flachmann«) oder einen Talisman dabeihaben müssen und so fort.
- *Steht Schwindel als Symptom im Vordergrund, ist es den Betroffenen wichtig, über Möglichkeiten des Festhaltens zu verfügen:* Fahrrad, Spazierstock oder Regenschirm mitführen; sich in der Nähe von Geländern oder Hausmauern halten und Ähnliches.
- *Weitere Betroffene helfen sich durch »Ablenkungsrituale«:* immer eine Zeitung dabeihaben, um in »Pausen« zwanghaft lesen zu können; andere Personen in intensive Gespräche hineinziehen; innere Zähl- und Rechenprozeduren (zum Beispiel die Sekunden zählen bis zum Erreichen der nächsten Haltestelle). So wird der Geist blockiert für Fehlfunktionen wie Erwartungsangst und Selbstbelauerung.

Nicht immer ist die Agoraphobie Folge heftiger Panikattacken. Auch weniger schwere Beeinträchtigungen können den Ausgangspunkt bilden: Schwindel und Benommenheit bei leichteren Angstzuständen, Unwohlsein, Erschöpfung, Infekte, funktionelle Störungen (zum Beispiel im Magen-Darm-Bereich) und so weiter. Besonders in insgesamt belastenden Lebensphasen kann so etwas zum Auslöser werden. Wer geht schon gern unter Leute, wenn er sich nicht wirklich fit fühlt? Durch Teufelskreismechanismen werden diese leichten Beschwerden dann gesteigert, durch falsches Lernen mit der Situation verknüpft – und dann beginnt das Vermeidungsverhalten. Dies besprechen wir später noch im Einzelnen.

Circa 4 Prozent der Bevölkerung sind von der Agoraphobie

betroffen. Ohne Behandlung wird auch sie oft chronisch, wobei die Folgen erheblich sein können: Etwa ein Drittel der Langzeitbetroffenen ist nicht mehr dazu in der Lage, ein normales Familien- und Arbeitsleben zu führen. Es gibt Patienten, die über Jahre Haus oder Wohnung nicht mehr verlassen. Was oben schon für die Panikstörung gesagt wurde, gilt auch hier: Nicht wenige versuchen dann, sich mit Alkohol und/oder Medikamenten die Bewältigung kritischer Situationen zu erleichtern, sodass Abhängigkeitserkrankungen entstehen können. Ein monate- oder gar jahrelanger Kampf gegen die Angst erschöpft alle Kräfte, oft folgt eine Depression.

Auch hier gibt es »benachbarte« Erkrankungen (»Differenzialdiagnosen«), die ähnlich ausschauen können, aber im Kern von anderer Art sind (siehe H+D 5 im Anhang).

Wie viel Hilfe brauchen Sie?

So, nun haben Sie einiges Material für eine Selbsteinschätzung. Nehmen wir an, Sie haben sich wiedererkannt, Sie gehen davon aus, dass bei Ihnen eine Panikerkrankung und/oder eine Agoraphobie vorliegt. Gegebenenfalls hat Ihr Hausarzt körperliche Erkrankungen ausgeschlossen. Dann entsteht die Frage, welche Form von Hilfe Sie jetzt brauchen.

Grundsätzlich haben Sie folgende drei Optionen, die unter den jeweils darunter genannten Bedingungen infrage kommen:

1. *Selbsthilfe, angeleitet durch dieses Buch und/oder andere (siehe »Weiterführende Literatur« im Anhang):*
   - geringer bis mittlerer Leidensdruck, Dauer der Beschwerden kürzer als ein Jahr;
   - keine akute Gefahr für die Lebensgrundlagen: Arbeitsplatz, Beziehung/Familie;
   - gute Kompetenz im Umgang mit sich selbst, ausreichend Selbstdisziplin, genügend Zeit und Ressourcen für Selbsthilfemaßnahmen.

2. *Ambulante Psychotherapie (plus Selbsthilfe):*
    - Unsicherheit hinsichtlich der richtigen Diagnose(n), komplizierende Zusatzprobleme wie leichtere Formen von Depressivität, Alkohol- oder Tablettenmissbrauch;
    - stärkerer und/oder zunehmender Leidensdruck, längerer Verlauf;
    - Schwierigkeiten in Sachen Selbstmotivation, Selbstdisziplin, Selbstmanagement, Schwierigkeiten beim Einhalten eigener Vorsätze und Planungen; kein Erfolg mit vorangegangenen Selbsthilfe-Versuchen;
    - Gefährdung der Lebensbasis: drohender Arbeitsplatzverlust, Gefahr des Auseinandergehens der Beziehung/Familie;
    - bei Bedarf an medikamentöser Behandlung in schwereren Fällen (dann Aufsuchen eines entsprechenden Facharztes).
3. *Stationäre Behandlung:* Wann immer möglich, sollten Angsterkrankungen im ambulanten Rahmen behandelt werden. In eine Klinik zu gehen hat stets auch ein bisschen was von Rückzug, Vermeidung und Flucht, und das sind, wie wir noch sehen werden, Verhaltensweisen, die die Probleme verstärken. Dennoch gibt es natürlich Situationen, in denen eine Klinikeinweisung angeraten oder unbedingt notwendig ist:
    - Es besteht ein sehr hoher Leidensdruck mit der Notwendigkeit einer medikamentösen Behandlung. Der Verlauf ist sehr lang. Vor allem, wenn ambulante Therapiebemühungen keine ausreichende Besserung gebracht haben.
    - Es liegen komplizierende Zusatzdiagnosen vor wie etwa eine Depression, Burnout, Alkohol- oder Medikamentenabusus bzw. -abhängigkeit.
    - Eine ambulante Therapie ist nicht möglich, etwa wegen sehr abseitiger Wohnlage oder weil man wegen starker Agoraphobie den Therapeuten nicht ausreichend zuverlässig aufsuchen kann.
    - Es muss ein Abstand zum häuslichen Umfeld hergestellt werden, weil es ursächlich zur Erkrankung beiträgt: Beziehungs- respektive Familienkonflikte, Überlastung, etwa bei der Pflege von Angehörigen und dergleichen.

Welchen dieser Wege Sie gehen wollen, können Sie jetzt entscheiden oder aber nach einer ersten, orientierenden Lektüre des ganzen Buches. Im Zweifel sollten Sie immer Fachleute hinzuziehen (einen Facharzt oder eine Fachärztin für Psychiatrie, Psychotherapie oder psychosomatische Medizin beziehungsweise mit dem Zusatztitel Psychotherapie oder psychologische Psychotherapeuten). Beim Herstellen eines Kontakts kann Ihnen Ihr Hausarzt behilflich sein, oder Sie recherchieren im Internet.

Wie geht's weiter? – Ein kurzer Überblick

Okay, Sie haben sich fürs Weiterlesen entschieden – dann gebe ich Ihnen jetzt einen Kurzüberblick darüber, wie wir dabei vorgehen sollten. Was machen Sie, wenn Ihr Kaffeeautomat oder Ihr Auto einen Defekt hat? Sie bringen sie in eine Reparaturwerkstatt. Dort wird der Defekt gesucht, hoffentlich gefunden und repariert. Anders geht es nicht, das ist der einzige Weg. Die meisten Menschen haben die Tendenz, die Maschinen und Geräte des Alltags als Analogie zum Verstehen ihres Körpers und seiner Funktionen zu nutzen. Die gleiche Art des Denkens prägte die klassische Medizin, und auch heute noch ist sie bei vielen Ärzten sehr verbreitet: Bei Krankheit haben Körper oder Psyche irgendwo einen Defekt, den man finden und reparieren muss. Erst wenn der »Krankheitserreger« beseitigt ist, kann Gesundung erfolgen.

Doch biologische Organismen wie der menschliche Körper einschließlich seines Gehirns und seiner Psyche funktionieren grundlegend anders als vom Menschen gebaute Maschinen und Geräte. Sie sind eigenaktive (»selbstorganisierende«) Systeme, die über die Fähigkeit zur Selbstregulation und Selbstheilung verfügen. Deshalb gibt es hier neben der Defektreparatur immer noch einen zweiten Weg zur Heilung: die Stärkung des Positiven und Gesunden, um die Selbstheilungsprozesse zu stimulieren. Wer Erkältungs- und Infektionskrankheiten vermeiden beziehungsweise heilen will, der kann mit Mundschutz durch die Gegend laufen und Antibiotika nehmen. Er kann sich aber auch vitaminreich ernähren, Sport treiben und in die Sauna gehen. Wenn ein Angstpatient das Glück hat, seinen Traumjob zu bekommen oder sich neu zu verlieben, kann es sein, dass die Angst vergeht, und zwar ganz von allein, ohne spezielle Therapie.

In der Not ist es jedoch immer gut, alle Möglichkeiten auszuschöpfen. In unserem Falle heißt das, wir sollten beide Wege gehen, wir sollten eine Doppelstrategie fahren: einerseits die Probleme bearbeiten, also das Negative abbauen, *und gleichzeitig* alle greifbaren Ressourcen aktivieren, also das Positive aufbauen.

In Teil 1 suchen wir nach Möglichkeiten, durch einfache und kurzfristig umsetzbare Maßnahmen alsbald eine Besserung zu erreichen.

Im ersten Punkt besprechen wir schnell wirksame Methoden, im Alltag mit aufkommender heftiger Angst oder Panik umzugehen, zum Beispiel das »Einfangen« einer Panikattacke mittels einer Atemtechnik.

Im zweiten Punkt erarbeiten wir Möglichkeiten, den Angstattacken sozusagen den Nährboden zu entziehen. Dazu gehören vor allem Entlastung und Stressreduktion, aber auch einfache Techniken des inneren Stressmanagements. Hierdurch wird die Entstehung von Negativgefühlen wie Anspannung, Ärger und Angst vermindert, was auch die Wahrscheinlichkeit des Aufschießens von Panikattacken senkt. Zugleich soll etwas Freiraum für den nächsten Schritt geschaffen werden, für Aktivitäten im Positivbereich.

Hier geht es um alles, was »Auftanken« ermöglicht, was »positive Gefühlsenergie« erzeugt: Bewegung, Natur, Kontakt zu Freunden, Hobbys, Bezugnahme auf Werte und Sinn. Alles, was gute Gefühle macht, wirkt auch gegen die Angst.

Dann kommen die beiden Hauptteile 2 und 3, in denen Panikattacken und agoraphobische Ängste im Detail besprochen werden: Wie entstehen sie? Wie kommen all die merkwürdigen Symptome und Verhaltensweisen zustande? Wie kann ich sie Schritt für Schritt nachhaltig abbauen? Es wird das nötige Hintergrundwissen vermittelt, es werden praktische Übungen im Detail erarbeitet.

Es wird erläutert, wie hierbei audiovisuelle Hilfsmittel einbezogen werden können (selbst erstellte oder aus dem Internet bezogene). Und wie es sich gehört, wechseln wir dann zum Abschluss nochmals auf die positive Seite, um langfristige Strategien des persönlichen Wachstums zu besprechen, wobei auch auf weiterführende Literatur verwiesen wird.

Teil 1:
Erste schnelle Hilfe und Entlastung

1. Soforthilfe bei aufkommender Panik

Die erste wichtige Frage wäre: Gibt es Hilfsmöglichkeiten, die schnell nutzbar sind und schnelle Besserung bringen? Ein wichtiges Stichwort dazu wäre die Stressreduktion, die aber auch längerfristige Aspekte hat. Deswegen beginnen wir hier mit Maßnahmen, die eine sofortige Wirkung haben, und sehen dann zu, wie wir nachhaltig unseren Stress auf ein gesundes Maß reduzieren können.

Was, wenn in den nächsten Tagen eine Panikwelle auf Sie zurollt? Noch ehe Sie das in diesem Buch vorgeschlagene Behandlungsprogramm absolviert haben? Gibt es nicht etwas schnell Wirksames, was man als Notbehelf ausprobieren könnte? Tatsächlich gibt es drei relativ einfache Strategien, die Sie ohne großes Lernen einmal ausprobieren können, um Panikattacken einzufangen.

Wie wir noch genauer besprechen werden, besteht das Hauptproblem bei der Panikattacke darin, dass man die Angst und ihre Symptome als gefährlich interpretiert, ihnen höchste Aufmerksamkeit widmet, sich gegen sie wehrt, sie bekämpft. Aber dadurch schaukelt man diese Symptome nur auf. Wenn man gegen etwas kämpft, das man in sich trägt, führt man ihm Energie zu und macht es dadurch stärker: Wachsender Druck erzeugt nur wachsenden Gegendruck. Wenn sich in dieser Weise Dinge wechselseitig verstärken, spricht man von einem Teufelskreis.

Ich hoffe, inzwischen können Sie zumindest schon ein bisschen daran glauben, dass Sie eine Panikerkrankung haben und keine Herz-, Lungen- oder sonstige Krankheit! Vorwegnehmend versichere ich Ihnen nochmals: So fürchterlich sich Panikattacken auch anfühlen – sie sind ungefährlich, harmlos, gehen vorüber und sind behandelbar. Wie wir noch besprechen werden, läuft dabei im Körper in etwa das Gleiche ab wie bei einem 200-Meter-Sprint. Panik ist sozusagen ein innerlich schon in Gang gebrachter, aber noch nicht ausgeführter Fluchtsprint. Nach maximaler Anstrengung hat der Sprintsieger auch das Gefühl, kurz vor dem Umfallen oder Sterben zu sein. Und trotzdem ist er glücklich. Er ist völlig klar im Kopf. Noch atemlos kann er ein erstes Interview geben und ignoriert dabei völlig den Aufruhr in seinem Körper. Sein Fokus ist vom Körper abgelenkt, er bemerkt nicht das heftige Seitenstechen, er konzentriert sich voll auf die Inhalte des Interviews. Versuchen Sie, ein ähnliches Mindset, also eine ähnliche Geisteshaltung, in Bezug auf Ihre Paniksymptome einzuüben: Was im Körper abläuft, das regelt der Körper allein; ich weiß, dass es harmlos ist und vorübergeht. Je weniger ich auf meine Symptome achte, je weniger ich sie bekämpfe, desto mehr bricht der Teufelskreis zusammen, und die Sache kommt zur Ruhe. Ich konzentriere mich auf etwas anderes!

Das Motto lautet erst einmal: Ignoranz und Ablenkung.

Bewegung

Den doppelten Effekt hat man, wenn man sich ablenkt und dabei auf etwas konzentriert, das in sich noch einmal angstdämpfend wirkt! Die erste naheliegende Möglichkeit wäre: Bewegung! Machen Sie's dem Sprinter nach, und bewegen Sie sich möglichst intensiv. Sie stellen damit die von der Panik aktivierten Körperprozesse in ihren natürlichen Funktionszusammenhang: den Körper für eine Flucht, das heißt für eine intensive Muskelaktivität, zu energetisieren. Durch Bewegung können Sie die Angstenergie auf normale und natürliche Weise abbauen.

In den meisten Paniksituationen gibt es ja Möglichkeiten, sich zu bewegen. Daheim: wild tanzen, Kniebeugen machen oder rausgehen und rennen respektive walken. Im Zug: von vorn bis hinten durch den Zug laufen oder auf der Zugtoilette Kniebeugen machen. Eine Konferenz: sich auf die Toilette abmelden und dort Kniebeugen machen oder im Treppenhaus hoch- und runtersprinten. Im Kaufhaus: schnell um die Regale gehen oder den Einkaufswagen abstellen, rausgehen und rennen oder walken.

Konzentrieren Sie sich dabei voll auf die Außenwelt und Ihre Bewegungen – versuchen Sie, sich nach außen gut eingepasst und nach innen möglichst rhythmisch und harmonisch zu bewegen.

Es hilft schon, sich mit mäßiger Intensität irgendwie zu bewegen. Notfalls kann man es mit umgrenzten Übungen versuchen wie auf der Stelle treten, rhythmisch wiederholt in den Zehenspitzenstand wippen, mit den Armen schwingen wie bei Lockerungsübungen und so fort.

Aber wenn Sie sich trauen und es die Situation zulässt: Strengen Sie sich ruhig richtig an! Auf die Prozesse in Ihrem Körper brauchen Sie dabei nicht zu achten: Dass Sie schwitzen, dass das Herz klopft, dass Sie außer Atem sind und ein wenig Schwindel empfinden – all das gehört zu körperlicher Anstrengung dazu, all das ist ja jetzt, wo Sie sich körperlich anstrengen, verständlich und normal. Fangen Sie die Panikattacke auf diese Weise ein, und fühlen Sie sich am Ende wie unser 200-Meter-Lauf-Olympia-Champion!

Es wäre sogar möglich, die Muskeln in einer Ruheposition zu betätigen, ohne sich zu bewegen und ohne dass es auffällt. Hierfür wäre das Praktizieren der »Progressiven Muskelrelaxation nach Jacobson« geeignet, das manchen Angstpatienten sehr gut bei der Kontrolle der Angst hilft. Da dieses Verfahren mittlerweile sehr bekannt und verbreitet ist, verzichte ich hier auf weitere Erläuterungen. Bei Bedarf finden Sie dazu sehr gute Bücher, CDs oder YouTube-Filme, die das schnelle Erlernen leicht machen.

Derzeit noch weniger verbreitet sind Techniken aus dem Bereich der Klopfakupressur. Hier werden positiv-akzeptierende Selbstinstruktionen mit dem Beklopfen von Akupunkturpunkten verbunden (siehe H+D 6 im Anhang). Wie Studien zeigen, scheinen diese Verfahren zumindest kurzfristig eine Wirkung zu haben, die über reine Placeboeffekte hinausgeht. (Als »Placebos« bezeichnet man Scheinmedikamente und -therapien; lat. *placebo* [ich werde gefallen].) Langfristig erwiesen sich allerdings Verfahren aus dem Bereich der Verhaltenstherapie als wirksamer.

Atmungskontrolle, Achtsamkeit

Die zweite wichtige Methode ist die Atemkontrolle. Wie schon gesagt wurde, beginnen die meisten Panikbetroffenen schneller und oberflächlicher zu atmen (Hyperventilation). Dies trägt, wie später noch erklärt wird, erheblich zur Steigerung von Angst und Panik bei. Wenn man es schafft, die Atmung im Sinne einer Verlangsamung zu kontrollieren, bremst man den Anstieg der Angst. Sehr bewährt ist die Lippenbremsatmung: langsam (drei bis vier Sekunden) durch die Nase einatmen und dann die Luft durch die geschürzten Lippen langsam (sechs bis acht Sekunden) abströmen lassen (passiv ausströmen lassen, nicht aktiv herauspressen).

Üben Sie dies im Alltag in allen möglichen Situationen, auch wenn Sie gerade keine Angst haben. Es sollte zu einem eingeschliffenen, automatisierten Prozess werden, der wie von allein anspringt, sobald Sie in Stress geraten. Man kann lernen, das so diskret zu praktizieren, dass es in einer Warteschlange oder auch in einer Konferenz kaum auffallen würde (zum Beispiel durch einen Mundwinkel atmen). Achten Sie darauf, all dies in Bauchatmung auszuführen (siehe H+D 7 im Anhang).

Übrigens: Aktiven oder ehemaligen Rauchern wird vielleicht auffallen, dass der Atemrhythmus bei der Lippenbremsatmung in etwa dem beim Rauchen entspricht. Mit großer Wahrscheinlichkeit geht ein beträchtlicher Teil der beruhigenden Wirkung des Rauchens auf diese Atemveränderung zurück. Sollte das Rauchen bei Ihnen positiv besetzt sein: Stellen Sie sich doch bei der Lippenbremsatmung vor, Sie würden eine Zigarette rauchen. Vielleicht hilft es ein wenig.

Ein weiterer Tipp: Manche Betroffene können das Entstehen einer Panikattacke dadurch verhindern, dass sie nach einem tiefen Atemzug so lange wie möglich einfach die Luft anhalten. Gegebenenfalls kann man dieses Procedere ein paarmal wiederholen.

Versuchen Sie, den Atemprozess mit Achtsamkeit (siehe Box 3) zu begleiten: Fokussieren Sie Ihre Aufmerksamkeit voll auf die Wahrnehmungen und Empfindungen, die im Hier und Jetzt präsent sind, während Sie atmen. Zusätzlich können Sie versuchen, sich bewusst zu entspannen. Dies wird unterstützt durch die Vorstellung, dass aufliegende Gliedmaßen und der Körper mit jedem Ausatmen schwerer werden und tiefer sinken.

Box 3: Achtsamkeit

Der selbst gemachte Stress des modernen Menschen hat sehr viel mit einem Gefangensein in kreisenden Negativgedanken zu tun – wir haben dafür Begriffe wie »grübeln« oder »sich sorgen«. Man ist in der Vergangenheit: Welche Fehler man gemacht hat, was alles schiefgelaufen ist. Oder in der Zukunft: Was alles noch passieren und schiefgehen könnte.

Wie kommt man da heraus? Ganz sicher nicht durch weiteres Nachdenken. Das wäre ja nur eine neue Ebene des Grübelns: darüber nachgrübeln, warum man so viel grübelt. Ein besserer Weg wäre es, das Denken sozusagen aus dem Bewusstsein zu schieben, indem man es mit etwas anderem füllt, zum Beispiel mit den Wahrnehmungen aus dem Hier und Jetzt. Fokussieren Sie Ihr Bewusstsein auf bestimmte Sinnesempfindungen, beispielsweise auf die Atmung: Versuchen Sie, alle mit dem ruhigen Atemvorgang einhergehenden Empfindungen bewusst wahrzunehmen, lassen Sie diese Ihren gesamten Bewusstseinsraum ausfüllen.

Alternativ kann man sich auf die Wahrnehmungen im gesamten Körper fokussieren oder auf Reize aus der Außenwelt. Es gilt, alle Wahrnehmungen so anzunehmen, wie sie sind, ohne sie zu bewerten, zu reflektieren oder sie verändern zu wollen. Entstehen innere Bilder, Gedanken oder Gefühle, gilt es, auch ihnen achtsam aus einer neutralen Beobachterdistanz zu begegnen.

Diese Achtsamkeit ist ein wesentlicher Aspekt vieler östlicher Meditations- und Lebenskunstpraktiken. Sie wurde auch von der westlichen Medizin aufgenommen, es gibt zahlreiche empfehlenswerte Ratgeber dazu (Kabat-Zinn 2015).

Ablenkung, Skills

Aber auch ohne Verstärkungsfaktoren wie Bewegung oder Atemkontrolle kann Ablenkung erst einmal hilfreich sein, und zwar in jeder erdenklichen Form. Viele Betroffene entdecken das auch von selbst und sind da sehr erfinderisch. Hier einige Ablenkungsstrategien, die häufig berichtet werden:

- andere in ein intensives Gespräch hineinziehen,
- jemanden anrufen,
- Rechenaufgaben machen,
- sich laute Musik auf die Ohren tun,
- intensivst Zeitung lesen,
- ein Spiel auf dem Smartphone spielen,
- sich auf faszinierende Umgebungsreize konzentrieren und anderes mehr.

Es kann helfen, alles, was in die bewusste Wahrnehmung tritt – sowohl Außenereignisse als auch Empfindungen respektive Gefühle –, innerlich zu benennen: Auto fährt vorbei … Zwicken im Rücken … Fester klappert … Das stärkt die Position des achtsamen Beobachters und aktiviert das Frontalhirn (was beides angstdämpfend wirkt).

Eine andere Möglichkeit, die Aufmerksamkeit zu binden, ist, sich selbst besonders intensive Reize zu verabreichen – das Prinzip der sogenannten Skills, etwa kleine harmlose Gerätschaften, mit denen man sich gut dosierbar leichte Schmerzreize zufügen kann, ohne gefährliche Verletzungen zu riskieren, zum Beispiel kleine Stachelbälle (»Igelball«), die man auf der Haut rollen kann, oder Fingerringe aus Drahtgeflecht, die man mit einigem Druck auf dem Finger herumrollen kann. Im Internet findet man sie unter dem Suchbegriff »Ball« beziehungsweise »Ring« mit Zusätzen wie »Massage-«, »Akupressur-« oder »Akupunktur-«. Auch Riechfläschchen mit entweder sehr intensiven oder sehr angenehmen Geruchssubstanzen können ausprobiert werden (Ammoniak, Lavendel, Jasmin, Melisse und so weiter).

Und die beste Variante, die Aufmerksamkeit aus dem Teufelskreis der Angstverstärkung herauszureißen, ist natürlich, sie auf etwas zu richten, was einen maximal fasziniert und gleichzeitig fordert. Jonglieren, ein Musikinstrument spielen, eine Schachpartie gegen den Computer, Ihre Lieblingsserie, die Beschäftigung mit faszinierenden neuen Projekten oder Unternehmungen – was immer Ihre Leidenschaft weckt, versuchen Sie, es zu nutzen, um aus einem aufziehenden Panikprozess auszusteigen.

Eine ganze Menge an Möglichkeiten, die ich Ihnen hier aufgezählt habe, nicht wahr? Und in anderen Ratgebern sind die Listen noch länger (zum Beispiel Morschitzky 2015). Sie müssen sich also irgendwie entscheiden. Gehen Sie die Vorschläge in Ruhe noch einmal durch, und suchen Sie sich die heraus, von denen Sie den Eindruck haben, dass sie am ehesten zu Ihnen passen. Probieren Sie diese Methoden dann nacheinander aus. Schaffen Sie gegebenenfalls Voraussetzungen, und üben Sie sie nach Möglichkeit schon im Vorfeld gut ein, wenn Sie keine Angst haben. Die am besten wirksamen üben Sie dann weiter ein.

Zu jedem Zeitpunkt können Sie so für den Ernstfall einen glasklaren Wenn-dann-Plan haben, eventuell mit Eskalationsstufen: Wenn Panik aufkommt, dann wende ich zuerst mindestens zehn Minuten Technik A an; wenn das nicht genügt, Technik B.

Die Chancen stehen gut, dass Sie einen Weg finden, Ihre Angstanfälle deutlich positiv zu beeinflussen. Es gibt nicht wenige Betroffene, denen es recht zuverlässig gelingt, ihre Panikattacken zum Beispiel »wegzuatmen«. Aber erwarten Sie keine Wunder – all das sind nur erste Schritte im Sinne eines Notbehelfs. Strategien, die auf Ablenkung oder Kontrolle zielen, gehen an der Bearbeitung der wahren Ursachen aber vorbei. Sie können kurzfristig helfen, bringen jedoch nicht die langfristige Heilung. Gehen wir auf dem Weg zum Kern des Problems also einen Schritt weiter.

2. Kurz- und mittelfristige Maßnahmen: Körper und Geist beruhigen

Entlastung und Stressmanagement: Reframing

Stressbelastungen wirken verschlimmernd – bei allen psychischen Erkrankungen und auch bei vielen körperlichen Krankheiten. Dies gilt besonders für Angststörungen, da negativer Stress gewissermaßen eine Vorstufe von Angst und Panik ist. Negative Stressoren sind alle Reize, Widerstände, Konflikte, Probleme und Belastungen, die Anspannung, Ärger, Wut oder eben Angst auslösen. Bei den meisten Betroffenen finden sich in den Monaten vor Beginn einer Panikerkrankung erhöhte Stressbelastungen.

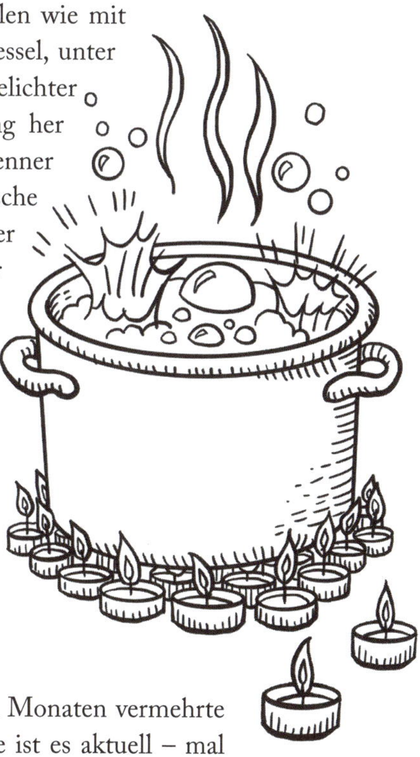

Man kann sich das vorstellen wie mit einem Wassertopf oder -kessel, unter den man immer mehr Teelichter stellt (von der Heizleistung her müssten es wohl Gasbrenner sein, aber auf physikalische Korrektheit kommt es hier nicht an). Die Temperatur steigt, das Wasser wabert immer unruhiger, erst blubbern kleine Blasen hoch, dann ganz große, dass es nur so spritzt. Wer »Panikblasen« vermeiden will, der muss die »Stressor-Teelichter« löschen oder wegräumen!
Wie war beziehungsweise ist das bei Ihnen? Hatten Sie in den zurückliegenden Monaten vermehrte Stressbelastungen? Und wie ist es aktuell – mal

abgesehen von den Angstproblemen? Sollten Sie im Moment vermehrten Belastungen ausgesetzt sein, dann wäre die erste wichtige Maßnahme: *Loten Sie alle Optionen aus, um diese Belastungen möglichst schnell zu vermindern!* Hier einige Vorschläge:

- Nehmen Sie ein oder zwei Wochen Urlaub. Dann haben Sie etwas *»Luft«, um Ihre Situation einzuschätzen,* sich beraten zu lassen und fundierte Entscheidungen zu treffen. Lesen Sie dieses Buch (und/oder ähnliche einschlägige Ratgeber), beraten Sie sich mit Familie und Freunden, gehen Sie zum Hausarzt und/oder einem Psycho-Fachmann.
- Ist durch schnelle und einfache Maßnahmen eine *Reduzierung von Stressoren* möglich? Zum Beispiel indem Sie einige seit Langem hinausgeschobene, belastende Entscheidungen treffen? Eine Aussprache führen oder einen Brief schreiben, um einen lange schwelenden Konflikt zu lösen? Bei weniger wichtigen Dingen zur Not selbst nachgeben? In der Fernbeziehung jedes zweite Wochenende Pause machen, bei schnarchendem Partner eine Zeit lang die Schlafzimmer trennen, Feiertagsbesuche bei weniger liebsamen Verwandten absagen – und so fort. Suchen Sie gegebenenfalls das Gespräch mit Ihrem Vorgesetzten und/oder mit Ihrer Familie, um Veränderungen dieser Art möglich zu machen.
- Hat es *schlimme Erlebnisse in den letzten Wochen und Monaten* gegeben – etwa eine demütigend-ungerechte Behandlung durch den Vorgesetzten, einen Wohnungseinbruch oder gar den Tod eines nahestehenden Menschen –, und wurde das angemessen verarbeitet? Falls nicht: Nehmen Sie sich ausreichend Zeit, die Ereignisse zu reflektieren, lassen Sie die aufkommenden Gefühle zu, und erarbeiten Sie sich eine förderliche Sichtweise in Bezug auf das Geschehene. Sprechen Sie mit Nahestehenden oder mit einem Therapeuten darüber.
- Überlegen Sie, wie Sie sich nach Ende Ihrer Auszeit *längerfristig entlasten* können: im Job Zusatzaufgaben delegieren? Für ein halbes Jahr auf Teilzeit »herunterschalten«? In einem Ehrenamt aussetzen? Die demente Mutter eine Zeit lang doch einer Pflegestation anvertrauen? Eine Reinigungskraft

beschäftigen? Den New-York-Marathon oder die Matterhorn-Besteigung um ein Jahr nach hinten verschieben? Die kleinen Kinder ab und an für zwei Wochen in die Obhut der Großmutter geben?

Im weiteren Sinne geht es auch um einen Abbau von Stressoren für den *Körper:* nicht mehr samstags bis vier Uhr in der Früh mit der Clique um die Häuser ziehen, ausprobieren, ob die Reduktion von Genussgiften wie Kaffee, Nikotin oder Alkohol zu einer Besserung führt, den Leistungs- oder gar Extremsport aufgeben und als freudebetonten Gesundheitssport weiterführen.
Natürlich gibt es auch bei Ihnen Stressoren, die sich nicht so einfach beseitigen lassen. Aber Stress hat immer zwei Seiten – eine äußere und eine innere. Die äußere Seite ist der Stressor, die innere Seite ist die Sichtweise, die Haltung, mit der Sie dem Stressor begegnen.
Wenn sich am Außen nichts ändern lässt, kann man versuchen, sich innerlich anders aufzustellen.
Damit sind wir beim Kern des Stressmanagements, dem sogenannten Reframing (engl. *frame* [Rahmen]): den Stressor in einen anderen, förderlicheren Interpretationsrahmen stellen. Stressmanagement ist natürlich auch ein großes Thema, das nur dann viel hilft, wenn man auch viel übt – und das braucht Zeit. Da es jetzt schnell gehen muss, nenne ich Ihnen im Folgenden ein paar einfache Tricks, die zumindest ein bisschen helfen.

Die positive Seite sehen

Unsere Welt ist so komplex, dass fast alles seine zwei Seiten hat – Sie wissen schon, die Sache mit dem halb gefüllten Glas Wasser: Sie können sich ärgern, dass die Hälfte fehlt, oder sich freuen, dass noch was drin ist. Abgedroschen, aber es stimmt trotzdem.
Nehmen wir als Beispiel gleich meine aktuelle Situation: Ich sitze jetzt seit zwei Stunden im Zug und schreibe diese Zeilen auf meinem Laptop. Es gibt Verspätung, und es werden wohl noch zwei weitere Stunden hinzukommen. Sie kennen das, es ist schon etwas

unbequem in solch einem Zug, und man wird in seinen Lebensmöglichkeiten deutlich eingeschränkt. Ich spüre, wie Ärger aufkommt, und ich könnte mich jetzt schnell in Wut hineinsteigern. Aber dann wird mir bewusst: Du wirst in diesen vier Stunden sehr viel Arbeit schaffen. Die Situation zwingt dich zu einem deutlich konzentrierteren Arbeiten, als du es dir daheim freiwillig auferlegen würdest! Kein Fernseher, kein Kühlschrank, keine sonstigen Ablenkungen.

Oder: Kürzlich hörte ich von einer Frau, die einen leichteren Autounfall hatte. Es gab keine Verletzten, und sie wurde weich in die Airbags gebettet. Zuerst hatte sie Angst vor dem Verkehr und ihrem Auto, das sie jetzt als einen gefährlichen Gegenstand erlebte. Doch dann sah sie es andersherum: Das Auto hatte sie doch eigentlich geschützt! Die phänomenale Sicherheitstechnik hatte perfekt funktioniert! Sie konnte das Auto nun wieder positiv sehen und sich beim Fahren gut fühlen. War es in den Airbags nicht wirklich ein bisschen wie auf »Wolke sieben« gewesen?

Suchen Sie nach der positiven Seite der Stresssituation! Und wenn Sie keine finden, dann schaffen Sie sie selbst: Sehen Sie den Umgang mit dem Stressor als eine Möglichkeit, wichtige Kompetenzen zu trainieren!

Den Stressor als Lern- und Wachstumschance betrachten

Jede Stresssituation bietet die Möglichkeit, sich eine Trainingsaufgabe zu stellen. Ein bisschen schwierig ist das bei sehr simplen Stressoren, die wirklich einfach nur Mist sind – zum Beispiel Zahnschmerzen. Aber selbst in solchen Fällen kann man immer sagen: Ich übe mich im Aushalten, das trainiert meine Selbstdisziplin und mentale Stärke. Wichtige Befähigungen, die ich bei vielen Gelegenheiten brauchen kann.

Wenn Sie innerlich gegen den Zahnschmerz kämpfen oder sich ihm ohnmächtig und voll Angst ergeben, vermehren Sie die Negativität. Wenn Sie den Schmerz als Ihren Mentaltrainer begrüßen, setzen Sie der Negativität etwas Positives entgegen und vermindern sie damit.

Bei komplexeren Stressoren fällt das Finden sinnvoller Lernaufgaben leichter. Ein Chef oder Kollege, der Sie piesackt? Sehen Sie es als Chance, Menschenkenntnis zu erwerben und zu üben, wie man mit schwierigen Zeitgenossen umgehen kann.

Oder auch die Tatsache, dass Sie an einer Angsterkrankung leiden: Wie wir noch im Detail besprechen werden, führen der Kampf gegen die Angst und die Angst vor der Angst zur Verschlimmerung der Problematik. Versuchen Sie, die Angst, ihre Symptome und alles, was mit der Angsterkrankung zusammenhängt, erst einmal zu akzeptieren. Sagen Sie sich: Okay, ich hab es jetzt schon drei Monate oder zwei Jahre mit der Angst ausgehalten, ich werde es auch noch drei oder sechs weitere Monate schaffen. Ich erfahre gerade, dass man Angsterkrankungen behandeln und bessern kann, und ich habe genügend Zeit dafür. Ich werde dabei vieles über mich und die menschliche Psyche lernen, ich werde meine Kompetenzen im Umgang mit mir selbst stark verbessern. All das kann mir später in vielen anderen Lebensbereichen noch sehr nützlich sein.

Auf Abstand gehen, Realitätsbezug herstellen und relativieren

In der Nahkampfperspektive füllen aktuelle oder befürchtete Ärgernisse oft unseren ganzen Bewusstseinshorizont aus, auch wenn sie eigentlich nur sehr klein und unbedeutend sind oder wenn ihre reale Manifestation sehr unwahrscheinlich ist. Hier kann Folgendes helfen.

Stellen Sie sich Fragen wie: Wie wichtig ist es, mit Abstand betrachtet? Was werde ich in zwei Monaten oder zwei Jahren dazu sagen? Wie real ist die Gefährdung? Wie wahrscheinlich ist es, dass sie eintritt? Was könnte schlimmstenfalls passieren? Wie schlimm wäre das wirklich? Wie könnte ich damit umgehen? Wie sind andere Betroffene damit umgegangen?

Zehn Euro beim Internet-Einkauf verloren – ist in zwei Monaten vergessen. Leichte Angst beim Einstieg in den Flieger – an die Statistik erinnern: Bloß gut, dass ich die Fahrt zum Flughafen überlebt habe, gleich bin ich so sicher wie fast nirgendwo sonst (laut Statistik kommen im Straßenverkehr sehr viel mehr Menschen ums Leben als bei Flugzeugunglücken). Ach du Schreck – Alu-Deo ist nicht mehr im Supermarkt-Regal, weil es Krebs auslösen könnte. Und ich hab's jahrelang benutzt! Cool bleiben: Noch ist nichts bewiesen. Und wenn, dann steigt mein Risiko allenfalls gering. Ich kann ja als »Risikokompensation« das Rauchen aufgeben. Und außerdem: Krebs wird immer besser behandelbar, viele Betroffene kommen erstaunlich gut damit zurecht. Schon wieder dieses Herzstolpern! Es ist harmlos, wurde abgeklärt, ich vertraue meinem Hausarzt – und so fort.

Die Lücke zwischen Reiz und Reaktion

Besonders im Stress und bei Erschöpfung neigen viele Menschen dazu, ihren eingespielten Routinen zu folgen und unreflektiert-automatisch auf Außenreize zu reagieren. Bei negativen Reizen schießen dann sofort Katastrophengedanken und negative Gefühle wie Ärger oder Angst auf. Das verstärkt nun wieder Stress und Erschöpfung, und schon geraten wir in eine Abwärtsspirale.

Um dies zu verhindern, sollten Sie im Alltag möglichst oft Folgendes üben: Gehen Sie innerlich auf Abstand zur Situation, und nehmen Sie bewusst wahr: Sind Sie angespannt, ärgerlich oder ängstlich? Wenn ja: Ist ein äußerer oder innerer Stressor als Ursache erkennbar? Kann man etwas verändern, den Stressor beseitigen, vermindern oder auf Distanz bringen? Wenn nein, dann sollten Sie nicht innerlich kämpfen oder aufgeben, sondern eine förderliche Sichtweise aktivieren, die es erlaubt, den Stressor zu akzeptieren, ihn auszublenden beziehungsweise sich konstruktiv mit ihm und der Situation auseinanderzusetzen. Entscheiden Sie sich klar für ein äußeres und/oder inneres Handlungsziel, und üben Sie, sich voll auf seine Umsetzung zu fokussieren.

Ich hier im Zug habe mich dazu entschieden, anlässlich der Verspätung Selbstdisziplin zu üben und noch wenigstens zwei Seiten

zu schreiben (normalerweise schaffe ich nur eine pro Tag). Ich erlebe mich jetzt nicht mehr als Spielball und Opfer, sondern als Meister der Situation, und das fühlt sich deutlich besser an.
Wenn man das erste Mal in einer neuartigen Stresssituation ist, muss man da vielleicht etwas kreativ sein. Man braucht für das Reframing etwas länger, weil man ein wenig nachdenken und sich entscheiden muss. Aber in unser aller Leben entsteht der Großteil des Stresses ja in wiederkehrenden gleichartigen Situationen. Beschäftigen Sie sich einmal gründlich mit diesen Szenarien, und erarbeiten Sie sich Standardsichtweisen und -reaktionen hierfür. Das kann man dann gut einüben und im Sinne einfacher *Wenn-dann-Pläne* automatisieren: Wenn ich im Stau stehe, dann schalte ich das Hörbuch an! Wenn ich in der Warteschlange stehe, dann mache ich eine Achtsamkeitsübung – und so weiter.
Wir Menschen müssen nicht mehr mit angeborenen Reflexen auf Stressoren reagieren wie primitivere Lebewesen. In unseren komplexeren Nervensystemen ist das Eröffnen einer Lücke zwischen Reiz und Reaktion möglich, in der sich Sachen einnisten können wie Freiheit, Flexibilität, bewusste Entscheidungen und neue Reaktionsgewohnheiten (siehe Abb. 4).

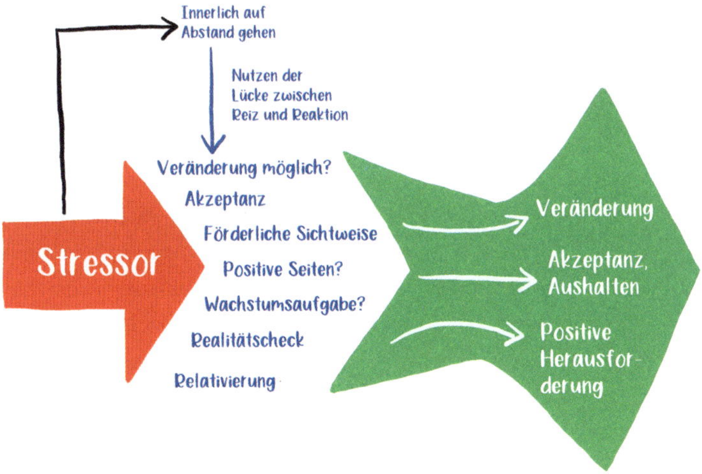

Abb. 4: Lernen Sie, die Lücke zwischen Reiz und Reaktion förderlich zu nutzen!

Üben Sie, diese Lücke zu nutzen und aufzuweiten, wachen Sie möglichst oft am Tag »zum zweiten Mal auf«, wie ein Weisheitslehrer es einmal formuliert hat.

Auftanken: Tun, was Freude macht

Wie schon angedeutet wurde, kann man Krankheiten bessern oder heilen, indem man das Kranke bekämpft, aber auch, indem man das Gesunde stärkt. Zur Vorbeugung gegen Erkältungen kann man sich ständig die Hände desinfizieren – oder in die Sauna gehen. Man kann seine Ängste bearbeiten – oder im Fitnesscenter seine Körperkraft verdoppeln. Oder im Bild unseres Wasserkessels: Wir können die Teelichter löschen – oder kühles Frischwasser nachgießen. Am besten ist immer, wenn man beides versucht und auf beiden Wegen tut, was möglich ist.
Versuchen Sie also, durch Entlastung dem Aufkommen von negativen Gefühlen vorzubeugen, versuchen Sie, sie durch Reframing zu vermindern, versuchen Sie aber auch, negative durch das Erzeugen guter Gefühle zu hemmen, gewissermaßen sie zu »übertönen«. Lassen Sie uns trotz aller Probleme nach positiven Aktivitäten suchen, die Freude machen.
Natürlich – wenn man einen Problemberg vor sich sieht und es einem schlecht geht, dann ist es gar nicht so einfach, sich auf irgendetwas einzulassen, was einfach nur Freude macht. Die innere Stimme sagt: Dazu hast du jetzt keine Zeit, du kannst dich sowieso nicht entspannen, kriegst das Problem eh nicht aus dem Kopf, erst die Arbeit, dann das Vergnügen!
Das ist nachvollziehbar, aber ungünstig, weil es eben in die Abwärtsspirale führt: Viele Probleme verschlimmern sich, wenn man auf die falsche Weise gegen sie kämpft. Das gilt auch und vor allem für die Angst. Es wäre gut und wichtig, wenn Sie einmal den Kopf frei bekommen und etwas »auftanken« könnten. Auch wenn es nicht so aussieht, es ist ein ganz wichtiger Teil der Problemlösung. Vielleicht können Sie sich ja mit den bereits genannten Entlastungsmaßnahmen etwas Luft gerade auch für positive Aktivitäten

verschaffen (Urlaub, Aufgaben abgeben und so weiter). Oft hilft es, sich wirklich einmal mit dem Worst Case auseinanderzusetzen. Was könnte schlimmstenfalls passieren? Auch bei sehr ausgeprägten Panikstörungen mit Platzangst – wenn Sie konsequent alle Möglichkeiten von Hilfe und Therapie nutzen, sollte es in ein bis zwei Jahren so weit gebessert sein, dass Sie wieder normal am Leben teilnehmen können (in leichten bis mittelschweren Fällen sollte dies innerhalb von drei bis sechs Monaten erreichbar sein). Dann wären Sie wahrscheinlich einige Monate krankgeschrieben, einschließlich eventuell einiger Wochen Klinikaufenthalt. Schlimmstenfalls würden Sie Ihre Arbeit verlieren und wären dann eventuell noch einige Monate arbeitslos. Gerade bei familiären Verpflichtungen kann das im Einzelfall natürlich sehr schlimm sein. Zumeist aber ist so etwas nicht das Ende aller Tage. Der typische Betroffene ist ja relativ jung und oft auch recht leistungsfähig. Zumindest auf absehbare Zeit haben wir einen funktionierenden Sozialstaat. Sie würden mit großer Wahrscheinlichkeit die Durststrecke ohne großen Schaden überstehen und neue Arbeit finden. Nehmen Sie sich doch vor, sich in diesem Falle zu verbessern. Nutzen Sie gegebenenfalls später, wenn es Ihnen besser geht, einen Teil der durch die Krankschrift frei gewordenen Zeit zur Entwicklung eines »Plan B«: Welche neuen Jobmöglichkeiten kommen infrage, mit denen Sie näher an Ihren Werten, Interessen und Stärken wären? Was können Sie tun, um sich diese Möglichkeiten zu eröffnen?

Aber für jetzt gilt erst einmal: Ist bald alles ruiniert, lebt es sich ganz ungeniert – versuchen Sie mit etwas schwarzem Humor, das zu Ihrem Motto zu machen. Sie werden aus der Krise lernen und sie in eine Chance verwandeln.

Wenn Sie dieses Buch ein erstes Mal orientierend gelesen haben, werden Sie verstehen, dass und wie Hilfe möglich ist. Sie werden Zuversicht und Hoffnung gewinnen. All das macht es Ihnen dann vielleicht leichter, loszulassen und sich doch auf positive Aktivitäten zum Auftanken einzulassen. Hier folgen einige Anregungen, halbwegs passend sortiert, wobei es natürlich vielfach Überschneidungen gibt.

Bewegung in der Natur

Der Mensch ist ein Bewegungstier – unsere Vorfahren in der Steinzeit haben bis zu 40 Kilometer pro Tag zurückgelegt, bei neuzeitlichen Naturvölkern sind es bei den Männern etwa 20 und bei den Frauen circa 10 Kilometer. Stoffwechsel und Körperfunktionen sind abgestimmt auf einen Körper in Bewegung. Bewegungsmangel fördert fast alle bekannten körperlichen und psychischen Erkrankungen – und umgekehrt tragen Bewegung und Sport zur Besserung fast aller Erkrankungen bei. Ähnliches gilt für den Kontakt zur Natur: Sogar Wunden heilen schneller, wenn die Patienten durchs Krankenhausfenster nicht auf graue Mauern, sondern in einen grünen Park schauen. Bewegung und Natur bessern Depressionen und auch Angsterkrankungen: Sport ist der einfachste und natürlichste Weg, die überschüssige Stressenergie abzuführen, um den brodelnden Kessel abzukühlen. Bewegung in der Natur macht vielen Menschen richtig Freude. Und auch alle anderen tragen zumindest das Potenzial in sich, Bewegungsfreude zu entwickeln. Einige Vorschläge:

- *Spaziergänge in freier Natur:* Auch bei Agoraphobie ist es Ihnen vielleicht möglich, einen nahe gelegenen Park zu erreichen. Zur Not laufen Sie einfach einige Runden ums Haus.
- *Längere Wanderungen in der Natur:* Nehmen Sie ruhig zunächst noch Ihr Handy mit, und wandern Sie nur dort, wo auch Empfang ist.
- *Walken, Joggen, Schwimmen, Fahrradfahren:* Die Nutzung von E-Bikes steigert den Spaßfaktor erheblich! Knüpfen Sie an das an, was Ihnen früher einmal Freude gemacht hat, worin Sie geübt beziehungsweise trainiert und wofür Sie schon ausgerüstet sind.
- *Fitnesscenter:* Die sind zwar nicht in freier Natur, können aber auch einen wichtigen Beitrag leisten. Das Spüren der eigenen Körperkraft und ihr Wachstum haben eine Wirkung gegen die Angst.
- *Hilfreich und besser als nichts:* Heimtrainingsgeräte wie Stepper, Ergometer, Crosstrainer oder Trampolin.

Sollten Sie eine ausgeprägte Panikstörung haben, kann es sein, dass Sie sich vor starken Körperempfindungen fürchten und deshalb körperliche Aktivitäten vermeiden. Dann ist Sport natürlich erst mal kein guter Kandidat für freudvolle Aktivitäten. Stattdessen muss ein allmählicher Wiederaufbau sportlicher Aktivität Teil der späteren Expositionstherapie sein (lat. *exponere* [aussetzen, preisgeben]). Dafür bekommen Sie noch ausführliche Anleitungen; versuchen Sie aber auch jetzt schon, zumindest Spaziergänge oder Wanderungen möglichst in freier Natur zu unternehmen. Konzentrieren Sie sich auf die Landschaft, und versuchen Sie, sich daran zu freuen.
Auch bei Agoraphobie könnten Sie natürlich Schwierigkeiten mit den oben genannten Empfehlungen haben. Schwerer Betroffene verlassen oft kaum mehr die als sicher empfundene Wohnung. Auch hier wäre dann das Hinausgehen Teil der später zu besprechenden Expositionstherapie. Schauen Sie dennoch schon jetzt, was ohne größere Angst möglich ist. Vielleicht gibt es einen schönen Park in der Nähe. Erkunden Sie ihn zunächst in Begleitung, und machen Sie dann allein Spaziergänge dort. Oder Sie gehen auf gut vertrauten Wegen in unmittelbarer Nähe zu Ihrer Wohnung spazieren.

Beziehungen

Der Mensch ist ein Beziehungswesen. Ähnlich wie Bewegung gehören auch Beziehungen zu unseren Grundbedürfnissen. Bleiben sie unbefriedigt, trägt das zu Stress und Angst bei, können wir sie leben, schafft das Geborgenheit und Freude. Bei vielen positiven Aktivitäten vervielfacht sich die Freude, wenn man sie in Gemeinschaft ausübt. Menschen mit psychischen Problemen ziehen sich oft zurück. Sie haben keine Energie, wollen keine Belastung für andere sein und vor allem ihre Probleme unbedingt verbergen. Doch dieser Rückzug führt nur zu einer weiteren Verschlechterung des Befindens. Durchbrechen Sie diesen Teufelskreis: Begeben Sie sich wieder unter Leute, unternehmen Sie etwas mit Familie oder Freunden. Wandern, kochen und feiern

Sie gemeinsam, gehen Sie in Ausstellungen oder ins Kino (und wenn Sie sich erst einmal weiterhin neben den Ausgang setzen). Wenn Sie große Schwierigkeiten haben, gehen Sie in kleinen Schritten vor: Treffen Sie sich erst einmal mit ein oder zwei Ihnen besonders nahestehenden Personen. Versuchen Sie dabei, drei Prinzipien zu berücksichtigen:

- *Offenheit:* Weihen Sie Ihren engeren Familien- und Freundeskreis in Ihre Problematik ein, sobald Sie selbst genügend darüber wissen (eventuell erst nach einer ersten Lektüre dieses Buches). Erklären Sie, um welche Erkrankung es sich handelt, was geschehen kann und dass dabei keine Gefahr droht, weder für Sie noch für andere. Erläutern Sie Ihre Wünsche, wie die anderen im Falle einer Panikattacke oder bei Auftreten von Vermeidungsverhalten mit Ihnen umgehen sollen. Offenheit nimmt Ihnen einen Teil des selbst gemachten Drucks, reduziert den Gesamtstresspegel und damit die Wahrscheinlichkeit, dass es zu stärkeren Angstproblemen kommt. Noch mal: Ist der Ruf erst ruiniert, lebt es sich ganz ungeniert – und das heißt auch: mit weniger Angst. Es sei noch angemerkt: Es wäre natürlich gut, wenn Sie auch am Arbeitsplatz möglichst offen mit Ihrer Problematik umgehen könnten. Überlegen Sie, wie weit Sie da gehen, wen Sie möglicherweise ins Vertrauen ziehen könnten, in Abhängigkeit von Ihrem Standing und der Unternehmenskultur.
- *Positives besprechen und tun:* Für die Zeit nach dieser Offenlegung und Erklärung sollten Sie mit Ihren Vertrauten vereinbaren, Ihrem Problem kaum mehr Beachtung zu schenken. Bitten Sie darum, nicht andauernd gefragt zu werden, was die Angst macht und wie es Ihnen geht. Stellen Sie sachlich interessante und positive Inhalte ins Zentrum Ihrer gemeinsamen Aktivitäten und Gespräche. Lassen Sie sich ganz bewusst von Ihren Freunden »ablenken« und aufmuntern. Wenn Sie ständig um Ihre Probleme kreisen, werden diese nur größer.
- *Soziale Motivierung:* Lassen Sie sich von Ihren Freunden auch ein wenig anspornen und gegebenenfalls sprichwörtlich in

den Allerwertesten treten! Gestatten Sie Ihren Freunden, Sie zu vereinbarten Aktivitäten nachdrücklich abzuholen, falls Sie sich zögerlich geben.

Auch wenn es in diesem Abschnitt ja darum geht, Freudvolles zu tun, sei dennoch ergänzt: Es wäre natürlich auch gut, wenn Sie Menschen haben, bei denen Sie sich auch einmal »ausheulen« und Schwäche zeigen können (einen Lebenspartner, ein Familienmitglied, sehr enge Freunde). Über Probleme zu sprechen ist notwendig, entlastet und kann Lösungswege eröffnen. Allerdings sollten Sie diese Menschen auch nicht überstrapazieren oder überfordern, gehen Sie gegebenenfalls zu einem Therapeuten.

Sinnliches Genießen

Unsere Sinne sind eine wichtige Quelle von Freude und Lust. Hinzu kommt, dass Sinnesfreuden vergleichsweise einfach und schnell zugänglich sind. Die Freude an philosophischen Texten muss man sich durch langes Lernen erarbeiten, eine Praline schmeckt den meisten Menschen auf Anhieb.

Viele der unter »Bewegung« und »Beziehungen« genannten Aktivitäten kann man bewusst anreichern mit Momenten von Sinnesgenuss: Joggen oder Walken zu rhythmischer Musik und dabei die Harmonie der Körperbewegungen genießen. In einer besonders schönen Landschaft wandern, mit Achtsamkeit die Natur genießen und dann eventuell noch in einem Bergsee ein kurzes Bad nehmen.

Gerade so intensive Reize wie ein kaltes Bad spenden im Nachhinein Entspannung und Wohlbefinden. Die einfachste Variante wäre die kalte Dusche. Schon hier zeigt sich ein tiefes Prinzip unserer Psyche: »Glück ist eine Überwindungsprämie«, wie der österreichisch-französische Schriftsteller Manès Sperber es treffend formulierte. Darüber hinaus kann man solche Intensivreize auch nutzen, um angstbedingte Spannungszustände zu »durchbrechen« oder sogar beginnende Panikattacken »abzufangen«.

Und Beziehungen sind ja bekanntlich die vielleicht intensivste

Quelle von Sinneslust – dabei muss man nicht gleich an das Äußerste denken. Auch Umarmungen, kleinere Zärtlichkeiten oder Massagen können sehr entspannend und freudespendend sein. Wenn Sie allein sein sollten, überlegen Sie, ob ein Termin beim Masseur oder Physiotherapeuten, eine Shiatsu-Anwendung oder Ähnliches hilfreich sein könnten.
Weitere Optionen unter dieser Rubrik wären: gut kochen oder essen gehen, sich eine Schachtel besten Konfekts gönnen, ein Duftbad nehmen, Musik hören oder shoppen gehen und sich etwas Schönes kaufen.

Geistiges Genießen

Hier ist natürlich zuallererst das Lesen zu nennen! Lesen macht glücklich; und wenn nicht, ist es zumindest ein ganz wichtiger Beitrag zu einem erfüllten Leben. Sollten Sie zu den Lesemuffeln gehören, empfehle ich Ihnen, diese Haltung zu überdenken. Aber dazu am Schluss des Buches – an dieser Stelle backen wir erst mal kleinere Brötchen: Lesen als Quelle von ein bisschen Freude im Hier und Jetzt. Dafür ist alles erlaubt: Liebesschnulzen, Jugendbücher wie *Harry Potter,* Comics, Krimis, Thriller, Science-Fiction oder die großen Sagas à la *Der Herr der Ringe* oder *Das Lied von Eis und Feuer*. Der trainierte anspruchsvollere Leser sei natürlich von kunstvollen Romanen, Sachbüchern oder Biografien auch nicht abgehalten. Wichtig ist hier nur: In Ihrer gegenwärtigen Krisensituation dürfen Sie alle hochkulturellen Ansprüche an sich aufgeben, Sie haben das Recht, genau das zu lesen, was Ihnen am leichtesten fällt und am meisten Spaß macht, was für ein »Schund« es in den Augen anderer auch immer sein mag.
Wahrscheinlich fällt Ihnen Lesen derzeit mehr oder weniger schwer – Lesen ist eine anstrengende Tätigkeit. Und im Zustand von Dauerstress sind Konzentrations- und Merkfähigkeit reduziert. Wahrscheinlich geht es Ihnen beim Lesen dieses Buches auch oft so: Sie schweifen ab, haben das Gefühl, den Faden zu verlieren und dass nichts hängen bleibt. Sie sind frustriert, ärgern sich über sich selbst, es wird noch schlimmer, und Sie legen das

Buch erst einmal zur Seite. Hilfreich könnten dann die folgenden Herangehensweisen sein:

- *Nutzen Sie die oben genannten Techniken des Stressmanagements, um sich innerlich frei zu machen:* Für fast alle von Ihnen gilt, dass auch im Worst Case Ihre Existenz nicht wirklich in Gefahr ist. Wir leben in einer reichen Gesellschaft mit Sozialsystem und vielen Möglichkeiten. Irgendwie wird es weitergehen, Sie werden einen Weg finden.
- *Machen Sie sich weiter bewusst, dass wir auf der Welt sind, um das Leben, uns selbst und die Schöpfung zu genießen:* Vieles spricht dafür, dass dies der eigentliche und letzte Sinn des Lebens und unserer Existenz ist. Auch Arbeit, Leistung und gegenseitige Hilfe gehören dazu, aber nur in einem Maß, in dem sie unser persönliches Glück nicht auffressen. Eine Gesellschaft, in der sich alle im wechselseitigen Dienst aneinander aufopfern und niemand glücklich ist, wäre eine ziemlich sinnlose Veranstaltung. Wenn Sie jetzt etwas Schönes und Spannendes lesen, erfüllen Sie also Ihren eigentlichen Schöpfungsauftrag!
- *Wie alle menschlichen Kompetenzen kann man auch Konzentrationsfähigkeit trainieren – wie einen Muskel:* Sagen Sie also nicht: Es hat keinen Zweck, ich kann mich nicht konzentrieren! Sagen Sie: Oh, es fällt mir im Moment schwer, mich zu konzentrieren, dann will ich es üben! Lesen stärkt Ihr Frontalhirn, und dort sitzen neben der Konzentrationsfähigkeit auch die Kompetenzen, die Sie zur Bewältigung der Angst benötigen! Lesen zu üben ist also ein Schritt in Richtung Angstbewältigung!
- *Verfahren Sie nach dem Prinzip der kleinen Schritte:* Beginnen Sie mit 10 bis 20 Minuten ein- oder zweimal am Tag. Erwarten Sie nicht zu viel von sich – viele Menschen brauchen nach 30 Minuten konzentrierten Lesens eine Pause.
- *Gehen Sie mit Akzeptanz und Gelassenheit ans Lesen heran:* Akzeptieren Sie Ihre Schwierigkeiten als in Ihrem Zustand normal und vorübergehend. Führen Sie mit Geduld den Fokus Ihrer Aufmerksamkeit immer wieder zum Text zurück, beginnen Sie die Seite noch einmal und noch einmal. Machen Sie

aus Abschweifungen etwas Positives, indem Sie sie in eine förderliche Richtung lenken. Letztlich ist es ja nicht Ziel des Lesens, eine bestimmte Menge Seiten pro Tag zu schaffen. Förderliche Ziele sehen eher so aus: sich mal von den Problemen ablenken und den Geist mit positiven Inhalten füllen, sich von fiktiven Handlungen einfangen lassen, sich identifizieren, sich berühren lassen, innere Spannung aufbauen und sich lösen lassen, Interesse an Sachthemen und Freude daran wecken, neue Einsichten gewinnen, die Freude am Verstehen spüren (Aha-Erlebnisse), Ideen haben. Vieles davon passiert gerade, wenn man abschweift, wenn der Text eigenständige kreative Prozesse bei Ihnen anstößt, wenn Sie über ihn nachdenken, ihn mit eigenen Erfahrungen abgleichen. Ärgern Sie sich also nicht über Abschweifungen, sehen Sie die positive Seite, versuchen Sie, sie in eine förderliche Richtung zu lenken.

Wenn Sie versuchen, dies umzusetzen, wird es immer öfter und länger passieren, dass Sie in den Text und sein Thema »hineingezogen« werden. Wenn Sie wieder daraus auftauchen, werden Sie sich besser fühlen, Sie werden Distanz zu Ihren Problemen spüren, und diese Probleme werden Ihnen kleiner erscheinen.

Vieles vom eben Gesagten gilt auch für andere Formen der geistigen Arbeit und des geistigen Genießens. Hier noch einige Anregungen: Vortrags- oder Diskussionsveranstaltungen vielfältiger Art, interessante Dokumentationen im Fernsehen, Podcasts aus dem Internet.

Welche Themen und Inhalte haben Sie früher interessiert und fasziniert, auch in Ihrer Kindheit oder Jugend? Knüpfen Sie hieran an!

Sonstige Hobbys

Und auch über das Hochgeistige hinaus – welche sonstigen Hobbys haben Ihnen früher Freude gemacht, was wollten Sie eigentlich immer schon mal machen oder ausprobieren? Bestimmt gibt es da etwas!

Hier einige sehr unvollständige Anregungen: Basteln/Handwerken, (PC-)Spiele, Puzzeln, Sudoku, Musizieren, Tanzen, Yoga, Tai-Chi, Filme/Serien schauen …

Termine mit sich selbst

Die Selbstbehandlung Ihrer Angstproblematik wird Ihnen umso besser gelingen, je konsequenter und systematischer Sie vorgehen. Dabei können »Termine mit sich selbst« hilfreich sein: kurze »Besinnungszeiten« morgens und abends. Am Morgen geht es um die Tagesplanung: Welche Aufgaben stehen allgemein an? Was habe ich mir in Sachen Angstbehandlung vorgenommen? Sie könnten sich immer wieder Ihre Werte, Ziele, Ihre Mission bewusst machen, um sich positiv zu motivieren. Am Abend ginge es um die Tagesbilanzierung und um die Frage, was man lernen und in Zukunft besser machen könnte.
Unbedingt sollten Sie ein gutes Zeitplanungssystem (Kalender in Papier oder auf dem Computer beziehungsweise Smartphone) verwenden.

Gesunde Lebensweise

Auf längere Sicht wirkt sich alles, was man unter »gesunder Lebensweise« verstehen kann, positiv auf die Stimmung und angstreduzierend aus. Dazu gehört neben der schon besprochenen täglichen Bewegung genügend Schlaf und eine geordnete Tagesstruktur mit einigermaßen festen Schlafens-, Aufsteh- und Essenszeiten. Mittlerweile wurde auch in Studien nachgewiesen, dass sich gesunde Ernährung positiv auf die Stimmung auswirkt, also wenig Zucker, Fett, Weißmehl und Fertiggerichte, viel Obst, Gemüse, Vollkornprodukte, Nüsse, Fisch, Olivenöl und Selbstzubereitetes.
Wie schon kurz angesprochen: Nicht selten fördern auch anregende Genussmittel den Anstieg von Angst und Panik. Dazu gehören Kaffee, Nikotin, Alkohol und Energydrinks. Jeder reagiert hier sehr individuell. Probieren Sie es aus – verzichten Sie

einmal auf jedes dieser Genussmittel eine Zeit lang ganz. Auch wenn sich in keinem Fall eine deutliche Abnahme der Beschwerden zeigen sollte: Reduzieren Sie Ihren Genussmittelverbrauch auf ein gesundheitlich verträgliches Maß. Verzichten sollten Sie natürlich generell auf den Konsum von Drogen (Ecstasy, Marihuana, Kokain und so weiter).
Ergänzend sei noch erwähnt: Auch Medikamente können Nebenwirkungen zeigen, die den Beschwerden bei Angsterkrankungen ähneln – besprechen Sie das gegebenenfalls mit Ihrem Hausarzt.

Der Appetit kommt mit dem Essen

Ein letzter Punkt, der hilfreich sein könnte: Alle Menschen haben die Neigung, im Hier und Jetzt die Dinge zu tun, nach denen ihnen gerade ist, für die sie motiviert sind. Viele erklären das direkt zum Lebensprinzip: Ich mach Sachen erst, wenn ich Lust drauf hab. Wenn der Motor warm ist und läuft, ist es leicht zu fahren. Aber wenn man frustriert, erschöpft oder gar depressiv ist, dann steht der Motor und ist kalt. Und so steht er lange, wenn man nichts tut. Es hilft nichts, man muss den Motor ankurbeln mit der Kraft seines Willens. Wenn er dann wieder anspringt, setzt er mehr Energie frei, als man beim Ankurbeln reingesteckt hat. Also: Warten Sie nicht, bis Sie in passender Stimmung für die genannten Aktivitäten sind. Beginnen Sie, und handeln Sie sich in die passende Stimmung hinein! Der Appetit kommt mit dem Essen, sagt der Volksmund. Wer etwas Positives tut, fühlt sich bald auch positiver!

Träume und Visionen

Das Positive gibt es aber nicht nur im Hier und Jetzt, wir Menschen leben auch immer sehr von Verheißungen einer besseren Zukunft. Und auch das ist jetzt wichtig: Sie müssen sich bewusst machen, warum und wozu Sie Ihre Angst eigentlich überwinden sollten! Wofür lohnt es sich, diesen Kampf zu führen? Was sind Ihre positiven Visionen, Ihre Werte, Ihre Sinnbezüge?

Bestimmt gibt es noch tolle Pläne, Träume und Visionen in Ihrem Leben, die zu realisieren Sie sich vorgenommen hatten, zumindest in der Zeit, bevor dieser Mist mit der Angst begann. Vielleicht ist es jetzt so, dass Sie gar nicht mehr gern daran denken. Die innere Stimme ruft: »Das schaffst du nun eh nicht mehr! Das kannst du dir für immer abschminken!« Und dann tut es besonders weh.

Diese Haltung sollten und können Sie ändern, spätestens nachdem Sie dieses Buch gelesen haben! Sie verstehen dann, was abgeht und wie alles gekommen ist, und Sie sehen einen Weg, wie Sie da wieder rauskommen. Das ändert viel, vielleicht alles! Auch wenn die Beschwerden noch da sind und sich schlimm anfühlen. Menschen, die ihre Situation verstehen, Wege sehen und attraktive Ziele haben, können eine unglaubliche Kraft und Leidensfähigkeit entwickeln. Das beginnt bei Start-up-Unternehmern, die über Jahre kaum mehr als vier Stunden in der Nacht schlafen, geht über Menschen, die sich von schweren körperlichen Erkrankungen nicht unterkriegen lassen, bis hin zu den unglaublichen, aber am Ende glücklich bewältigten Strapazen von Expeditionen in unerforschte Gebiete. Jeder Mensch – auch Sie – trägt derartige Bewältigungspotenziale in sich. Damit sie wachgerufen werden, braucht es begeisternde Ziele! Finden Sie wieder den Mut zu träumen! Sie werden die Monate der Angst durchstehen und können Ihre Ziele erreichen.

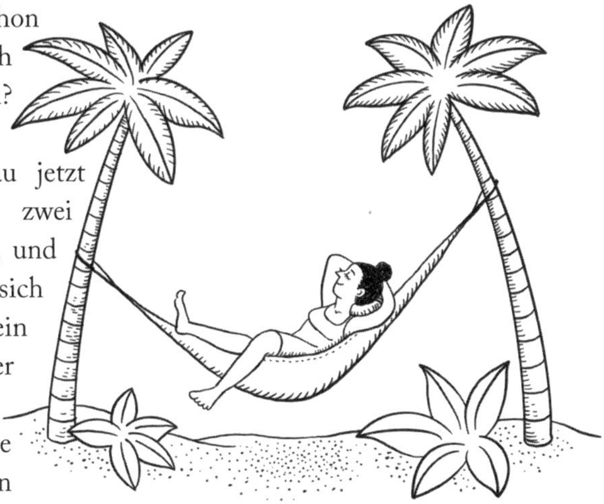

Sie wollten schon immer mal nach Bali fliegen? Dann nehmen Sie sich genau jetzt vor, dies in zwei Jahren zu tun, und hängen Sie sich übermorgen ein tolles Poster von Bali an die Wand. Sie wollten Reiten

oder Gleitschirmfliegen lernen? Dann machen Sie daraus konkrete Vorsätze, und finden Sie auch hierzu schöne Poster.
Verfahren Sie ähnlich mit größeren Visionen von Ihrem Leben, die Sie aus früherer Zeit reaktivieren oder neu entwickeln: eine besondere berufliche Position erreichen, eine bestimmte Leistung vollbringen, eine Familie mit Kindern gründen oder ein Ferienhaus am Meer bauen. Versuchen Sie, möglichst auch hierfür irgendwelche sichtbaren und motivierenden Erinnerungsstützen aufzustellen (Fotos, Poster, kleine Modelle, Skulpturen und Ähnliches).

Werte, Sinn und Lebensveränderungen

Und dann gehen Sie noch eine Schicht tiefer: Was sind Ihre Werte und Sinnbezüge? Wofür stehen Sie, was wollen Sie bewirken – in Ihrem Umfeld, in Ihrem Land, für die Welt als Ganzes? Ein guter Ratgeber und Helfer für Ihre Familie sein? Sich für den Tierschutz engagieren? Für den Schutz der Meere? Für Umwelt und Klima? Sind Sie gesellschaftspolitisch interessiert und engagiert? Welche Konzepte wollen Sie dort voranbringen? Bei welchen Themen spüren Sie am deutlichsten, dass Sie irgendwie von einer motivierenden Kraft erfasst werden? Gab es derartige Engagements früher einmal? Haben Sie sie gar wegen der Angst aufgegeben? Oder aus Mangel an Mut und Entschlossenheit noch gar nicht begonnen? Machen Sie sich Ihre Werte und Sinnbezüge bewusst!
Sie könnten sie sogar einmal aufschreiben in Form eines persönlichen »Mission-Statements«, in dem Sie ähnlich wie bei einem Unternehmensleitbild auf längstens einer Seite formulieren, wer Sie sind, wofür Sie stehen und was Sie auf dieser Welt bewirken wollen. Rahmen Sie es sich ein, und hängen Sie es an gut sichtbarer Stelle auf! Überlegen Sie, wie Sie Ihr Engagement praktisch umsetzen könnten, und bilden Sie konkrete Vorsätze: »Möglichst bald engagiere ich mich bei Greenpeace« und dergleichen mehr.
Angst macht eng (lat. *angustus*), aber sie gedeiht auch in der

Enge – weiten Sie Ihre Seele, erweitern Sie sie um interessante Sachthemen und um Anteilnahme an anderen Menschen.

Möglicherweise deuten der von Ihnen erlebte Stress und die Angst darauf hin, dass in Ihrem Leben etwas sehr Grundsätzliches nicht stimmt. Das *kann* sein, *muss* es aber nicht. Vielleicht gibt es auch den einen oder die andere unter Ihnen, die das eigentlich schon lange ziemlich sicher weiß. Sind Sie sich bereits seit Monaten oder Jahren darüber im Klaren, dass Sie im falschen Beruf oder in der falschen Beziehung leben? Das auszuhalten kostet viel Kraft, der Gedanke an Veränderung macht große Angst. Wenn eine große Lebensveränderung sicher ansteht, dann besprechen Sie mit einem klugen Vertrauten oder einem Therapeuten, ob Sie die Situation nicht für einen Befreiungsschlag nutzen sollten nach dem Motto »Besser ein Ende mit Schrecken als ein Schrecken ohne Ende«. Eine solche Entscheidung dann endlich zu treffen und sie zu kommunizieren kann sehr erleichternd wirken und zur schnellen Besserung einer Angsterkrankung beitragen. Dies gilt aber nur, wenn Sie sich wirklich seit Längerem sehr sicher sind. Ansonsten lautet die Regel, dass man in einer Krise, wenn man nicht wirklich »in seiner Mitte« ist, keine großen und endgültigen Entscheidungen treffen sollte.

Aber nachdenken darüber können und sollten Sie natürlich schon. Inwieweit entspricht Ihr Leben in den Bereichen Freizeit, Beruf und Beziehung beziehungsweise Familie Ihren Grundbedürfnissen, Ihren Stärken und Schwächen, Ihren Werten und Sinnbezügen? Wenn die Passung in einigen Bereichen nicht gut ist: Wo wären Veränderungen möglich? In welche Richtung könnten diese Veränderungen gehen?

Entwickeln Sie eine möglichst konkrete Vorstellung davon, wie Ihr Leben dann ausschauen würde! Bilden Sie konkrete Vorsätze, wann und wie Sie diese Veränderungsmöglichkeiten weiter ausloten und gegebenenfalls umsetzen wollen. Allein ein solches Eröffnen von Möglichkeiten und Perspektiven befreit innerlich schon ein wenig, stiftet Mut und Hoffnung.

Teil 2: Die Entstehung von Panik- und Platzangst-Erkrankungen

3. Furcht und Angst: Wo kommen die eigentlich her?

Das Angstzentrum: Schutz vor Steinzeitgefahren

Was ist Angst eigentlich? Wo kommt sie her? Warum gibt es so etwas Dämliches überhaupt? Nun, unser Körper samt dem Gehirn wurde ja von der Evolutionsgeschichte geformt. Diese biologische Evolution verläuft sehr langsam über Jahrhunderttausende. Deshalb können wir davon ausgehen, dass sich Körper, Gehirn und unsere grundlegenden psychischen Funktionen seit der Steinzeit nicht wesentlich verändert haben. Körper und Psyche funktionieren in einer Weise, dass sie den Menschen in der Steinzeit optimal beim Überleben in ihrer damaligen Umwelt helfen konnten.

Das Aufkommen der Sprache hat die Kultur- und Technikentwicklung in Gang gebracht, die sehr viel schneller abläuft als die biologische Evolution. Das hat unsere Lebensumwelt im Vergleich zur Steinzeit radikal verändert. Und so sind wir nun mit einem Steinzeitgehirn in einer modernen Lebenswelt unterwegs. Beides passt nicht mehr zusammen. Daraus kann eine Vielzahl von Problemen erwachsen – auch im Zusammenhang mit der Angst.

Das für unser jetziges Anliegen Wichtigste ist aber die Herangehensweise, die sich aus alldem ergibt, die Methodik der Evolutionspsychologie (Evans/Zarate 2016): *Wenn wir unsere psychischen Grundfunktionen verstehen wollen, müssen wir fragen: Welchen Sinn könnte diese Funktion für das Überleben in der Steinzeit gehabt haben?* Nun, bei der Angst liegt das ziemlich auf der Hand. Unsere weit entfernten Vorfahren konnten ja noch nicht begrifflich denken und hatten kein bewusstes Wissen über ihre Umwelt. Wir *wissen*, dass Schlangen giftig sein können, und halten uns deshalb auch ganz *bewusst* von ihnen fern. Unsere Vorfahren wussten dies noch nicht, sie mussten also durch einen Instinkt –

die Schlangenfurcht – auf Distanz zu Schlangen gehalten werden. Und Ähnliches gilt auch für alle anderen urzeitlichen Gefahren. In Box 4 sind die wichtigsten von ihnen aufgeführt.

Box 4: Gefahren der Steinzeit

- Mächtige und räuberische Tiere, etwa Büffel oder Tiger.
- Kleine giftige Tiere wie bestimmte Schlangen oder Insekten.
- Abgründe beziehungsweise große Höhen, verbunden mit der Gefahr abzustürzen.
- Wankender Grund unter den Füßen, auf dem man den Halt zu verlieren oder einzubrechen droht.
- Dunkelheit, tiefe Wasser, Unwetter, Feuer und andere Naturunbilden.
- Herannahende Verletzungsgefahr mit der Erwartung von Schmerz und Blutaustritt – wenn einem etwa ein Büffelhorn oder eine Speerspitze zu nahe kommen.
- Körperliches Aufgehalten-, Bedrängt- und Eingeengtwerden – etwa in Felsspalten, durch Tierherden oder gar in den Schlingen einer Riesenschlange.
- Aufenthalt auf freien großen Flächen, wo man für Feinde gut sichtbar ist.
- Ungewolltes Getrenntwerden von der Gruppe – wenn man etwa bei einem Marsch zurückbleibt und sich womöglich verirrt.
- Und auch ungewolltes Im-Mittelpunkt-Sein mit dem Gefühl, dass alle Blicke kritisch auf einen gerichtet sind, zum Beispiel nach einem Verstoß gegen irgendeine soziale Norm. Den Kontakt zur Gruppe zu verlieren oder aus ihr ausgestoßen zu werden, würde in der Wildnis den Tod bedeuten.

Die Angst ist also ein urzeitlicher psychologischer Mechanismus, der unsere Vorfahren instinktiv dazu antrieb, die Gefahren ihrer Umwelt schnell zu erkennen und sich vor ihnen in Sicherheit zu bringen.

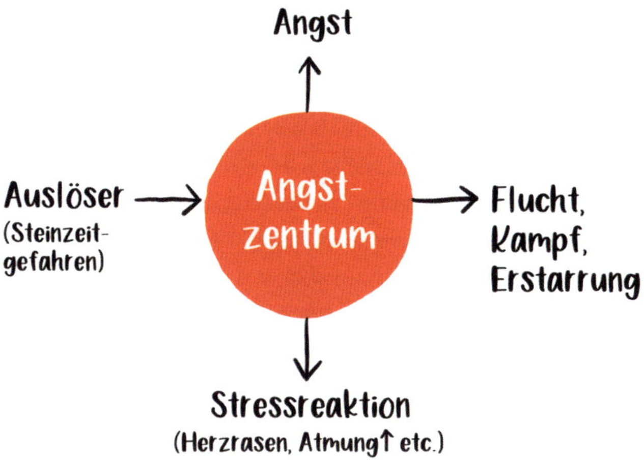

Abb. 5: Wie unser Angstzentrum funktioniert.

Natürlich braucht ein solcher psychologischer Mechanismus auch eine neuronale Basis im Gehirn – wir wollen sie hier als »Angstzentrum« bezeichnen. Es hat seinen Sitz im Bereich des sogenannten limbischen Systems. Teil dieses Angstzentrums ist die berühmte Amygdala (Mandelkern). Aber ich werde Sie nicht weiter mit unbegreiflichen Darstellungen der Hirnstrukturen und unaussprechlichen Neurotransmitternamen traktieren. Wir beschränken uns hier auf einfache zusammenfassende Schemata, die nur das enthalten, was gesichert und für das praktische Leben wichtig ist.

Ein solches Schema unseres Angstzentrums ist in Abb. 5 gezeigt. In diesem Hirnzentrum sind Auslösereize für die in Box 4 genannten Gefahrensituationen gespeichert. Sobald wir in eine Situation kommen, in der diese Auslösereize vorhanden sind, wird blitzschnell das Angstzentrum aktiviert. Das Angstzentrum seinerseits macht nun die folgenden drei Dinge:

- *Blitzschnelle Sofortreaktionen im Verhalten:* Diese Reaktionen können je nach Situation etwas unterschiedlich ausfallen. Wer unvermittelt an den Rand einer Felsspalte gerät, wird reflexhaft zurückspringen. Wer um eine Hausecke biegt und einem entlaufenen Kampfhund gegenübersteht, wird erst einmal zur

Salzsäule erstarren. Wenn der Hund nicht vorbeirennt, wird er versuchen wegzulaufen, um sich vielleicht in einen Hauseingang zur retten. Gelingt auch das nicht, wird er verzweifelt irgendwie den Kampf aufnehmen und zum Beispiel nach einem Stock zum Schlagen suchen. In Kurzform die »3 F«: *freeze, flight or fight* (Erstarrung [Totstellen], Flucht oder Kampf).

- *Der Erfolg von Flucht oder Kampf ist stark von der Muskelleistung abhängig.* Deshalb startet das Angstzentrum in unserem Körper Vorgänge, die intensive Muskelarbeit vorbereiten. Die vielleicht wichtigsten sind: Atmung und Kreislauf werden angekurbelt, die Muskelspannung steigt, es wird vermehrt Schweiß gebildet. Die Psyche engt sich ein auf die Gefahrenmomente (»Tunnelblick«). All das ist gut bekannt unter der Bezeichnung »Stressreaktion«. Ein starker Angstzustand wird von einer sehr intensiven Stressreaktion begleitet. Bei einer Panikattacke kommt es durch unnormale Prozesse zu einer maximalen Steigerung der Stressreaktion.
- *Das bewusst wahrnehmbare Angstgefühl* funktioniert als Signal auf der Ebene des Bewusstseins, dass Gefahr droht.

Kommen wir nun zu der schon erwähnten Diskrepanz zwischen diesen steinzeitlich geprägten Reaktionen und unserer modernen Lebenswelt: Viele der »Steinzeitauslöser« sind in unserem heutigen Leben keine bedeutsamen Gefahren mehr. Spinnen zum Beispiel sind in Mitteleuropa ungefährlich, und auch Raubtieren begegnen wir allenfalls noch im Zirkus oder Zoo. Auf viele neue Gefahren in unserer modernen Welt aber spricht unser Angstzentrum gar nicht oder viel zu wenig an – denken Sie an Steckdosen, Feuerwaffen oder Tempo 200 auf der Autobahn. All das gab es in der Steinzeit noch nicht, und so konnte das Angstzentrum dafür nicht sensibel werden.

Und was die Reaktionen angeht: Bei modernen Problemen und Gefahren ist Muskelkraft eher nicht gefragt, hier braucht es vor allem Geisteskraft. Das gilt für die Auseinandersetzung mit dem Chef, für die Prüfungssituation, für den Maschinenausfall im Werk oder für die Erste-Hilfe-Situation nach einem Unfall. Gerade die

Geisteskraft aber wird in Stress und Angst durch den Tunnelblick eingeschränkt: Man verliert den Überblick, wird hektisch und kommt in eine mentale Blockade. Können wir diese Diskrepanz irgendwie überbrücken, ausgleichen? Können wir lernen, die sich daraus ergebenden Probleme zu überwinden? Nun, ein Stück weit schon – mittels unserer Vernunft, mittels eines Überschreibens des Spontanverhaltens durch automatisiertes Vernunftverhalten.

Die Hirnrinde kommt dazu

Denken kann Angst erzeugen

Unser Angstzentrum ist stammesgeschichtlich sehr alt. Auf dem Entwicklungsweg zum Steinzeitmenschen wurde es überlagert von neueren Gehirnstrukturen wie der Großhirnrinde, zu der auch das Frontalhirn gehört. In diesen Hirnregionen entwickelten sich dann zunehmend die höheren geistigen Funktionen, die an das Bewusstsein gebunden sind: Einsichtslernen, begriffliches Denken, Ansammlung von Wissen, Fantasie, Vorausschau und Planung.

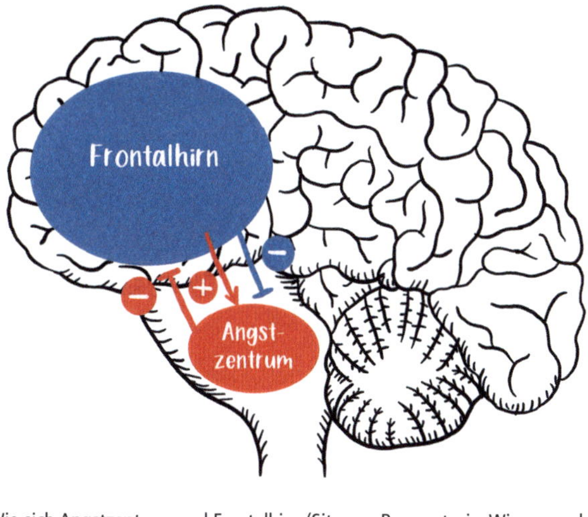

Abb. 6: Wie sich Angstzentrum und Frontalhirn (Sitz von Bewusstsein, Wissen und Interpretation/Bewertung) wechselseitig beeinflussen können.

Beide Ebenen sind im Gehirn eng miteinander vernetzt und beeinflussen sich wechselseitig (siehe Abb. 6). Wie oben schon gesagt: Stress und Angst (Amygdala) können das bewusste Denken (Frontalhirn) bis hin zum Blackout stören. Und andersherum? Können wir mit Denken und Frontalhirn die Amygdala und ihre Angst beeinflussen? Ja – und zwar in Richtung Aktivierung, aber auch in Richtung Hemmung.

Wir können über das Denken Angst wecken und verstärken. Dabei spielen innere Bilder in Form von Erinnerungen oder Fantasien eine wichtige Vermittlungsrolle. Wenn wir über schlimme Dinge, die passiert sind, die erneut oder erstmals passieren könnten, sprechen oder nachdenken, wenn wir uns diesbezüglich Sorgen für die Zukunft machen, dann weckt das schlimme Erinnerungs- oder Fantasiebilder in uns. Diese enthalten dann oft Auslösereize für unser Angstzentrum und aktivieren es dann fast so stark, als wenn es sich nicht um innere Bilder, sondern um harte Realität handeln würde. Leider hat unser Denkapparat nun folgende Eigenarten:

- *Wir sind Problemsucher:* Unser Geist ist darauf ausgerichtet, nach Gefahren und Problemen zu suchen. In der Steinzeit war das Leben sehr gefährlich – es war überlebensnotwendig, ständig auf der Hut zu sein. Hinter jedem Knacken im Gebüsch hätte ein Raubtier oder Feind verborgen sein können. Allzu blauäugige Positivdenker sind damals wohl ausgestorben. Wir stammen eher von den Negativdenkern ab.
- *Unser Geist neigt zum Übertreiben:* Hauptaufgabe unseres Geistes ist die Kreativität – das Finden und Erfinden immer besserer Hilfen für die Bewältigung der Überlebensprobleme. Kreativität hat mit dem Sprengen alter Grenzen, mit dem Sprung in etwas Neues zu tun. Begriffe wie »Geistesblitz« zeugen davon. Um kreativ sein zu können, muss unser Geist also etwas irgendwie »Überschießendes« an sich haben. Das zeigt sich unter anderem bei Phänomenen, für die wir im Alltag Namen haben wie »Übertreiben«, »Überverallgemeinern«, »Idealisieren« oder »Schwarz-Weiß-Denken«. Wie vieles in dieser Welt hat das seine zwei Seiten. Es kann auch mal nach

hinten losgehen: Wir malen das Negative viel schwärzer, als es ist. Da macht einer einen kleinen, unbedeutenden Fehler, aber seine innere Stimme schreit: Immer machst du alles total falsch! Es wird ein schlimmes Ende mit dir nehmen! – Schon sieht er sich als Obdachloser und bekommt Angst.

- *Wechselseitige Verstärkung von negativen Gedanken und negativen Gefühlen:* Da unsere Psyche nach stimmiger Ordnung strebt, erzeugen negative Gedanken negative Bilder und Gefühle, diese nun erzeugen weitere noch negativere Gedanken und so fort. Solche Teufelskreismechanismen verstärken sich lawinenartig selbst und können schlimmste Verzweiflungszustände, »Nervenzusammenbrüche« oder eben Panikattacken hervortreiben.
- *Unsere Fantasie ist grenzenlos:* Das Zusammenspiel aller Komponenten unseres hochentwickelten Bewusstseins eröffnet unserer Fantasie nahezu grenzenlose Räume. Losgelöst von aller Realität, können wir uns beliebige Schreckensszenarien zusammenreimen.
- *Stabiles Gedächtnis durch begriffliches Denken:* Die sprachlich-narrative Fixierung von Erlebtem – gleich, ob in der Realität oder der Fantasie – unterstützt die Langzeitspeicherung im Gedächtnis. So können vergangene schlimme Erlebnisse, auch furchtbare Panikattacken, oder verfestigte Sorgenszenarien immer wieder aus dem Gedächtnis hochploppen und Angst auslösen.

Hört sich an wie die Auflistung eines Bausatzes für eine innere Hölle? So ist es! In mancher Hinsicht ist unser Gehirn tatsächlich eine fatale Konstruktion. Den meisten Menschen fällt es recht schwer, gegen die genannten Eigenarten unserer Psyche anzugehen. Diese Prozesse haben ein Eigenleben, wir können sie nur schlecht kontrollieren. Viele Menschen steigern sich zu oft in extreme Gefühlszustände hinein, die von Ärger und Wut oder Verzweiflung und Angst geprägt sind. Sie ärgern sich viel zu oft über Unwichtiges. Viele machen sich viel zu oft und zu lange Sorgen über Szenarien, die dann doch nicht eintreten. Das ist ein ganz wichtiger Nährboden für das Entstehen psychischer Erkrankungen. Auch bei der Entwicklung von Panikerkrankung und Platzangst spielen die oben genannten Punkte eine zentrale Rolle.

Box 5: Stufen der Angst – Was ist noch »normal«?

Lassen Sie uns zusammenfassend die Steigerungsstufen der Angst kurz systematisieren:

- *Furcht:* In der einfachsten Konstellation sind wir einer real vorhandenen Bedrohung ausgesetzt – es steht ein zähnefletschender Kampfhund vor uns. Unser Angstzentrum springt an und startet all die bekannten Reaktionen – unter anderen eben auch ein in dieser Situation angemessenes Gefühl von Angst beziehungsweise Furcht. Das ist die Konstellation, für die unser Angstzentrum eigentlich gemacht ist. In dieser Form hat es schon unseren auch ganz weit im Tierreich zurückliegenden Vorfahren Überlebensdienste geleistet. Die Angst, die hier entsteht, wird in der mehr fachlich oder wissenschaftlich orientierten Literatur meist als »Furcht« bezeichnet. Furcht ist also die »konkrete« Angst, die entsteht, wenn im Hier und Jetzt eine Bedrohung sinnlich wahrnehmbar im Raum steht.
- *Angst*: Furcht haben auch schon höhere Tiere. Bei uns Menschen kommen nun noch Denken und Fantasie hinzu. Wir können vermuten, dass hinter jeder Ecke ein Kampfhund steht. Und nicht nur ein Kampfhund, auch noch alle möglichen anderen Gefahren, vom Mörder bis hin zu Aliens, die uns in ihr Raumschiff entführen wollen. Dies wäre dann in der Fachterminologie die eigentliche Angst, die sich auf gefühlte diffuse Bedrohungen bezieht, die noch gar nicht real präsent sind. Wir könnten also sagen: »Angst = Furcht + Denken.« Bis zu einem gewissen Grad ist diese vorausschauende Angst auch durchaus hilfreich. In bestimmten Gegenden lauern ja tatsächlich Übeltäter in dunklen Ecken.
- *Übertriebene Alltagsängste und -sorgen, die noch normal sind:* In Abhängigkeit von Charakter und aktuellen Lebensumständen haben viele Menschen öfter mal übertriebene Ängste und machen sich zu viele Sorgen. Meist ist ihnen das bewusst, aber sie haben

diese Dinge einfach schlecht unter Kontrolle. Unser Geist neigt halt zum Übertreiben und zur Ausbildung von Teufelskreismechanismen. In mancher Hinsicht funktioniert unser Gehirn tatsächlich murksmäßig. Wir müssen lernen, zwischenzeitliches Negativbefinden zu akzeptieren und auszuhalten. Wenn wir dagegen ankämpfen, machen wir es schlimmer. Wenn wir es annehmen und trotzdem normal weiterleben, ist es recht bald auch wieder besser: Eine supergut durchschlafene Nacht, ein Lob vom Chef, der tolle Feiertag mit den Freunden – und alles ist verflogen. Üben wir uns in Güte gegenüber den menschlichen Schwächen, begegnen wir uns in unseren unvermeidlichen Alltagsnöten mit Selbstmitgefühl.

- *Kurzzeitige pathologische Angst, Begleitängste bei Belastungen:* In besonderen Situationen können sich solche Ängste und Sorgen auch mal kurzzeitig ins Krankhafte steigern. Die Angst wird dann völlig irrational, steigert sich ins Panikartige (oder auch bis zu einer vollen Panikattacke), erzeugt starkes Leiden und beeinflusst das Verhalten auf ungute Weise. In so etwas kann man sich von innen her hineinsteigern. Oder es ist eine Reaktion auf besondere Umstände: ein Vortrag vor sehr viel Leuten, eine anstehende medizinische Untersuchung, eine körperliche Erkrankung. Ändern sich die Umstände oder gewöhnt man sich an sie, geht auch die Angst wieder in den Normalbereich zurück. Circa 20 Prozent aller Menschen haben irgendwann einmal im Leben eine vereinzelte Panikattacke, eine Panikerkrankung aber haben sie deshalb noch nicht.
- *Angsterkrankungen:* Eine eigenständige Angsterkrankung liegt erst dann vor, wenn sich die Prozesse der Angststeigerung und -aufrechterhaltung von ihren Ursachen ablösen und verselbstständigen. Ursachen und Auslöser können dann vollständig aus dem Leben verschwinden, doch die Angst nährt sich inzwischen aus sich selbst und breitet sich trotzdem weiter aus. Sie führt dann zu starkem Leiden und erheblichen Lebenseinschränkungen.

Denken kann Angst reduzieren

Doch Gott sei Dank ist das nur die eine Seite der Medaille! Das Frontalhirn kann den Mandelkern auch hemmen und abkühlen. Wir können mit unserem Denken Ängste auch abmildern und eingrenzen! Dass das funktioniert, hatten wir ja schon beim Reframing gesehen. Da war zum Beispiel die Frau, die nach einem Unfall Angst vor ihrem Auto hatte. Aber dann wechselte sie die Interpretation, die Perspektive, sie sah es von der positiven Seite: Alle Sicherheitssysteme hatten perfekt funktioniert, sie war völlig unverletzt geblieben, das Auto hatte sie beschützt. Die Angst vor dem Auto und dem Verkehr war nun deutlich geringer, sie fuhr wieder, und bald ging die Angst wieder zurück in den Normalbereich.

Und genauso kann und sollte man das mit allem machen, was Angst erzeugt:

- auf Abstand gehen,
- die spontanen Katastrophengedanken hinterfragen (»Besteht wirklich eine reale Gefahr?«),
- sich gegebenenfalls Hintergrundinformationen aus seriösen Quellen besorgen,
- eine möglichst positive und förderliche Perspektive aufbauen (und am besten aufschreiben, an die Wand pinnen, immer wieder lesen),
- bewusst gegen die ungünstigen Eigenarten unseres Denkapparates anarbeiten (Übertreibungen bemerken und zurücknehmen),
- aus Teufelskreisen aussteigen,
- mit vergangenen schlimmen Ereignissen seinen Frieden machen, sie loslassen und nach Möglichkeit vergessen.

Und das muss man natürlich dann im Alltag stets aufs Neue wiederholen. Immer wenn die alten Angstthemen und Katastrophengedanken aufkommen, sollte man innerlich auf Abstand gehen und reframen – immer und immer wieder. Allmählich automatisieren sich dann diese neuen Anti-Angst-Sichtweisen. Sie stellen sich spontan ein, weil sie verinnerlicht wurden, weil sie fest ins

Langzeitgedächtnis integriert wurden, weil sie im Gehirn sozusagen Fleisch von unserem Fleische geworden sind (in Form des Wachstums von Synapsen, den Kontakten zwischen den Nervenzellen). Und je mehr die Anti-Angst-Sichtweisen zur spontanen und normalen Sicht auf die Welt werden, desto weniger Angst kommt auf. Man könnte sich vorstellen, dass sich oft wiederholte Anti-Angst-Gedanken im Gehirn materialisieren und Dämme bilden gegen die Angst.

Auf poetische Weise hat dies der römische Kaiser Mark Aurel ausgedrückt: »Auf Dauer nimmt die Seele die Farbe der Gedanken an.«

Man sieht das schon bei den Religionen, die ja im Kern der Angstreduktion dienen. Sicher – später dann wurde und wird Religion auch dafür genutzt und missbraucht, über das potenzielle Erzeugen von Angst Macht auszuüben. Im Ursprung und im Kern aber dienen sie der Verminderung von Angst: Religionen machen die Welt verstehbar und zumindest gefühlt kontrollierbarer (über die positive Beeinflussung der Götter via Gebet und Opfer). Sie machen Hoffnung auf ein Ende des Leids, auf ein ewiges Leben, auf eine Heimkehr in die Geborgenheit des Urgrundes. Und wie erreichen sie dies? Nun, indem religiöse Texte mit Anti-Angst-Gedanken und -Vorstellungen auswendig gelernt und immer wieder in Gebet und Predigt wiederholt und variiert werden.

Im weiteren Sinne gehört ja auch Meditation zu den religiösen Praktiken. Hier versucht man noch tiefergehend durch jahrelanges Training die Funktionen unseres Gehirns (samt den oben genannten Eigenarten unseres Denkapparates) unter eine bessere Kontrolle zu bekommen. Neurowissenschaftliche Studien haben gezeigt, dass es den Meistern sogar gelingt, die im Gehirn ganz tief eingewurzelte angeborene Schreckreaktion abzuschalten: So wurde ohne Vorankündigung hinter dem Kopf eines meditierenden Mönchs eine Pistole abgefeuert – er zeigte dabei nirgendwo auch nur das leiseste Muskelzucken. Die Hirnforscher konnten es kaum glauben (Goleman 2003).

All diese wichtigen Herangehensweisen kann man natürlich auch für den Abbau pathologischer Angst nutzen. Sämtliche dieser

Prinzipien werden einfließen in die Techniken und Übungen, die Ihnen in diesem Buch vermittelt werden.
Vielleicht noch ein letzter Punkt, wo wir oben schon die Metapher von Dämmen gegen die Angst bemüht hatten. Warum und wie werden denn Dämme gebaut? Es geht um den Schutz vor gewaltigen Wassermassen: im Starkregen übertretende Flüsse oder gar unbändige Sturmfluten an den Küsten. Was kann man gegen solche Naturgewalten schon ausrichten?, könnte man denken. Diese närrischen Bauleute da, die kleine Steine oder Sandsäcke ans Ufer tragen! Das wird doch alles im Nu weggespült! Nun ja, ein Ziegel oder ein Sandsack, das ist tatsächlich ein Nichts gegen eine Sturmflut. Wenn man aber über Monate und Jahre Tausende Ziegel oder Sandsäcke systematisch nach einem Plan aufschichtet, entsteht eben doch ein haltbares Wehr gegen das Wasser. Und nach einem Dammbruch baut man neu und weiter. Man kann so lange bauen, bis der Damm auch der stärksten Sturmflut standhält. In ähnlicher Weise sind eine neue Einsicht, ein Wissensbaustein oder ein neuer Vorsatz nichts gegen die Wucht einer Panikflut. Aber auch hier gilt: Eine systematische, planmäßige Veränderung des Denkens über Monate und Jahre, die Verinnerlichung der neuen Sichtweisen durch Wiederholung sowie schließlich ihre Bestätigung durch neue Erfahrungen im Verhalten – all das baut im Gehirn Dämme gegen die Angst, die schließlich auch der stärksten Panik standhalten. In der Verhaltenstherapie nennt man das »Prinzip der kleinen Schritte«.

4. Wie entsteht eine Panikerkrankung?

Ausgangsursachen und Verschlimmerungsmechanismen

Zunächst einmal: Es gibt nie nur *die eine* Ursache, und längst nicht immer liegen die Hauptursachen in einer »schlimmen Kindheit«. Psychische Erkrankungen entwickeln sich in einem extrem komplexen Prozess, an dem eine Menge Faktoren beteiligt sind. Viele dieser Faktoren sind noch unbekannt, viele wirken im Verborgenen von Körper und Gehirn und sind einer diagnostischen Erfassung nicht zugänglich. Was für die meisten körperlichen Erkrankungen gilt, gilt für psychische Erkrankungen noch mehr: Ganz genau und mit letzter Sicherheit lassen sich die Ursachen nicht feststellen. Offenbar gibt es auf vielen Ebenen unterschiedlichste Belastungsfaktoren. Je mehr dieser Faktoren sich summieren und auf ungute Weise zusammenspielen, desto größer ist die Wahrscheinlichkeit beziehungsweise die Neigung, eine Angsterkrankung zu entwickeln. Etwa zur Hälfte liegen diese Faktoren im genetischen Bereich. Verwandte von Panikerkrankten haben ein mindestens zweifach erhöhtes Risiko, auch eine solche Störung zu entwickeln. Hinsichtlich der Ausgangsursachen kann man also meist nur Mutmaßungen anstellen: Diese oder jene Momente könnten mit dieser oder jener Wahrscheinlichkeit zur Erkrankung beigetragen haben.

Und manchmal ist hinsichtlich dieser Ausgangsursachen auch gar nicht viel zu finden. Das wäre aber auch kein Grund zur Panik. Halten Sie sich nicht zu lange mit der Suche nach letzten Ursachen auf. Und vor allem: Konstruieren oder erfinden Sie keine, und überwerfen Sie sich nicht unnötig mit Ihren Eltern (die in der traditionellen Sicht ja im Zweifel immer schuld sind).

Warum eigentlich suchen Betroffene oft derart fieberhaft nach Ursachen? Weil wir es aus unserem Alltag so kennen. Wenn irgendein Gerät defekt ist, muss man unbedingt die Ursache, den Fehler finden! Nur dann ist ja eine Reparatur möglich. Diese Sichtweise kann man aber nicht auf Erkrankungen übertragen. Körper und Gehirn sind keine Maschinen – das hatten wir ja schon angesprochen. Biologische Organismen funktionieren ganz anders als technische Apparate. Wie gesagt kann man zum Beispiel ausreichende Besserung oder gar Heilung erreichen, indem man das Positive und Gesunde fördert. Dann regulieren sich die Defekte von allein durch die gestärkten Selbstheilungskräfte von Psyche und Körper – der Lösung ist egal, wo das Problem herkommt.

Hinzu kommt, dass man bei psychischen Erkrankungen, insbesondere bei Angsterkrankungen, zwei verschiedene Ursachenbereiche unterscheiden muss: einerseits die Ausgangsursachen und andererseits Mechanismen, die die Probleme verschlimmern und aufrechterhalten (Eskalations- und Chronifizierungsmechanismen). Ausgesprochene Angsterkrankungen entstehen immer erst dann, wenn diese Verschlimmerungsmechanismen in Gang kommen und längere Zeit laufen. Wie schon gesagt, entwickelt sich die Angstproblematik nun auch dann weiter, wenn die Ausgangsursachen entfallen sein sollten.

Die gute Nachricht lautet, dass es von diesen Verschlimmerungsmechanismen nur wenige Grundtypen gibt. Man kann sie leicht erkennen, und es stehen effiziente Methoden zur Verfügung, sie außer Funktion zu setzen. Sobald das gelingt, bildet sich die Angst zumindest so weit zurück, dass sie aushaltbar wird und das Leben nicht mehr stärker beeinträchtigt. Wenn man es genauer aufdröselt, lassen sich bei der Entwicklung einer Panikerkrankung also folgende Ursachenfaktoren unterscheiden, die wir uns im Detail anschauen wollen:

- Dispositionen (Veranlagungen),
- Wegbereiter,
- Auslöser,
- Eskalations- und
- Chronifizierungsmechanismen.

Doch auch hier kann man sagen: Für den Erfolg der wichtigsten Behandlungsmaßnahmen ist es egal, wo die Ausgangsursachen (also vor allem die Dispositionen) liegen. Verschwenden

Sie nicht zu viel Zeit für die Ursachensuche, und lassen Sie sich nicht zu unglaubhaften oder gar bizarren Ursachenkonstruktionen verleiten.

Dispositionen

Biologische Faktoren

Zu den biologischen Faktoren gehören die schon erwähnten genetischen Veranlagungen, die sich im Grunde auf allen Ebenen bemerkbar machen können. Sie können dazu führen, dass das Angstzentrum besonders intensiv reagiert oder sich die oben genannten fünf Eigenarten unseres Denkapparates besonders angstfördernd ausprägen. Die Gene können eine sehr hohe Sensibilität für Körpervorgänge bewirken – man ist dann schmerzempfindlicher und spürt zum Beispiel die Herzaktivität intensiver. Die Betroffenen reagieren unter Umständen auch empfindlicher auf Kohlendioxid (CO_2) in der Atemluft, was schnell Erstickungsgefühle auslöst. Auch die Reaktionsbereitschaft des vegetativen Nervensystems kann gesteigert sein (dieser Teil des Nervensystems reguliert die körperinneren Prozesse in den verschiedenen Organen). Die Betroffenen reagieren dann im Stress besonders schnell und intensiv zum Beispiel mit Zittern, Schwitzen, Erröten oder Übelkeit und Durchfall. Auch Veranlagungen wie zum Beispiel für niedrigen Blutdruck stellen einen Risikofaktor dar, da der Körper hier öfter mit Schwindel und Herzklopfen antwortet. Dies betrifft besonders junge Frauen, die unter den Panikpatienten überrepräsentiert sind.

Persönlichkeitsmerkmale

Wenn das Angstzentrum besonders intensiv reagiert, kann sich das natürlich allgemein auf der Ebene der Persönlichkeit zeigen: allgemeine Neigung zu Ängstlichkeit, besondere Furcht vor ungewöhnlichen Körperempfindungen, verstärkte Vermeidung kritischer Situationen und anderes.

Ein wichtiges Persönlichkeitsmerkmal ist der sogenannte Neurotizismus. Wer hier im Fragebogentest hohe Werte erreicht, ist durch Stressoren besonders leicht und intensiv störbar, er kommt schnell in Stress und neigt zu negativen Gefühlen wie Ärger und Angst. Bei Panik- und Platzangst-Patienten ist dieses Persönlichkeitsmerkmal besonders häufig.
Auch Perfektionismus, hohes Ordnungs- und Kontrollbedürfnis sowie starke Leistungsorientierung disponieren für Angsterkrankungen: Wer unbedingt erzwingen will, dass sich die Dinge in der Welt perfekt den eigenen Vorstellungen fügen, muss viel Druck aufbauen und wird viel Stress haben. Und aus zu viel Stress werden schnell Angst und Panik.
Ferner kann ein niedriges Selbstwertgefühl, verbunden mit einem starken Bedürfnis nach beschützenden Beziehungen (bis hin zur Abhängigkeit), eine Prädisposition sein.

Frühe Lernerfahrungen

In vieler Hinsicht sind die frühen Lebens- und Entwicklungsjahre besonders prägend. Teile des Nervensystems befinden sich noch in der Entwicklung, in der frühen Kindheit ist man wehrlos und abhängig. Und auch in der Jugendzeit sind die Möglichkeiten der psychischen Selbstregulation noch nicht voll entwickelt, sodass man verletzlicher ist.
Das Risiko für eine spätere Herausbildung von Angsterkrankungen wird gesteigert durch Traumata in der Kindheit wie Missbrauch, Misshandlung, Unfälle oder Katastrophen, durch Vernachlässigung und überlanges Allein-gelassen-Werden, durch frühe negative Erfahrungen wie schwere Verluste, Trennungen, schwere Erkrankungen oder Todesfälle im engen sozialen Umfeld. Ungünstig sind frühe Erfahrungen von Unkontrollierbarkeit und Unvorhersagbarkeit, wenn Eltern auf eine unzuverlässige, nicht einfühlsame und willkürliche Weise mit ihren Kindern umgehen. Aber auch eine überbehütende Erziehung durch ihrerseits ängstliche Eltern ist ungünstig. Natürlich schaut man sich was ab, falls die Eltern Angst und Vermeidung selbst vorleben. Wenn man

keinen Freiraum dafür bekommt, sich an Herausforderungen zu erproben und zu stärken, bleibt man selbstunsicher, übervorsichtig und ängstlich. Besonders ungünstig ist es, wenn ein hypochondrisches Familienklima herrscht und auch den kleinsten körperlichen Beschwerden höchste sorgenvolle Aufmerksamkeit zuteilwird.

Im weitesten Sinne kann man aber generell alle früh gelernten ungünstigen Verhaltensmuster zu den Dispositionen zählen. Sie behindern die persönliche Entwicklung, führen vermehrt zu Konflikten und damit zu Stress, Anspannung und Angst. Manche Menschen, insbesondere Frauen, haben in Kindheit und Jugend gelernt, dass es ihre Aufgabe ist, für die Zufriedenheit ihres sozialen Umfeldes zu sorgen. Sie beziehen ihr Glück aus dem Glück der anderen. Sie haben nicht gelernt, sich abzugrenzen und aus ureigenen inneren Quellen heraus mit sich allein glücklich zu sein. Sie sind abhängig von Wohlwollen und Fairness des sozialen Umfeldes und daher sehr verletzlich.

Nun, Sie merken schon: Das Spektrum möglicher Dispositionen ist extrem breit. Jeder Betroffene hat da seine ureigene, ganz individuelle Mischung. Hier kann darauf nur sehr verkürzt eingegangen werden. Das ist aber nicht weiter schlimm. Mit Dispositionen kann man ja leben. Die meisten Betroffenen haben vor der ersten Panikattacke viele Jahre oder gar einige Jahrzehnte damit gelebt und oft auch recht gut. Wenn es gelingt, die Verschlimmerungsmechanismen auszuschalten, den Stresspegel zu reduzieren und das Positive zu stärken, kann man den Vor-Panik-Zustand annähernd wiederherstellen.

Hierbei will und kann Ihnen dieses Buch helfen. Sie können dann wieder Ihren Alltag leben und haben alle Zeit der Welt, sich um die Dispositionsfaktoren zu kümmern, die man therapeutisch bearbeiten kann. Im ersten Schritt muss man die wichtigsten von ihnen erst einmal auffinden, was durchaus etwas aufwendig sein kann. Hierbei können Ratgeberbücher helfen, die sich spezieller und ausführlicher mit diesem Thema und den weiterführenden Problemen beschäftigen (Morschitzky 2015, 2017; Beckfield 2014). Die Auskunft von Familie und Freunden kann hilfreich sein. Bei stärkerem Leiden und komplizierteren Situationen ist natürlich immer eine ambulante Psychotherapie zu empfehlen. Hier kann man an Persönlichkeitsakzentuierungen arbeiten und Anleitung bekommen, um ungünstige Verhaltensmuster umzulernen und fehlende Kompetenzen aufzubauen.

Hat es ein wirkliches Trauma gegeben, und zeigen sich Zeichen einer posttraumatischen Belastungsstörung (PTBS)? Dann kann eine Traumatherapie erforderlich sein. Zeichen einer PTBS wären zum Beispiel Reizbarkeit, Schreckhaftigkeit, Albträume oder sich aufdrängende Erinnerungsbilder an die traumatische Situation (»Flashbacks«).

Ist es wirklich ein Trauma?

Aber noch einmal: Lassen Sie sich nicht zu sehr von der Vergangenheit und dem Defizitdenken in Haft nehmen. Das gilt vor allem angesichts der Inflation, die der Trauma-Begriff zurzeit erfährt. Verfolgt man heute die Medien, gewinnt man den Eindruck, dass jeder, der etwas Schlimmes erlebt, ein Trauma erleidet. Immer öfter werden auch mehr oder weniger unangenehme Erlebnisse hier einbezogen: Als Kind mal eine Nacht allein gelassen – »traumatisiert«! Vom Chef angeschrien – »traumatisiert«! Im Gedränge der U-Bahn an der falschen Stelle berührt – »traumatisiert«! Unterdessen wird sogar ernsthaft diskutiert, ob nicht auch die Traumata unserer Vorfahren noch in uns gespeichert sein könnten (»transgenerationale Traumata«). Folgt man dieser Logik weiter, bestehen wir am Ende aus nichts anderem als der zusammengebackenen Asche einer unendlichen Folge von Traumatisierungen. Das ist sachlich falsch und auch nicht förderlich.

Am Wort »Trauma« haften schwerwiegende Bedeutungsschattierungen, die in folgende Richtung gehen: Da ist etwas auf immer zerstört in mir, da lauert etwas ganz Schlimmes in der Tiefe, keiner weiß, was da noch alles »hochkommt« und wie zerstörerisch es sich auswirkt. Ich bin bis ans Lebensende stigmatisiert und Opfer. Mit so einer Vergangenheit kann man kein vernünftiges Leben auf die Reihe bekommen.

Wenn man eine solche Glaubens- und Erwartungshaltung aufbaut, entsteht die folgende Gefahr: Durch die Erwartungsangst und ungünstiges Verhalten verstärkt oder erzeugt man das, was man befürchtet, ein Stück weit selbst. Und das nennt man bekanntlich eine selbsterfüllende Prophezeiung. Außerdem macht man sich zum Gefangenen der Vergangenheit: Was vergangen ist, kann man nicht mehr ändern.

Betroffene, Therapeuten und Medien sollten also mit dem Trauma-Konzept sehr vorsichtig und verantwortlich umgehen.

Traumata sind außergewöhnliche, schwerste Bedrohungssituationen oder Ereignisse, die mit unmittelbarer Lebensgefahr einhergehen. Nach einem wirklichen Trauma haben die meisten Betroffenen eine psychische Krise. Aber nur ein Teil von ihnen entwickelt wirklich eine PTBS. Auch nach schweren Verkehrsunfällen, Vergewaltigungen oder Überfällen bleibt ein großer Teil der Betroffenen ohne PTBS. Vielen gelingt es sogar, aus der Krise eine Chance zu machen. Häufiger als die PTBS ist das posttraumatische Wachstum. Hier berichten Betroffene, dass das Leben, ihre Beziehungen und ihre wirklich bedeutsamen Werte stark an Bedeutung und Intensität gewonnen hätten. Sie hätten ihre Stärken, ihre Spiritualität und allgemein neue Lebensmöglichkeiten entdeckt.

All das ist nicht verwunderlich, wenn man die Dinge von der Evolution her betrachtet. Im Kern ist Evolution ja gerade ein Mechanismus, der Katastrophen in Kompetenzen umwandelt. Lebewesen und auch wir Menschen sind im Kern Katastrophenbewältigungswesen. Unsere Vorgeschichte war übervoll von Naturkatastrophen und Gewalt jeder Art. Und die freie Wildbahn ist es noch heute. Schauen Sie sich einmal Wildpferde, Nashörner, Löwen oder Wale an: Sie sind über und über bedeckt mit Wunden, Narben und Schrunden. Unsere Vorfahren in der Steinzeit sahen genauso aus. Sie haben all die Urzeitgewalten überlebt und sind daran gewachsen.

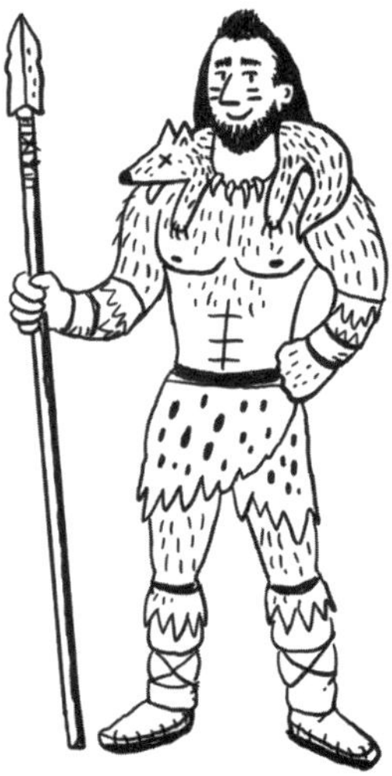

In Kriegszeiten und -gebieten sind Angsterkrankungen und andere psychische Störungen nicht häufiger als im Frieden. Es gibt sogar viele Hinweise darauf, dass leichtere psychische Störungen im Angesicht wirklich existenzieller Bedrohungen in den Hintergrund treten (Junger 2017). Die meisten von uns haben veranlagungsgemäß eine robuste Natur. Wenn wir das wissen, darauf vertrauen und uns auch auf der geistigen Ebene entscheiden, stark zu sein, werden wir noch stärker. Wenn wir das nicht wissen und uns einreden (lassen), wir seien gebacken aus der Asche früherer Traumata, dann schwächen wir uns.

Um nicht missverstanden zu werden: Es gibt Traumata, und auch starke Menschen können unter bestimmten Umständen eine PTBS ausbilden, die fachgerecht behandelt werden muss. Aber gehen Sie, wenn Ihnen etwas Schlimmes passiert, erst einmal vom Wahrscheinlichsten aus, nämlich dass Sie nach einer Krise unbeschadet daraus hervorgehen. Entscheiden Sie sich ganz bewusst: Ich will versuchen, daran zu wachsen!

Auch wenn Sie sich an schlimme Erlebnisse aus Ihrer Vergangenheit erinnern, gehen Sie wieder erst einmal vom Wahrscheinlichsten aus: Vielleicht waren sie eine Zeit lang ein Belastungsfaktor. Wahrscheinlich sind sie längst durch positive Erlebnisse »ausgeglichen«. Sagen Sie sich: Und wenn nicht, wenn ihre Folgen immer noch zu einer erhöhten Verletzlichkeit beitragen, dann kann und werde ich das in Zukunft durch die Steigerung meiner Stärken ausgleichen!

Sprechen Sie erst dann von Traumatisierungen, wenn ein kompetenter Fachmann eine entsprechende Diagnose gestellt hat.

Wegbereiter

Mit den üblichen Dispositionen und Veranlagungen kann man durchaus ohne größere Probleme durchs Leben kommen. Wenn man einen Job findet, der den eigenen Interessen und Stärken entspricht und nicht überfordert, wenn man den richtigen Partner trifft und einem außer dem irgendwann unvermeidlichen Tod der Eltern sonstige Schicksalsschläge erspart bleiben, dann hat man gute Chancen, dass alle Krankheiten, für die man veranlagt ist, im Verborgenen bleiben. Nur solch ein Glück haben leider die wenigsten.

Unser modernes Leben wird reicher an Stressoren: Durch die Globalisierung wächst die Konkurrenz auf den Märkten. Steigender Konkurrenzdruck führt zu mehr Arbeitsdruck in den Firmen. Von allem gibt es immer mehr, wir müssen immer mehr Entscheidungen treffen: mehr Mobilfunktarife, mehr Versicherungsvarianten, mehr Bürokratie. Auf allen Ebenen wird unser Leben dichter, schneller, unbeständiger und unsicherer. Wer sich für die Weltlage interessiert, nimmt erhöhte globale Bedrohungen wahr. Die wachsenden Belastungen führen zu Beziehungs- und Familienkonflikten, die Scheidungsraten sind hoch. Zugleich fördert die zunehmende Mobilität Vereinzelung, Versingelung und Vereinsamung. Diese unguten objektiven Tatsachen spiegeln sich auch im subjektiven Erleben der Menschen: Ein immer größerer Anteil gibt an, im Leben ein Übermaß an negativem Stress zu empfinden. Auf eine Bewältigung solcher Formen von modernem Dauerstress ist unsere Psyche evolutionsgeschichtlich offenbar nicht vorbereitet. Stressoren wie Stadtlärm, Multitasking, piepende Handys oder Einsamkeit gab es in der Steinzeit nicht.

Dies ist wohl einer der Hauptgründe dafür, dass die meisten psychischen Störungen zunehmen – zumindest werden solcherart Diagnosen von den Ärzten häufiger gestellt.

Vor diesem Hintergrund verwundert es nicht, was Studien mehrfach gezeigt haben: In den Monaten vor Ausbruch einer Panikerkrankung beziehungsweise einer Platzangst erlebten die Betroffenen deutlich mehr Stress: dauerhafte Arbeitsüberlastung, vermehrte Konflikte in Familie oder Firma, Trennungen oder andere Verlusterlebnisse, Erkrankungen oder gar Todesfälle im näheren Umfeld, Zuweisung neuer Aufgaben und Verantwortlichkeiten – Sachen dieser Art.

Solche lang wirkenden Dauerstressoren und/oder eine Häufung von punktuellen Stressereignissen bezeichnen wir als Wegbereiter. Sie erschöpfen die positiven Kräfte und steigern die Grundanspannung. Man wird dünnhäutiger und reagiert gereizter. Negative

Emotionen schießen schneller, heftiger und höher auf; es braucht immer länger, ehe sie wieder abklingen. Denken Sie noch einmal an unseren Vergleich mit dem Wasserkessel, unter den Teelichter gestellt werden. Jeder neue Stressor ist ein zusätzliches Teelicht, die Temperatur steigt, das Wasser wird immer unruhiger.

Wie war, wie ist das bei Ihnen? Die meisten von Ihnen werden finden, dass Sie in den letzten Monaten vermehrt Stress hatten. Natürlich gibt es auch immer wieder Betroffene, die das nicht bestätigen können. Es sind eben stets sehr viele Faktoren beteiligt – neben den äußeren auch innere: Besonders starke Veranlagungen oder auch innere Schwankungen von Körperprozessen können aus heiterem Himmel Auslöser einer Panikstörung sein. Von außen sind dann oft weder Wegbereiter noch adäquate Auslöser erkennbar.

Auslöser

Oft gibt es dann den sprichwörtlichen letzten Tropfen, der das Fass zum Überlaufen bringt, oder in unserem Bild: das letzte Teelicht, das die erste große Panikblase hochblubbern lässt. Dies können Stressereignisse sein: ein heftiger Streit mit Partner oder Partnerin, ein kleiner, eigentlich harmloser Autounfall, ein Rüffel vom Chef. Nicht selten liegen die letzten Auslöser auf körperlicher Ebene. Hier kann alles zum Auslöser werden, was mit ungewohnten, unregelmäßigen oder besonders intensiven Körperempfindungen verbunden ist. Diese Empfindungen werden wahrgenommen und als gefährlich interpretiert. Das startet dann den Teufelskreis Angst vor der Angst, den wir gleich ausführlich besprechen. Das kann der Fall sein bei den in H+D 3 im Anhang genannten körperlichen Erkrankungen. Aber auch bei an sich harmlosen Unpässlichkeiten: eine subakute Infektion, eine Unterzuckerung, eine Lebensmittelunverträglichkeit oder starkes Herzklopfen, Schwitzen und Schwindel bei Kreislaufschwäche an einem besonders heißen Tag. Das kann weiter auftreten als Nebenwirkung oder Entzugssymptom im Zusammenhang mit Medikamenten, Genussmitteln oder Drogen.

Und natürlich und vor allem: Kommt der Körper infolge der oben beschriebenen Wegbereiter in einen Zustand von Dauerstress und Erschöpfung, dann zeigen seine Funktionen Unregelmäßigkeiten, leichte Störungen sowie ungewohnte oder intensivierte Reaktionen. All das kann zum Startpunkt teufelskreisartiger Aufschaukelungen werden, wenn eine kritische Schwelle überschritten wird. Wie Abb. 7 zeigt, wird diese Panikschwelle umso schneller überschritten, je höher die Grundanspannung ist.

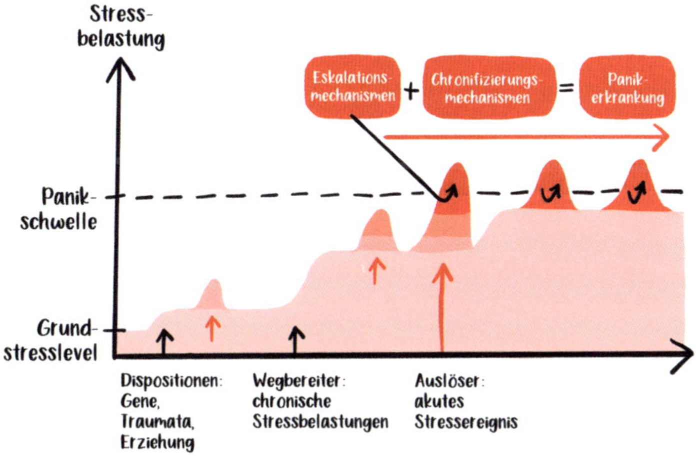

Abb. 7: Wie Dispositionen (Veranlagungen), Wegbereiter und Auslöser zusammenwirken: Je höher der Grundstresslevel, desto schneller wird die Schwelle zur Panik überschritten. Dann kommen Eskalations- und Chronifizierungsmechanismen in Gang, wodurch die Panikerkrankung entsteht.

In Abb. 7 ist die Gesamtentwicklung der Panikstörung schon einmal zusammenfassend und vorgreifend dargestellt. Wir sind jetzt an einem kritischen Punkt, an dem Punkt, an dem die Verschlimmerungsmechanismen auf den Plan treten. Erst diese Eskalations- und Chronifizierungsmechanismen bewirken nun die Entwicklung der eigentlichen Erkrankung.

Kernstück der Eskalationsmechanismen sind die schon erwähnten Teufelskreise (wissenschaftlich gesprochen »positive Rückkoppelungen« [siehe H+D 8 im Anhang]).

Angst vor der Angst – Die Eskalation beginnt

Panikattacken sind schon merkwürdige Phänomene: heftigste Angst aus dem Nichts, wie aus heiterem Himmel! Angemessene Auslöser oder Gründe sind nicht erkennbar. Das kann doch nur an einer Art »Kurzschluss« im Gehirn liegen! Ja – Kurzschluss, das ist eine gute Analogie zum Teufelskreis! Da beißt sich irgendwie etwas in den Schwanz, die Symptome der Angst werden zum Auslöser weiterer Angst!

Wie schließt sich dieser Ring? Nun, es müssen drei Dinge zusammenkommen:

- *Körperempfindungen oder Wahrnehmungen der folgenden Art:* Sie sind unangenehm oder auch nur irgendwie neuartig und ungewohnt; es gibt einen Bezug zu den Empfindungen und Symptomen, die mit Anspannung, Erregung, Stress und Angst einhergehen. (Entweder sind es Symptome von Stress und Angst, oder sie ähneln diesen Symptomen, entstehen aber aus anderen Körperprozessen.) In der Situation, in der sie auftreten, kann man sie sich nicht erklären und nicht sofort als harmlos erkennen. Herzklopfen nach einem Sprint wäre normal, im Einkaufszentrum aber erscheint es unnormal und unerklärlich. Wie solche Empfindungen zustande kommen, verdeutlicht Abb. 8 noch mal.
- *Diese ungewohnten Empfindungen müssen in den Fokus der Aufmerksamkeit geraten:* einfach per Zufall oder dadurch, dass man für bestimmte Themen sensibilisiert ist. Man liest etwas über Schlaganfälle oder Hirntumoren und bemerkt deshalb einen leichten Schwindel oder eine Sehunschärfe. Man denkt an den Großvater, der an einem Herzinfarkt verstorben ist, oder sieht eine Folge von »Emergency Room« und bemerkt das Herzstolpern, das man zufällig gerade hat. Und was man anschaut, das wird dann noch größer.
- *Katastrophengedanken:* Wir Menschen sind wie gesagt Problem- und Gefahrensucher. Entsprechend sind die meisten um ihre Gesundheit besorgt und haben eine latente Furcht

vor Krankheiten. Außerdem haben sie ein Vorwissen über Krankheiten, das meist unsystematisch, diffus und fehlerhaft ist (sofern sie keine medizinische Ausbildung haben). Oft bezieht es sich auf besonders gefährliche Krankheiten, die ja fast täglich als Horrorgeschichte irgendwo in den Medien auftauchen.

Wenn neue und unerklärliche Körperempfindungen in den Aufmerksamkeitsfokus geraten, schießen schnell Katastrophengedanken auf: Krankheitskonzepte, die irgendwie einen Bezug zu den Beschwerden haben und sich meist auf gefährliche, potenziell tödliche Krankheiten beziehen: Jetzt krieg ich einen Herzinfarkt, Hirnschlag, Erstickungsanfall und so fort. Diese katastrophisierende gedankliche Bewertung kann bewusst erfolgen, in Minuten oder einigen Sekunden, sie kann aber auch blitzschnell im Unbewussten ablaufen, ohne dass man sich dessen bewusst wird (sogenannte »automatische Gedanken«).

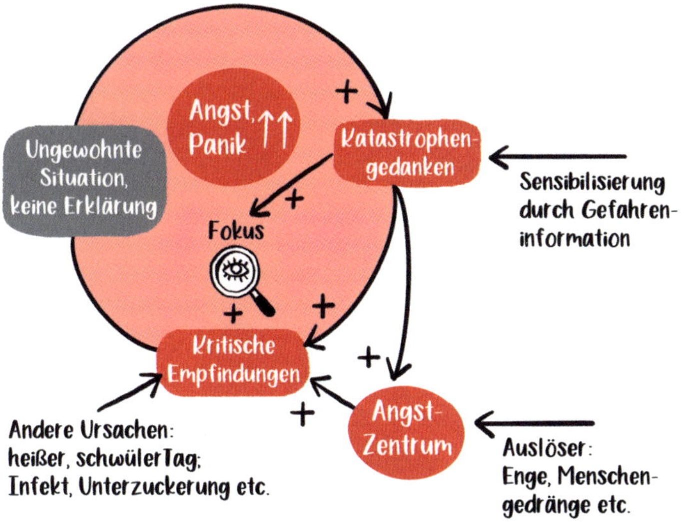

Abb. 8: Der Teufelskreis Angst vor der Angst: Wenn die Angst ihre eigenen Symptome (kritische Empfindungen) in den Fokus nimmt, verstärken sich alle Momente wechselseitig. Wie bei einem Kurzschluss steigert sich die Angst dann ganz schnell zur maximalen Panik.

Der Teufelskreis schließt sich

Und nun kann sich der in Abb. 8 gezeigte Teufelskreis schließen: Die unangenehmen und ungewohnten Empfindungen werden durch die Katastrophengedanken in einen Katastrophenkontext gestellt.

Wie wir Wahrnehmungen und Empfindungen erleben, hängt entscheidend vom gedanklichen Interpretationsrahmen ab. Sehr deutlich erlebt man das bei Kippfiguren, wie in Abb. 9 eine gezeigt ist. Man kann das gleiche Reizmuster entweder als »alte« oder als »junge Frau« sehen und erleben. Im ersten Fall wird vielleicht ein Kontext reaktiviert, der geprägt ist vom Stereotyp der »Hexe«, vom »dunklen Wald« und von »Gefahr«, verbunden mit Beklemmungsgefühlen. Im zweiten Fall vielleicht ein Kontext wie »Rennbahn«, »Adel«, »Leichtigkeit des Seins«, verbunden mit Frühlingsgefühlen.

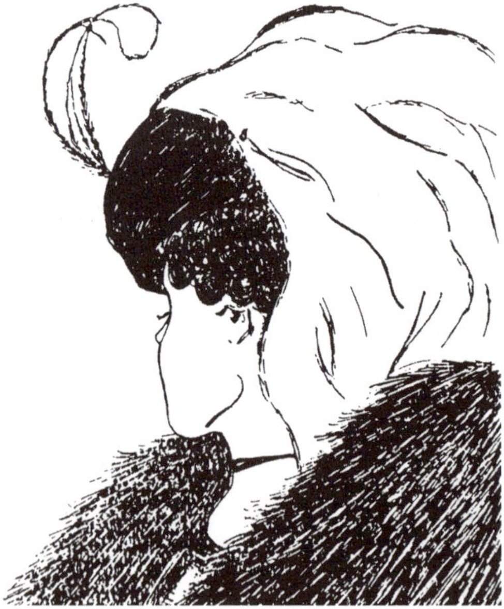

Abb. 9: Das Kippbild »alte Frau/junge Frau« – dieselbe äußere Reizkonfiguration ist mit verschiedenen Interpretationen vereinbar.

Ähnliches zeigt sich in einem berühmten Experiment: Man spritzte Versuchspersonen Adrenalin, was eine körperliche Aktivierung und Erregung verursacht wie beim Stress. Die Leute, für die man im Experiment bewusst ein positives Umfeld geschaffen hatte, erlebten die Erregung als starke Freude. Die Probanden mit negativem Umfeld aber erlebten sie als heftigen Ärger. Bei der Panik ist es genauso: Den Schwindel nach einem Glas Champagner genießt man. Man weiß, wo er herkommt, wie er entsteht, dass er harmlos ist und dass man die Kontrolle hat: Wenn ich aufhöre zu trinken, geht er weg. Tritt der gleiche Schwindel aber einfach so im Kaufhaus auf, kommt er in den Katastrophenkontext »Schlaganfall, Hirntumor oder Verrücktwerden« – und schon fühlt er sich ganz furchtbar an und wird zu einem schrecklichen Erlebnis. Man hat keine Erklärung, katastrophisiert und erlebt einen Kontrollverlust. Das erzeugt oder steigert die Angst. Das Angstzentrum wird (noch stärker) aktiviert. Es startet die Stressreaktion oder intensiviert diese noch weiter. Der Fokus engt sich zunehmend auf die Symptome ein, die Sensibilität wächst, auch die Schmerzempfindlichkeit steigt. Und nun werden die seltsamen Empfindungen, die den Startpunkt bildeten, gesteigert und durch neue Symptome erweitert. Dies wird wahrgenommen und führt zu einem noch stärkeren Katastrophisieren: Es wird immer schlimmer! Das steigert die Angst noch weiter, es werden noch intensivere und neue Symptome produziert und so weiter. Ein regelrechter Kurzschluss im Gehirn: Die Angst nimmt ihre eigenen Symptome als Auslöser in den Fokus!

Diese Fehlfunktion kann das Angstsystem innerhalb weniger Minuten zu einer maximalen Intensität aufschaukeln, die von der Natur so nicht vorgesehen war (dennoch aber ungefährlich ist). Verstärkt wird das noch dadurch, dass sich die meisten Betroffenen nicht so verhalten, wie es für Angst natürlich wäre: flüchten oder kämpfen, sich also mit maximaler Anstrengung bewegen. Wovor und wohin soll man flüchten, wenn keine äußere Gefahr erkennbar ist? Also bleibt man angststarr am Ort, flüchtet allenfalls bis ins Freie. Als Feind wird der eigene Körper wahrgenommen, und aus dem kann man nicht flüchten. So wird die Angstenergie nicht abgebaut, sondern sie staut sich auf.

Bei diesen hohen Angstintensitäten kommen wir in einen Bereich, wo dann tatsächlich auch Symptome entstehen, die unnormal sind, die man nicht kennt aus dem normalen Funktionieren des Körpers im normalen Leben (die dennoch aber ungefährlich sind).

Und nun katastrophisiert das Denken natürlich maximal: Ich werde verrückt und psychotisch! Ich falle um! Ich verliere total die Kontrolle! Es passiert etwas unvorstellbar Schlimmes! Ich sterbe!

Gott sei Dank: All das geschieht nicht! Doch ehe wir schauen, wie es weitergeht, klären wir noch ein häufiges Problem und besprechen dann die Symptome im Detail.

Panikattacken aus dem Schlaf heraus

Hatten auch Sie schon Panikattacken aus dem Schlaf heraus? Das ist häufig, etwa die Hälfte aller Betroffenen berichtet davon. Etwa 18 Prozent aller Panikattacken entstehen im Schlaf. Man erwacht abrupt aus dem eher leichten Schlaf, meist ohne Erinnerung an richtige Albträume. Der Erwachende ist bei klarem Verstand und spürt die Symptome einer Panikattacke (Herzrasen, Schwitzen, Atemnot und so fort). Wie kann das eigentlich sein? Eben hatten wir doch gesagt, es braucht den Aufmerksamkeitsfokus und Katastrophengedanken! So was haben wir doch nicht, wenn wir schlafen, oder?

Na ja, zumindest nicht in dieser Form. Wissen, das im Gedächtnis gespeichert ist, kann auch im Unbewussten seine Wirkung entfalten. Auch bei sehr schnell aufschießenden oder wiederholten Panikattacken werden die Katastrophengedanken nicht immer explizit beziehungsweise wiederholt durchdekliniert, wir hatten von unbewusst-automatischen Gedanken gesprochen.

Man weiß heute, dass wir während längerer Phasen unserer Schlafenszeit auf unterschiedliche Weise träumen, zeitweise unter Beteiligung intakter gedanklicher Prozesse.

Wenn eine Mutter beim Wimmern ihres Babys sofort aus dem Schlaf erwacht – wieso sollte dann jemand, der den ganzen Tag

wegen seiner Herzrhythmusstörungen von Katastrophengedanken geplagt wurde, nicht aus dem Schlaf hochschrecken, wenn sein Herz stolpert?
Generell treten Panikattacken recht oft in Situationen auf, in denen man sich nach längerem Stress endlich einmal halbwegs entspannen kann: am Wochenende auf der Couch, im Biergarten oder in den ersten Urlaubstagen. Die maximal angespannten Leistungssysteme des Körpers werden plötzlich entlastet und rumpeln dann noch etwas herum, weil viele Stresshormone im Blut verblieben sind – wie ein maximal gedehntes Seil, das plötzlich entlastet wird und dann wild und weit ausschlagend umherschnellt. Und natürlich hat man in Ruhesituationen auch viel mehr Gelegenheit, auf den Körper zu achten und das zu bemerken.

Die Symptome einer Panikattacke

Fassen wir noch einmal zusammen: Stellen sich uns Widerstände entgegen oder werden wir mit Unbekanntem und Unkontrollierbarem konfrontiert, entsteht Stress. Der Körper zeigt eine mehr oder weniger starke Stressreaktion. Werden diese Sachverhalte als Gefahr wahrgenommen, entsteht Angst, und die Stressreaktion intensiviert sich. Kommt der Teufelskreis Angst vor der Angst in Gang, steigert sich das Ganze innerhalb weniger Minuten zur Panik. Nicht immer wird diese Eskalationsspirale vollständig durchlaufen. Manchmal gibt es einen »Vorlauf« zunehmender Anspannung, oft fällt die Panik aber auch mit voller Wucht vom Himmel. Manchmal bleibt die Eskalation stecken, ehe sich das Vollbild zeigt. Je nach Situation und körperlichem Zustand können die Symptome variieren. Auch haben die Betroffenen unterschiedliche Reaktionsschwerpunkte: Der eine reagiert besonders intensiv mit dem Herz-Kreislauf-System (»Herzphobie«), die andere mit der Atmung (»Hyperventilationssyndrom«), und bei einem Dritten stehen Übelkeit und Durchfall im Mittelpunkt. Im Folgenden besprechen wir die Hauptsymptome des »Vollbildes«. Und wie schon verschiedentlich erwähnt: Wenn man sich klarmacht, dass Stress und Angst den Körper auf starke Muskelaktivität vorbereiten soll, kann man sich die meisten Symptome ganz gut herleiten.

Herzklopfen, Herzrasen

Um die Muskulatur mit »Brennstoff« zu versorgen, muss das Herz-Kreislauf-System aktiviert werden: Man spürt Herzklopfen. In der Panik steigert sich das zum Empfinden von »Herzrasen«. Das Herz schlägt also schneller und kräftiger. Zudem verengen sich die Blutgefäße in bestimmten Bereichen (unter anderem in der Haut und im Magen-Darm-Trakt). In der Folge steigt der Blutdruck, und es wird ein deutlich größeres Blutvolumen durch die Muskeln gepumpt. Der normale Blutdruck liegt zwischen 100/70 und 140/90 mmHg (Millimeter Quecksilbersäule), der normale Ruhepuls zwischen sechzig und hundert Schlägen pro Minute. Bei körperlichen Maximalbelastungen kann der obere Blutdruckwert bis 220 mmHg und der Puls bis auf 230 Schläge pro Minute steigen. Ein gesunder Körper hält durchaus noch höhere Werte aus. Bei Panikattacken werden solch hohe Werte nicht erreicht. Die objektiv gemessenen Werte liegen meist deutlich unter den gefühlten beziehungsweise befürchteten.

Herzstolpern

Zusätzlich kann es durch die Stresshormone zu gehäuften Extrasystolen (gr. *systolē* [das Zusammenziehen, Kürzen]) beziehungsweise zum »Herzstolpern« kommen. Dabei wird der normale Herzrhythmus durch einen vorzeitig ausgelösten Herzschlag unterbrochen (siehe Abb. 10). Nach solchen »Extraentladungen« braucht das Erregungszentrum des Herzens eine etwas längere »Aufladezeit«, es entsteht eine »postextrasystolische Pause«. Da kann man schon mal für einen Moment das Gefühl haben, dass einem das Herz stehen bleibt. Und danach bereits der nächste Schreckmoment: Es ist ein heftiger »Rumpler«, mit dem der normale Herzrhythmus wieder einsetzt. In der verlängerten Pause füllt sich das Herz mit einem größeren Blutvolumen als normal, sodass der nächste Schlag besonders kräftig ausfällt.

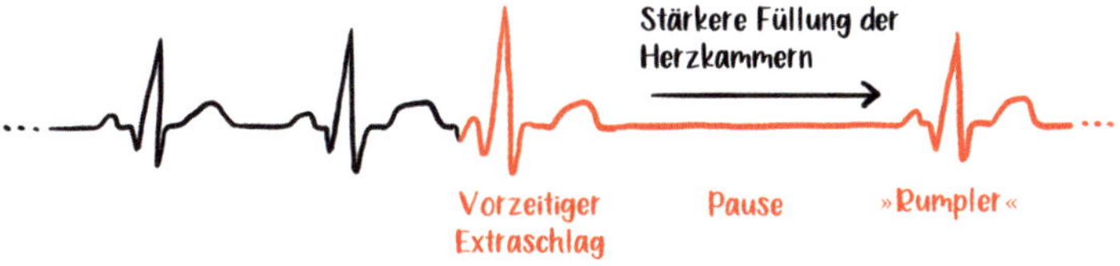

Abb. 10: Herzstolpern im Elektrokardiogramm.

All das kann schon Angst machen, wenn man darauf achtet und um seine körperliche Gesundheit besorgt ist. Zumindest aus alten Filmen kennt man es noch: Wenn der Motor des Autos stottert, bleibt er bald stehen. Aber ich kann Sie beruhigen: Ein biologischer Organismus arbeitet nach ganz anderen Prinzipien als eine mechanische Maschine. Solche Funktionsschwankungen sind im Biologischen normal und sogar gesund.
Praktisch alle Menschen haben Extrasystolen. Die einen merken es, die anderen nicht. Die einen leiden drunter, die anderen nicht. Wenn nach einer Herzuntersuchung eine Herzerkrankung ausgeschlossen wurde, ist das völlig harmlos und ungefährlich.

Einengung, Druck und Schmerzen im Brustbereich

In gleicher Weise ungefährlich sind die Schmerzen, die von vielen Panikpatienten beschrieben werden: ziehende oder stechende Schmerzen im Brustkorb, oft eher links und manchmal auch mit Ausstrahlung in den linken Arm. Es kann bei Angst aber auch zu dumpf drückenden oder brennenden Schmerzen kommen, die zugleich typischer wären für eine Herzerkrankung. Hinzu kommt: Herzbedingter Schmerz nimmt bei körperlicher Anstrengung eher zu, angstbedingter eher ab. Beim ersten Auftreten solcher Beschwerden sollte man also sicherheitshalber den Hausarzt oder Kardiologen konsultieren! Kommt von dort Entwarnung, können Sie davon ausgehen, dass es harmlos ist! Es handelt sich

wirklich um ein typisches Paniksymptom, das oft auch von jungen, körperlich kerngesunden Panikpatienten beklagt wird.
Wie diese Schmerzen entstehen? Ganz klar ist das nicht. Was sicher eine wichtige Rolle spielt, ist, dass in der Panik ja auch die Atmung sehr forciert und auf eine andere Weise ausgeführt wird: Brustatmung statt Bauchatmung (siehe H+D 7 im Anhang). Dabei werden die Rippen von den Zwischenrippenmuskeln nach oben gezogen, damit sich der Brustkorb erweitert. Das ist eine ungewohnte Belastung und kann an den knöchernen und knorpeligen Strukturen des Brustkorbes, an den Gelenken, Muskeln und Nerven dazwischen zu Überlastungen, Verspannungen, Verkantungen, Einklemmungen und dergleichen führen.

Verstärkung der Atmung

Okay, nun transportiert der Kreislauf viel Brennstoff zu den Muskeln. Um daraus Energie durch Oxidation (eine Art gebremster Verbrennung in den Zellen) zu gewinnen, braucht es aber auch noch Sauerstoff. Also muss zusätzlich die Atmung angekurbelt werden. Das Empfinden von Luftnot und Enge in der Brust, als wenn ein Stein auf der Brust läge, veranlasst uns, schneller und tiefer zu atmen. Subjektiv deuten wir das als realen Sauerstoffmangel, der natürlich gefährlich wäre. In Wirklichkeit handelt es sich aber nur um einen gefühlten, vorweggenommenen Sauerstoffmangel: Noch ist genügend Sauerstoff da, doch es soll schon mal auf Vorrat geatmet werden für den Fall maximaler Kraftanstrengung bei Flucht oder Kampf.
Das Gefühl von Luftnot macht nun aber Angst, und das Ganze steigert sich immer mehr im Angst-Teufelskreis. Zudem wird immer weiter gehend von Bauch- auf Brustatmung umgestellt. Das ist ungewohnt und untrainiert, und so kommt es bald zur Erschöpfung der Atemmuskulatur mit der Folge von Erstickungsangst.

Kopfschmerz, Schwindel, Unwirklichkeitsgefühl, Kribbelempfindungen und Ähnliches

Und wie geht es weiter? Nun ja, wir hatten es ja schon gesagt: Die meisten heutigen Paniksituationen führen nicht dazu, dass sich die Betroffenen körperlich in Flucht-oder-Kampf-Aktivitäten verausgaben. Im Vergleich zur Muskelarbeit ist die Atmungsaktivität also viel zu hoch. Folglich wird viel mehr Kohlendioxid abgeatmet, als von Körper und Muskeln nachgebildet wird. Hierdurch steigt der pH-Wert des Blutes, was auf vielen Ebenen zu Veränderungen führt, unter anderem bei den Erregungseigenschaften von Nervenzellen und der Gehirndurchblutung.

In der Folge kann eine sehr breite und bunte Palette von Symptomen entstehen: Kribbelempfindungen und später Taubheitsgefühle, vor allem im Bereich von Mund, Händen und Füßen, Muskelzittern bis hin zu Muskelverkrampfungen (im Bereich der Hände »Pfötchenstellung«, im Bereich des Mundes »Kussmund«), weiter Kopfschmerzen, Schwindel und Empfindungen der Unwirklichkeit (»Derealisation«), worunter man das Gefühl versteht, nicht richtig in der Realität zu sein, wie unter einer »Käseglocke« zu leben oder wie auf Wolken zu laufen, und alles kommt einem fremd vor.

Bei sehr starker Hyperventilation kann es einem schon mal kurzzeitig »schwarz vor den Augen« werden, richtig bewusstlos wird man aber nicht. Auch bei maximaler Hyperventilation im medizinischen Experiment konnten keine akut bedrohlichen Zustände oder dauerhafte Schäden erzeugt werden. Ehe es wirklich gefährlich wird, erschöpft sich der Prozess von selbst. Angstpatienten, bei denen das »Hyperventilationssyndrom« sehr im Zentrum der Symptomatik steht, lernen unter anderem in der Therapie, aus den hohlen Händen oder einer Tüte ihre kohlendioxidreiche Ausatemluft zurückzuatmen. Die schon beschriebene Lippenbremsatmung bewirkt Ähnliches.

Unscharfes Sehen

Viele Betroffene sehen ihre Umgebung verschwommen. Das ist Teil des Unwirklichkeitserlebens und kommt zum einen daher, dass sie hyperventilieren, zum anderen von den Augen selbst: Unter Wirkung von Stress und Stresshormonen wird die Sehschärfe auf mittlere Entfernungen fixiert und durch Weitstellung der Pupille die Lichtempfindlichkeit erhöht. Dadurch konnten unsere Vorfahren im Busch verborgene Feinde schneller erkennen. In hellen Räumen und auf Kurz- oder Ferndistanz aber wird scharfes Sehen in diesem Zustand schwierig.

Muskelzittern

Zur Vorbereitung von Flucht-oder-Kampf-Aktivitäten steigt die Muskelvorspannung, und die Muskeln beginnen, sich sozusagen warm zu zittern. Gesteigert durch den Teufelskreis der Angst, kann es zu heftigen Zitteranfällen kommen.

Kalter Schweiß auf blasser Haut, Hitze- und Kälteschauer

Wie bereits angesprochen, werden die Blutgefäße in der Haut eng gestellt – das Blut wird in den Muskeln gebraucht, und der Blutdruck soll steigen. Deshalb bekommt man kalte Hände und wird »kreidebleich vor Angst«. Da die somit eher kühle Haut vermindert Wärme abführt, wird vorauseilend die körpereigene Klimaanlage angeworfen: Die Schweißproduktion beginnt. So entsteht der sprichwörtliche »kalte Schweiß« der Angst. Durch all das kann schon mal die Temperaturregulation und das Temperaturempfinden ein wenig durcheinanderkommen: Betroffene klagen über Hitze- und Kälteschauer.

Übelkeit, Durchfall, Magen-Darm-Beschwerden, Mundtrockenheit, Globusgefühl

Auch der Magen-Darm-Trakt reagiert sehr sensibel bei Stress und Angst. Sprichwörtlich sind Formulierungen wie »nervöser Magen« oder dass einem etwas »auf den Magen schlägt«. Welche Erklärungen bieten sich dafür an?

Zum einen gibt es Spekulationen über eine Art »Entleerungsreflex«, der in der Evolutionsgeschichte irgendwann von Vorteil gewesen sein könnte. Der stechende Geruch von Ausscheidungen könnte Angreifer irritieren, aufhalten oder gar zum Ausgleiten bringen. Das von Löwen belagerte Zebra, das vor dem Fluchtspurt noch 30 Kilo Ballast auswirft, könnte schneller beschleunigen.

Wie auch immer – sicher ist: Uns hilft diese Art von Erleichterung beim Endspurt vor der Prüfung nicht! Im Gegenteil: Übelkeit, vermehrter Harn- oder Stuhldrang in Stress- und Angstsituationen sind sehr belastende Symptome. Sie können die Stunden vor Prüfungen, Auftritten oder Reisen zur Qual werden lassen. Es gibt Betroffene, bei denen sich Übelkeit und Angst vor dem Erbrechen zuspitzt und verselbstständigt, man spricht dann von einer »Emetophobie« (gr. *emetikós* [Brechreiz erregend]). Bei Menschen mit Platzangst kann die Furcht, nicht rechtzeitig eine Toilette zu finden, ebenfalls sehr in den Vordergrund rücken – alle außerhäuslichen Aktivitäten werden dann sehr stark von einer Art »Toilettenlogistik« bestimmt.

Auch hier ist die Erwartungsangst das größte Problem. Außer in ganz realen Situationen extremer Bedrohung kommt es eher selten zu realen Entleerungen nach oben oder unten. Bei typischen Panikattacken wird es so gut wie nie beobachtet. Man könnte sich vorstellen, dass hier sozusagen die Programme so schnell eskalierend weitergeschaltet werden, dass das Programm »Entleerung« gar nicht erst zur Reifung und Ausführung kommt.

Zum anderen hatten wir ja gesagt, dass in Stress und Angst die Organsysteme, die nicht unmittelbar für Flucht und Kampf gebraucht werden, weniger durchblutet und in ihrer Aktivität herunterreguliert werden. Hiervon ist auch und vor allem der Magen-Darm-Trakt betroffen.

Das beginnt mit einer verminderten Speichelproduktion – Mundtrockenheit –, was auch zu verändertem Geschmacksempfinden beitragen kann: Metall- oder Pfefferminzgeschmack werden zum Beispiel beschrieben. Auch Schlucken und Stimme können dadurch beeinträchtigt sein. Neben den Muskelverspannungen kann das zu dem Gefühl führen, einen Kloß im Hals zu haben, dem sogenannten Globussyndrom (lat. *globus* [Kugel]).

Es kann zu leichten Störungen der Verdauung kommen. Nicht umsonst ergreifen Marathonläufer vor dem Start oft Abführmaßnahmen. Häufige Angst und chronischer Stress können zu Entstehung oder Intensivierung dessen beitragen, was man als »Reizdarmsyndrom« (Colon irritabile) bezeichnet. Die Regulation der Darmmotorik läuft hier nicht so glatt, wie man es sich idealerweise wünschen würde. Vielmehr neigt sie dazu, zwischen sehr geringer und übermäßiger, verkrampfender Aktivität zu schwanken. Die Folge ist, dass der Stuhlgang mal träger ist, mal flüssiger, dass es zu leichten Schmerzen kommt und auch zum Meteorismus, der vermehrten Entwicklung von Darmgasen (gr. *metéōros* [in der Luft schwebend]).

Katastrophengedanken, mentale Einengung, teilweiser Kontrollverlust

Auf Ebene der Psyche werden, wie gesagt, Katastrophengedanken wachgerufen. Bei der mehr oder weniger bewussten Suche nach einer Erklärung kommen einem die Krankheiten in den Sinn, die man aus seinem diffusen Vorwissen heraus irgendwie mit dem »stotternden Organ« in Verbindung bringt. Sehr häufig sind folgende Assoziationen:

- *Herzrasen, Schwitzen, Luftnot:* Ich bekomme einen Herzinfarkt!
- *Schwindel, Benommenheit, Schwäche:* Ich falle in Ohnmacht!
- *Atemnot, Kloß im Hals:* Ich ersticke!
- *Kribbeln, Taubheit, Verkrampfungen:* Ich bekomme einen Schlaganfall!
- *Schwindel, Unwirklichkeitsempfinden:* Ich habe einen Hirntumor!

Starke Panik kann dann tatsächlich bis zur *Todesangst* führen, verbunden mit Gedanken wie: Ich verliere die Kontrolle! Ich werde verrückt! Ich sterbe!

Wie gesagt sind diese Katastrophengedanken der Treibstoff für den Hauptmotor des Panikgeschehens, den Teufelskreis »Angst vor der Angst«.

Eine Fülle weiterer, ähnlicher Katastrophengedanken schießt Menschen im Panikanfall durch den Kopf:

- Gleich kippe ich um!
- Ich muss hier raus, was sollen bloß die anderen von mir denken? Bestimmt sehen die, was mit mir los ist! Sie bemerken mein Zittern, sehen die Schweißperlen!
- Das wird ja immer schlimmer! Ich werde die Angst nie wieder los, ich drehe durch!
- Ich werde verrückt – keiner kann mir helfen!

Neben Angst und Panik erzeugen solche Gedanken natürlich weitere negative Gefühlszustände: Sorge, Hilflosigkeit, Ohnmacht, Einsamkeit, Verzweiflung, Unsicherheit, Scham, Peinlichkeit, Minderwertigkeit und Frustration.

Es kommt hinzu, dass höhere psychische Funktionen mit wachsender Panik immer mehr gestört werden. Vor allem betrifft das die Selbststeuerungsfunktionen des bewussten Ich: logisches und stimmiges Denken, Übersicht, Konzentrationsfähigkeit, Gedächtnis, gedankliche Flexibilität, die Fähigkeit, innerlich auf Abstand zu gehen oder gezielt die Willenskräfte einzusetzen. Bei intensivster Panik wird man hier im Einzelfall tatsächlich von einem gewissen psychischen Kontrollverlust sprechen können.

Freilich kommt es – um es noch einmal hervorzuheben – längst nicht zu den schlimmen Folgen, die das Katastrophendenken ausmalt. Man wird nicht verrückt, fällt nicht um, und man richtet auch keinen Schaden an. Unterhalb der Bewusstseinsebene gibt es ja in Nervensystem und Körper eine Fülle weiterer Regulations- und Kontrollmechanismen, die völlig intakt bleiben. Die Angstüberflutung auf der psychischen Ebene ist selbstbegrenzend, klingt von allein ab und richtet keinen Schaden an.

Ein innerer Halbmarathon

Damit haben wir die wichtigsten Prozesse und Symptome besprochen, die im Rahmen von Panikattacken ablaufen. Körper, Nervensystem und Psyche können im Zustand hoher Erregung eine chaotische Fülle weiterer Missempfindungen produzieren, die individuell sehr variantenreich beschrieben werden. Es lassen sich dafür keine vollständigen Kataloge erstellen. Und kein Angstexperte wird für jedes Einzelphänomen einen konkreten Erklärungsmechanismus angeben können. Wichtig ist jedoch: *Alle merkwürdigen Empfindungen, die im Rahmen von Panikattacken auftreten und mit ihnen wieder abklingen, sind grundsätzlich durch die Aufschaukelung des Angstprozesses erklärt und können als harmlos gelten.*

Gottlob können Körper und Psyche eine derart maximale Energiemobilisierung nicht lange durchhalten. Die Energiereserven sind irgendwann aufgebraucht, und die Panikattacke bricht von allein in sich zusammen, egal, wie man sich verhält. Im Durchschnitt dauert eine richtige Panikattacke dreißig Minuten. Lernt man, sich günstig zu verhalten, kann man sie immer weiter verkürzen und am Ende ihre Entstehung verhindern. Wenn man sich ungünstig verhält und gegen die Angst kämpft, kann sie auch eine Stunde dauern. Stärkere Angstzustände, die nicht die Intensität einer Panikattacke erreichen, können auch über mehrere Stunden anhalten. Zwischen kurz dauernder maximaler Panik und vielstündiger generalisierter Angst gibt es alle Übergänge.

Und natürlich: Eine Panikattacke ist anstrengend und erschöpfend. Man fühlt sich wie nach einem Halbmarathon. Und das war sie ja auch, quasi ein innerer Halbmarathon.

Private Krankheitstheorie und ängstliche Selbstbelauerung

Nach der ersten oder spätestens nach der zweiten Panikattacke beginnt natürlich das ängstliche Recherchieren: Was war das? Was habe ich? Was wird daraus? All die Katastrophengedanken, die einem in den Schreckensminuten gekommen sind, untersucht man nun systematisch, und es kommen immer neue dazu. Haben Sie auch sofort das Internet befragt? Dann werden Sie mir sicher recht geben: Das ist in diesem Fall so ziemlich das Falscheste, was man tun kann. Was man erlebt hat, lässt sich ja gar nicht so leicht beschreiben, wer schüttelt schon Begriffe wie »Derealisation« aus dem Ärmel? Und was immer Sie eingeben – stets werden Sie sofort mit tausend Gruseligkeiten überschüttet. Dann rennt man erschrocken zum Hausarzt. Der macht einige Routineuntersuchungen und findet nichts. Sein »Sie sind gesund« beruhigt einen nicht, im Gegenteil: Es war doch so heftig – da muss doch was sein. Und wenn es mein Hausarzt nicht kennt, dann ist es etwas Seltenes, womöglich etwas Unbekanntes, für das es noch gar keine Mittel gibt!

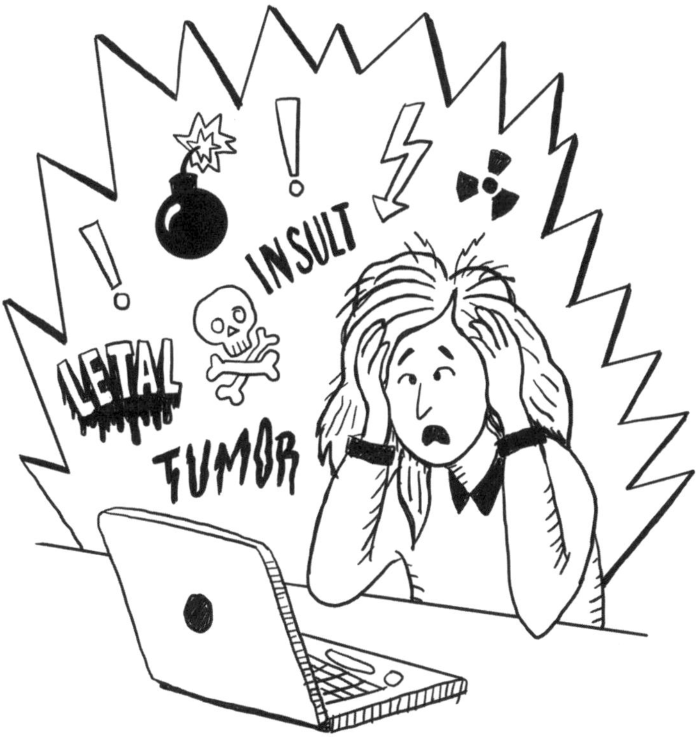

Man kann es kaum verhindern, dass man sich nun eine »private Krankheitstheorie« zusammenbastelt. Dabei mischen sich aus dem Internet bezogene Bausteine mit eigenen Fantasien, die man vom Funktionieren seines Körpers macht. Der innere Drang nach Erklärungen ist nicht zu unterdrücken. Die Lücken, die Hausarzt und Medizinwissenschaft lassen, werden mit Angstfantasien gefüllt. So entstehen irgendwie plausible Vorstellungen, die sehr unwahrscheinlich sind und sich schwer nachweisen lassen, zum Beispiel eine kurzzeitige Verkrampfung von Blutgefäßen in Gehirn oder Herz, Neurotransmitter- oder Hormonstörungen, das Fehlen von Spurenelementen in der Nahrung, eine Unverträglichkeit gegenüber Nahrungsbestandteilen oder Elektrosmog und dergleichen mehr.
Nicht nur der Verstand arbeitet auf Hochtouren, auch die Sinne suchen fieberhaft nach neuen Empfindungen und Symptomen, die vielleicht auf die Spur der seltsamen Krankheit führen könnten. Eine ungute ängstliche Selbstbelauerung wird zur Gewohnheit. Sie wissen ja: Angst macht sensibler, und was man anschaut, das wird größer. So entsteht ein Teufelskreis, in dem man immer neue Funktionsunregelmäßigkeiten entdeckt, unter denen man zunehmend stärker leidet. Eigentlich ist das Gehirn ein nach außen gewandter Gefahrendetektor. Jetzt wird es umtrainiert zu einem Gefahrendetektor, der nach innen gerichtet ist und immer häufiger und früher anschlägt.

Der Teufelskreis der Erwartungsangst, weitere Panikattacken und Arztbesuche

So entsteht eine Erwartungsangst, die neue Panikattacken provoziert und von Attacke zu Attacke zunimmt – wiederum ist ein neuer, umfassenderer Teufelskreis etabliert. Ist doch klar: Als eine Form von Angst erzeugt die Erwartungsangst Angstsymptome. Sie zieht den Fokus der Aufmerksamkeit auf diese Symptome. Dadurch steigt die Wahrscheinlichkeit, dass der Teufelskreis Angst vor der Angst zündet und eine Panikattacke aufschießt.

Jede neue Panikattacke bestätigt aber die Erwartungsangst: »Ja, es kommt wieder! Es geht nicht weg! Es wird immer häufiger und schlimmer! Du musst immer und überall damit rechnen, dass es wieder passiert!« Das steigert die Erwartungsangst in Zeitdauer, Häufigkeit und Intensität und führt damit zu noch mehr Panikattacken. Ein anderer Begriff für diesen Mechanismus ist – wie gesagt – »selbsterfüllende Prophezeiung«.

Die Erwartungsangst führt damit zu einem mehr oder weniger dauerhaft erhöhten Stress- und Angstlevel. Wie in Abb. 7 gezeigt, steigert sich so der Grundstresslevel nach der ersten Panikattacke noch weiter. In der Folge können bestimmte Angstsymptome auch zwischen den Attacken in leichterer Form und mit schwankender Stärke erhalten bleiben: Schwindel und Derealisation bei chronischer leichter Hyperventilation, häufiges Herzstolpern, Brustschmerzen, Tinnitus (Ohrgeräusche) oder Magen-Darm-Beschwerden.

Bei entsprechender Veranlagung kann die weitere Entwicklung nun auch mehr oder zusätzlich in Richtung der in H+D 4 im Anhang genannten Erkrankungen gehen, insbesondere Somatisierungs-, somatoforme und hypochondrische Störung(en).

Vor allem bei hypochondrischer Veranlagung nimmt jetzt die Zahl der Arztbesuche zu: Der Hausarzt wird belagert. Irgendwann gibt er genervt auf und überweist den Patienten zu allen möglichen Fachärzten. Entweder wird hier »nichts gefunden«, oder aber man attestiert harmlose kleine Abweichungen vom Normalen, wie sie bei jedem Menschen vorkommen. Das gibt dann Anlass für Kontrollen oder weiterführende Untersuchungen. Womöglich werden unnötige – im schlimmsten Falle operative – Therapiemaßnahmen ergriffen, die zu Nebenwirkungen und weiteren Problemen führen. Es gibt Betroffene, deren »Arbeitsalltag« am Ende darin besteht, täglich mehrere Arzttermine wahrzunehmen.

In vielen, wenn nicht den meisten Fällen wird zu lange an der Vermutung körperlicher Erkrankungen festgehalten. Manche ärztliche Kollegen sind mit den »Psychodiagnosen« nicht so vertraut. Die Betroffenen wehren sich dagegen, weil sie immer noch

mit einem gewissen »Stigma« behaftet sind. Nicht selten dauert es Jahre, bis die korrekte Diagnose gestellt und vom Patienten akzeptiert ist.
Viele Betroffene geraten zudem in die Hände »alternativer Heiler«. Ich habe Patienten gesehen, die mit großen Kisten ins Sprechzimmer kamen, voll mit allen möglichen alternativen Präparaten: pflanzliche Mittel, Homöopathie, Nahrungsergänzungsmittel. Über kurzfristige Placeboeffekte hinaus hat all dies keine nachhaltigen Therapiewirkungen, zumindest nach meiner Erfahrung.

Vermeidung und Rückzug

Was einen ängstigt, das meidet man! Ist doch klar, das ist ja die Funktion der Angst. Blöd ist es halt nur, wenn die Angst durch falsche Gedanken falsch ausgerichtet ist – im Fall der Panikerkrankung auf den Körper. Der Panikbetroffene entwickelt eine hohe Sensibilität für intensivierte Körperprozesse und -empfindungen. Er hat Angst vor ihnen und tut alles, um sie klein zu halten und nach Möglichkeit ganz zu vermeiden. Im ersten Schritt betrifft dies den Sport und körperliche Anstrengung aller Art.
Solange die Diagnose nicht klar ist, ist das ja bis zu einem gewissen Grade sogar vernünftig. Bei Verdacht auf eine unklare körperliche Erkrankung sollte man sich schonen. Außerdem kann Vermeidung bei der Ursachensuche helfen. Vielleicht bringt das Weglassen der Energydrinks Besserung oder eine Belastungsreduktion (bei sportlicher Überforderung).
Mit der Verstärkung der Angst aber entgleitet das Vermeidungsverhalten der Kontrolle durch die Vernunft und weitet sich immer mehr aus. Am Ende wird jedes Treppensteigen vermieden oder gar das Bett gehütet.
Schließlich werden nicht nur körperliche, sondern auch psychische Anstrengungen, also alle Formen von Stress und Aufregung, vermieden: keinen Tatort mehr sehen, keine sexuellen Annäherungen an den Partner, nicht mehr in den dunklen Keller gehen, keine Gespräche über Krankheitsthemen und so weiter.

Viele Betroffene wehren sich gegen die Einnahme von Substanzen, die Effekte im Körper haben. Das kann den Alkohol betreffen, dessen Wirkung an Schwindel und Derealisation erinnert. Dann ist man zumindest gefeit, den Alkohol auf schädliche Weise als Mittel gegen die Angst zu missbrauchen. Oft betrifft es auch Medikamente, auf deren Nebenwirkungen Panikpatienten besonders sensibel und ablehnend reagieren. Sollen Medikamente in eine Angstbehandlung einbezogen werden, sind sie deshalb besonders vorsichtig »einzuschleichen«.

Meist entsteht auch eine Tendenz, sich sozial zurückzuziehen und sich in der eigenen Wohnung als Ort der Geborgenheit zu verbarrikadieren. Das ist im Grunde normal, und wir kennen es alle: Wenn wir uns nicht fit oder gar irgendwie krank fühlen, dann vermeiden wir Anforderungen, bleiben daheim und gönnen uns was Gutes.

Wer sich aber zu lange schont und zurückzieht, verliert an Kondition und reagiert immer sensibler auf Belastungen und Reize aller Art. Das verstärkt dann Angst, Rückzug und Vermeidung – und erneut ist ein Teufelskreis geschlossen. Es besteht nun die große Gefahr, dass sich dieser Prozess verstärkt und verselbstständigt. Die Folge wäre, dass sich zur Panikstörung nun noch eine Platzangst hinzuentwickelt.

5. Wie entsteht Platzangst (Agoraphobie)?

Situationsbezogene Erwartungsängste weiten sich aus

Leider passiert es tatsächlich sehr oft, dass sich zur Panikstörung noch eine Agoraphobie gesellt: Circa sechs Monate nach Beginn der Panikstörung hat sich bei etwa 50 Prozent der Betroffenen eine Platzangst eingestellt. Das ist bei genauerer Betrachtung auch leicht nachvollziehbar. Nehmen wir einmal den Fall von Petra (alle Namen in den Beispielen sind natürlich aus personenschutzrechtlichen Gründen geändert).

Box 6: Wie Petra Platzangst bekommt

Ihre erste Panikattacke hatte Petra bei einem Rockkonzert. Es war schlimm, sie dachte wirklich, sie müsste sterben. Am nächsten Tag nahm sie es dann etwas gelassener. Es war sehr warm und stickig gewesen. Sie hatte wenig Wasser und nicht wenig Alkohol getrunken und, na ja, unter uns – etwas Ecstasy eingeworfen. Das war wohl etwas zu viel, und sie beschloss, in Zukunft vorsichtiger zu sein.

Zwei Wochen später aber schlug die Panik ein zweites Mal zu – diesmal beim Bahnfahren. Petra musste sofort raus aus dem Waggon. Sie hatte jetzt richtig Angst vor dem Zug und konnte nicht wieder einsteigen. Schließlich holte sie ihr Freund mit dem Auto ab.

Was war das nur? Hatte sie etwas mit dem Herzen oder den Nerven? Alk und Ecs waren ja diesmal nicht im Spiel. Oder waren es die vielen Menschen? Dieses Gedränge, dieser Stress, diese Hektik? Vielleicht strahlt das negative Energien ab, für die sie sensibel ist.

Am nächsten Tag stand der Wochengroßeinkauf im Einkaufszentrum an. Natürlich schossen ihr sofort Gedanken wie diese durch den Kopf: Da sind ja auch wieder so viele Menschen! Wenn ich dort auch wieder so einen Anfall bekomme! Wenn ich den Einkaufswagen voll habe, kann ich ja nicht einfach rausrennen! Was könnte da alles passieren? Was, wenn ich umfalle, weil ich ohnmächtig werde?

Das wäre ja so megapeinlich! Und was, wenn ich wirklich was schlimmes Körperliches habe und einen Herzinfarkt oder Schlaganfall bekomme? Die Leute würden mich womöglich für eine Betrunkene halten, über mich hinwegsteigen und keine Hilfe holen! So was liest man ja öfter mal in der Zeitung.
Sie musste nur an all das denken, schon wurde ihr ganz unwohl, und sie bekam Angst, dass wieder ein Anfall heraufzieht. Schließlich überredete sie ihren Freund, dass er den Einkauf macht, sie habe starke Kopfschmerzen. Ja, was hätte sie ihm denn sonst sagen sollen? Sie hatte ja keine Ahnung, was mit ihr los war!

Bei Petra zeigt sich eine typische Sequenz psychischer Vorgänge, die zur Entwicklung einer Platzangst führt – hier für den sehr häufigen Fall, dass eine Panikstörung Ursache und Ausgangspunkt bildet. Dies muss aber nicht sein: Es gibt auch Platzangst-Betroffene, die keine heftigen Panikattacken erleiden.
Der beschriebene »Mechanismus« funktioniert ja auch, wenn die Angstsymptome nur eine mittlere Stärke erreichen und wenn nur einige wenige Symptome deutlich spürbar sind, zum Beispiel Schwindel, Benommenheitsgefühle, allgemeines Unwohlsein oder körperliche Probleme wie eine Durchfallneigung (zum Beispiel bei der somatoformen Störung [siehe H+D 4 im Anhang]). Mit solchen Beschwerden geht man ebenfalls nicht gern unter Leute. Auch diese Beschwerden steigern sich real oder im Erleben, wenn man Angst vor ihnen entwickelt oder gegen sie ankämpft, um nicht aufzufallen. Immer können sie auf diese Weise teufelskreisartig aufgeschaukelt werden, sich mit stärkerer Angst verbinden (oder am Ende doch in eine Panikattacke münden). So haben wir also drei Gruppen von Betroffenen:

- reine Paniker (ohne Agoraphobie),
- reine Agoraphobiker (ohne Panikstörung) und
- Leute, die unter einer Panikstörung mit Agoraphobie leiden.

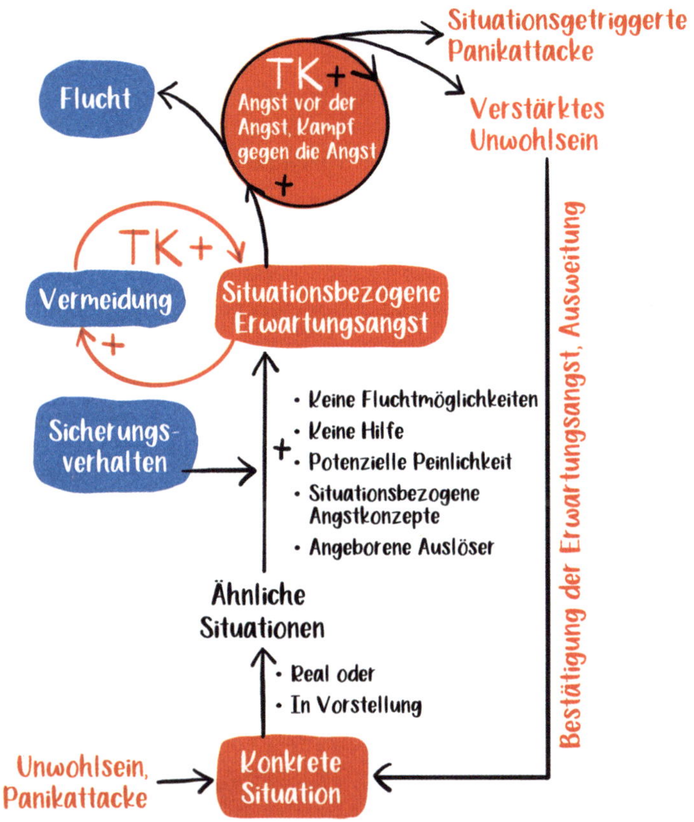

Abb. 11: Wie sich Platzangst entwickelt: Die Erwartungsangst verbreitet sich auf immer mehr Situationen (TK = Teufelskreis).

Immer entwickelt sich aus negativen Erfahrungen in einer konkreten Situation eine Erwartungsangst, die sich auf ähnliche Situationen bezieht: entweder wenn man schon in einer solchen Situation ist und sich an die zurückliegenden Negativerfahrungen erinnert – oder schon vorauseilend in der Fantasie: Wenn ich da oder dort bin, hoffentlich kommt das nicht wieder … (Abb. 11 schematisiert diese Entwicklung.)

Was macht Situationen weiter anfällig dafür, dass Erwartungsängste entstehen?

- *Die Flucht ist erschwert oder unmöglich,* zum Beispiel in öffentlichen Verkehrsmitteln, Konzertsälen, im Friseurstuhl (siehe auch die Beispiele in Box 1).

- *Das Leisten oder Holen von Hilfe ist erschwert oder unmöglich*, zum Beispiel bei Wanderungen in der Natur oder Reisen in Gebiete ohne medizinische Versorgung.
- *Es könnte zu peinlichen Situationen kommen* (das trifft mehr oder weniger auf alle irgendwie sozialen Situationen zu). Verstärkt wird dieser Faktor durch Persönlichkeitseigenschaften wie Perfektionismus und diesbezügliche innere Glaubenssätze. (Ich muss immer alles unter Kontrolle haben. Ich darf niemals Schwäche zeigen. Sich zu blamieren und das Gesicht zu verlieren, wäre das Schlimmste, was ich mir vorstellen kann.)
- *Man muss zu einem definierten Zeitpunkt voll fit sein und eine bestimmte Leistung erbringen.* Dies betrifft beispielsweise Verabredungen aller Art. Man traut sich nicht, sich mit einem Bekannten zum Kaffee zu verabreden, weil man nicht sicher weiß, ob man zu diesem Zeitpunkt fit sein wird. Manche Betroffene scheuen sogar Rolltreppen. Abgesehen von der oft eingeschränkten Fluchtmöglichkeit muss man zu einem eng definierten Zeitpunkt einen wohlabgemessenen Schritt nach vorn machen.
- *Die zusammengereimten Angstkonzepte treffen auf die erwartete neue Situation zu:* Immer versucht unser Geist, Erklärungen zu finden, auch für die Angst in agoraphobischen Situationen. Wie schon bei der Panik in Form der privaten Krankheitstheorien bauen sich die Betroffenen auch hier situationsbezogene Angstkonzepte zusammen: Es sind die vielen Menschen, die Hektik, der Lärm, die negative Energie und Aggressivität, fehlender Sauerstoff in überfüllten, geschlossenen Räumen, Elektrosensibilität in Bezug auf die Stromschienen oder Oberleitungen der Züge und so fort. Liegt ursprünglich eine Panikstörung vor, knüpfen diese Angstkonzepte oft an die Krankheitstheorien an: Viele in unserer Familie sind am Herzinfarkt gestorben. Ich kann mir diese verrückten Anfälle nur so erklären, dass sie Vorboten eines Herzinfarktes sind. Dann muss ich alle Situationen vermeiden, die mich aufregen

oder sonst wie belasten. Die Silvesterfeiern bei Peppina waren immer sehr heftig, da geh ich dieses Jahr besser nicht hin!

- *Die Situation hat teilweise oder vollständig die Merkmale angeborener Angstauslöser aus der Steinzeit* (vgl. Box 4), zum Beispiel der Aufenthalt auf großen Freiflächen oder in engen dunklen Räumen, Menschengedränge, Alleinsein weitab von nächsten Ansiedlungen, Anforderungssituationen in Gegenwart von Autoritäten oder potenziell kritischen Fremden.

Je mehr von diesen Merkmalen auf die erwartete Situation zutreffen, desto größer wird die Erwartungsangst sein. Je größer die Erwartungsangst, desto wahrscheinlicher wird die Situation vermieden. Kann sie nicht vermieden werden, kommt nach Möglichkeit ein Sicherungsverhalten zum Einsatz, was zumindest ein wenig das Gefühl von Kontrolle und Sicherheit zurückgibt: das Handy, eine Tablette, ein Talisman, eine Begleitperson (siehe auch Box 2). Dennoch bleibt die Erwartungsangst zumeist mehr oder weniger hoch, und die Wahrscheinlichkeit, dass der unter Panikstörung beschriebene Teufelskreis »Angst vor der Angst« in Gang kommt, ist auch bei der Agoraphobie hoch. Dies verstärkt die Angst oder das Unwohlsein, nicht selten bis hin zum tatsächlichen Aufschießen einer Panikattacke. Oft wird die Situation nun fluchtartig verlassen.
Ein ähnlicher Teufelskreis entsteht beim »Kampf gegen die Angst«, wenn die Angst vor peinlichem sozialem Auffallen im Vordergrund steht: Wer partout nicht schwitzen, schwanken oder zittern will und dagegen ankämpft, wird eher stärker schwitzen, schwanken und zittern. Die Situation, in der all das stattfindet, war ursprünglich »nur« mit Erwartungsangst besetzt. Nun wird sie mit realen negativen Gefühlen und Erfahrungen verbunden und so mit Realangst aufgeladen. Jetzt gehen auch von ihr neue Erwartungsängste in vielfältige neue Situationen aus – der Kreis von Abb. 11 ist geschlossen. Im Sinne einer selbsterfüllenden Prophezeiung zeugt sich die Angst so von Situation zu Situation fort. Die Angst weitet sich aus. Immer mehr der in Box 1 genannten Situationen sind betroffen.

Darüber hinaus verstärkt sich die Angst im Teufelskreis der Vermeidung. Vermeidung hat immer zwei Folgewirkungen:

- *Sensitivierung:* Je länger man eine bestimmte Situation vermeidet, desto sensibler wird man für die Reize dieser Situation. Je länger man sich körperlich schont, desto schwächer und unsicherer wird man, desto stärker spricht man auf Stresshormone an mit der Folge heftigerer Körperreaktionen, desto mehr verstärkt sich die Angst vor der Angst. Je länger man soziale Situationen vermeidet, desto sensibler wird man für lautes Stimmengewirr, schlechte Luft mit »Ausdünstungen«, das Im-Mittelpunkt-Sein und kritische Blicke oder spöttische Bemerkungen. Je länger man den Straßenverkehr vermeidet, desto mehr wird man für Lärm, Gehupe und die einschüchternde Präsenz vorbeidonnernder Brummis sensibel.
- *Kompetenzabbau:* Je mehr und länger man sich sozial zurückzieht, desto unbeholfener wird man. Je länger man sich ums Autofahren herumdrückt, desto mehr Fahrfertigkeiten büßt man ein.

Je sensibler und kompetenzgeminderter man sich fühlt oder erlebt, desto stärker wird die Erwartungsangst. Je stärker die Erwartungsangst ist, desto weitgehender ist die Vermeidung.

Verschlimmerung, Lebenseinengungen

Kamen die Panikattacken ursprünglich wie aus heiterem Himmel, werden sie jetzt zunehmend situationsgetriggert. Mehr als die Hälfte der Panikattacken ereignet sich nun in typischen agoraphobischen Situationen, am häufigsten sind: Kaufhäuser, Autofahren, öffentliche Plätze und Verkehrsmittel, Besuch bei Freunden.

Im Laufe der Zeit entwickeln die Betroffenen eine hohe Abhängigkeit von den bereits genannten Sicherheitsmaßnahmen. Aus vollem Wohlbefinden heraus kann es eine Panikattacke auslösen, wenn ein Betroffener plötzlich bemerkt, dass er seine Tabletten vergessen hat oder nicht weiß, wo die nächste Notaufnahme ist.

Tendenziell verstärkt sich die Symptomatik. Die Vermeidung betrifft immer mehr Situationen. In manchen Bereichen wird langjähriges Vermeidungsverhalten so zur Gewohnheit, dass es irgendwann als Normalität erlebt wird. In schlimmen Fällen verlassen Betroffene über Monate oder gar Jahre nicht mehr ihre Wohnung oder ihr Haus.

Ferner zeigt die Symptomatik irreguläre Schwankungen: Es gibt gute und schlechte Tage, oft ohne dass man Ursachen erkennen und Voraussagen treffen könnte. Schwankungen, Zufall und Chaos gehören zum Wesen des Lebendigen. Jetzt, wo eine leichte Erwartungs- und Versagensangst quasi zum Dauerzustand geworden ist, hat die Angst nicht mehr die Kraft, sich bei jedem der vielen Erwartungsmomente zur großen Panikshow aufzuschwingen. Dennoch führt diese Unvorhersagbarkeit zu Demoralisierung und völliger Selbstverunsicherung.

Betroffene können nicht mehr dafür bürgen, zu einem bestimmten Zeitpunkt mit Sicherheit zu irgendeiner definierten Leistung fähig zu sein. Hierdurch wird das soziale Leben natürlich sehr erschwert. Sozialer Rückzug ist die Folge, der Freundeskreis wird immer kleiner. Bei Terminen aller Art entsteht sofort die Frage: Wie wird es mir zu diesem Zeitpunkt gehen? Wahrscheinlich schlecht!

Manch einer glaubt, die Chancen des Gelingens durch minutiöse Planung steigern zu können. Doch meist vergrößert das nur die Erwartungsangst und führt erst recht zum Scheitern. Die gleichen Anforderungen können jedoch oft bewältigt werden, wenn sie sich spontan ergeben. Hat man sich mit Freunden verabredet, muss man immer wieder absagen. Trifft man sie aber zufällig in der Stadt, ist es kein Problem, gemeinsam eine Tasse Kaffee zu trinken. Andere Betroffene versuchen aus solchen Erfahrungen heraus, jegliche Planung zu vermeiden.

Zwischenmenschliche Probleme, Folgeerkrankungen

Die meisten Betroffenen empfinden ihre Einschränkungen als sehr peinlich und schämen sich dafür. Sie versuchen deshalb, ihre Probleme so lange wie möglich zu verbergen, auch vor Freunden und der Familie. Das führt natürlich zu weiterem Stress: Ständig müssen sie neue Ausreden und Umgehungswege finden. Heute müssen sie den Einkauf wegen Kreislaufbeschwerden an den Ehemann delegieren und morgen den Friseurtermin ein zweites Mal wegen starker Kopfschmerzen verschieben.

Zumindest in der Familie kommt die Wahrheit natürlich irgendwann ans Licht. Zunächst sind die Angehörigen dann sehr betroffen und bieten in aller Regel ihre Unterstützung an. Je nach Beziehungs- und Familiensituation gerät der Verlauf nun recht unterschiedlich. Die Erkrankung kann eine Zeit lang durchaus eine Beziehung stabilisieren und zusammenhalten. Vielleicht hat der Partner ein »Helfersyndrom« und fühlt sich wieder mehr gebraucht; eine gewisse Form der Machtausübung wird möglich, sowohl über den Betroffenen als auch über den Helfer; das Ganze lenkt von anderen Konflikten ab; das Zusammenbleiben wird zur moralischen Pflicht – wer lässt schon einen Kranken im Stich?

Hilfsleistungen können dann zur Gewohnheit werden und sehr weit gehen: Die Kinder übernehmen die Einkäufe, der Ehemann fährt seine betroffene Frau über Jahre zur Arbeit und holt sie wieder ab. Oder die Frau gibt gar den Beruf auf, um ganz für den betroffenen Ehemann da zu sein. Leider dauert die Vermeidung dadurch an oder wird sogar ausgeweitet. Das steht freilich einer Besserung der Platzangst im Weg oder führt zu ihrer Verschlimmerung – bald kann der Betroffene das Haus nicht mehr ohne Begleitung verlassen.

In vielen Fällen steigern sich dadurch die Konflikte aber doch so, dass die Beziehung in Gefahr gerät. Längerfristige Planungen von Unternehmungen, Ausflügen, Urlauben oder Fernreisen mit dem Flugzeug werden schwierig bis unmöglich. Nicht selten führen auch neue äußere Zwänge zur Eskalation: zusätzliche berufliche Pflichten, die mit Reisen verbunden sind, die Versetzung an einen entfernteren Unternehmensstandort, die plötzliche Pflegebedürftigkeit der Eltern des Partners, was nun dessen Energie bindet, und Ähnliches mehr. Die Belastungen können für alle Beteiligten nun extrem werden: Aggressivität, Schuldgefühle, Selbstwertprobleme und Depressionen sind oft die Folge.

Bricht die Beziehung oder die Familie nun doch auseinander, kann alles ins Rutschen kommen. Die Betroffenen verlieren den Arbeitsplatz, verlassen über Wochen oder Monate nicht mehr die Wohnung, werden am Ende berentet.

Um die notwendigsten Erledigungen durchstehen zu können, werden zu oft und am Ende in zu hoher Dosis Beruhigungsmittel konsumiert (vor allem Benzodiazepine) oder eben auch Alkohol (bis zu 50 Prozent der Betroffenen entwickeln im Langzeitverlauf ein Alkoholproblem). Neben Suchterkrankungen kommt es oft zu Depressionen als Zweit- und Folgeerkrankung. Geht all dies über viele Jahre, kann das als eine regelrechte Veränderung der Persönlichkeit wahrgenommen werden: Eigenschaften wie Besorgtheit, Übersensibilität, Passivität, Zurückgezogenheit oder Abhängigkeit erscheinen als immer prägender. In solchen fortgeschrittenen Fällen ist eine stationäre Behandlung erforderlich. Spontanheilungen sind bei chronifizierten Angststörungen selten. Wie kommt es zu einer solchen Chronifizierung?

6. Chronifizierungsmechanismen – Die Angst schleift sich ein

Angstausbreitung auch in die Tiefe

Stellen Sie sich vor, jemand geht zwecks einer Routinekontrolle zum Hautarzt. Der Dermatologe findet einen verdächtigen Fleck, schneidet ihn heraus und schickt ihn zur Gewebeuntersuchung ein. Bis zur Information über das Ergebnis wird der Betroffene wahrscheinlich unter schlimmster Angst leiden: Hoffentlich ist es kein Melanom! Um Gottes willen, das wäre das Ende! Und dann kommt der Anruf: Gutartig! Völlig harmlos! Was für eine Erleichterung! Was für ein Gefühlsumschwung: Aus Todesangst wird von einer Sekunde auf die andere hellste Lebenseuphorie. Die Angst ist völlig weg, sofort und rückstandsfrei!

Derartige Situationen sind die vielleicht besten Beispiele für die Wirksamkeit des bereits erwähnten Reframings. Die Veränderung des gedanklichen Interpretationsrahmens von »tödliches Melanom« auf »harmloser Leberfleck« bewirkt einen dramatischen Gefühlsumschwung.

Wie geht es Ihnen denn im Vergleich dazu mit Ihrer Angst? Wahrscheinlich haben Sie sich ja inzwischen einige Wochen oder zumindest einige Tage mit Ihrer Angstproblematik auseinandergesetzt. Von vielen, den meisten oder gar allen Symptomen, die Sie bisher als gefährlich interpretiert hatten, wissen Sie doch nun auch, wo sie herkommen und dass sie harmlos sind. Sind Ihre Gefühle auch so dramatisch ins Positive umgeschlagen? Die meisten von Ihnen werden etwas in folgender Art antworten: Es ist schon etwas besser geworden. Und es gab auch tolle Einsichten, die mich zumindest für kurze Zeit sehr froh und insgesamt hoffnungsvoller gemacht haben. Aber wenn etwas mit dem Körper nicht stimmt oder diese Situationen auf mich zukommen, dann flusht die alte Angst immer noch hoch wie eh und je. Vielleicht kann ich mit leichteren Ängsten schon einen Tick besser umgehen, und die Panikattacken sind etwas seltener geworden. Aber sie sind immer noch schlimm, und ich vermeide und flüchte noch oft.

Warum ist das so? Weil wir eine wichtige Dimension der Angstausbreitung noch nicht berücksichtigt haben. Wir haben die Angstausbreitung »in die Höhe« besprochen: die Eskalation zur Panikattacke durch Teufelskreise. Und wir haben die Angstausbreitung »in die Breite« erklärt: der Teufelskreis der Erwartungsangst, durch den sich die Agoraphobie ausbreitet. Leider dehnt sich die Angst noch in einer dritten Dimension aus, quasi »in die Tiefe«! Die Angst gräbt sich immer tiefer ins Gehirn, sie verfestigt sich auf immer tieferen Schichten von Lernen und Gedächtnis. Sie setzt sich dadurch immer mehr auf Dauer fest. In der Medizin nennt man das »Chronifizierung«.

Auf dem Entwicklungsweg zum Menschen haben sich über alte, primitive Formen des Lernens immer flexiblere und leistungsfähigere Lernmechanismen gelagert, zuletzt das von bewusster Begriffsbildung getragene Einsichtslernen (siehe auch H+D 9 im Anhang). Überwiegend auf dieser Ebene spielen alle bisher besprochenen Krankheitsentstehungs- und Behandlungsmechanismen. Nun müssen wir uns auch den trägeren, älteren Lernformen zuwenden, denn überwiegend sie sind für die Chronifizierung verantwortlich.

Wie sich die Angst auf drei Stufen festsetzt

Reales menschliches Lernen ist immer ein hochkomplexer, ganzheitlicher Prozess, bei dem verschiedene Formen des Lernens parallel und ineinander verwoben ablaufen. Das gilt auch für das Angstlernen. Mit Bezug auf die zeitlichen Abläufe ist es sinnvoll, drei Stufen zu unterscheiden: Einsichtslernen, Konditionierungslernen sowie das Gewöhnungs- und Kompetenzlernen.

Einsichtslernen

Auf dieser Ebene beginnt das Angstlernen. Was hier abläuft, hatten wir in den vorangegangenen Kapiteln schon besprochen. Wenn eine Panikattacke vom Himmel fällt oder es einem in einer agoraphobischen Situation unwohl wird, hat man katastrophisierende Gedanken, mit denen die Psyche spontan versucht, sich einen Reim auf das Ganze zu machen. Im Nachhinein sucht man dann systematischer nach Erklärungen: im Internet und/oder beim Arzt.

Man kann dieses verrückte Erleben schlecht beschreiben, bei den Untersuchungen ist alles in Ordnung. Alle mutmaßen und spekulieren. Aber es muss ja »etwas sein«, und deshalb bastelt man sich aus alldem eine halbwegs plausible »private Krankheitstheorie« und/oder »situationsbezogene Angstkonzepte« zusammen, zum Beispiel: Ich hab das Infarkt-Gen vom Großvater. Oder: Plätze mit vielen Menschen regen mich auf, schaden dem Herzen, und ich muss sie meiden.

Je öfter sich die Beschwerden wiederholen, je länger diese Situation anhält, desto mehr werden die Angsttheorien im Detail ausgesponnen. Je länger diese Situation anhält, desto länger und öfter werden die entsprechenden Angstgedanken im Geist hin und her bewegt und miteinander vernetzt. Durch all dies werden sie verinnerlicht und zu festen Überzeugungen. Je mehr die Angsttheorien zu verinnerlichten Überzeugungen werden, desto stärker wirken sie auf die Gefühle, desto mehr Angst machen sie, und desto dauerhafter und schwerer veränderbar sind sie.

Konditionierungslernen

Zum Einsichtslernen läuft auf tieferen Ebenen immer ein Konditionierungslernen parallel. Dabei wird auf der Ebene der Nervenzellen all das miteinander verbunden, was zeitgleich aktiviert wird. Die Verbindung wird umso stärker, je öfter die gemeinsame Aktivierung erfolgt und je stärkere Emotionen daran beteiligt sind. Abb. 12 zeigt die wichtigsten Momente, die beim Angstlernen beteiligt sind.

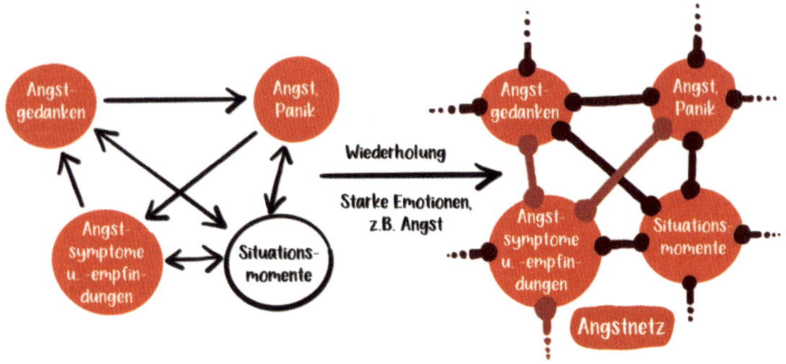

Abb. 12: Wie ein Angstnetz entsteht: Was oft zeitgleich aktiviert wird, wird im Gehirn immer fester durch Synapsen verbunden (und kann sich dann wechselseitig aktivieren).

Bei jedem Panik- oder Angstanfall wird in etwa die gleiche Aktivierungskaskade durchlaufen, die im Wesentlichen dem Teufelskreis »Angst vor der Angst« entspricht: Angstsymptome oder Unwohlsein aktivieren Angstgedanken, diese verstärken oder erzeugen Angst und Panik, was dann wieder die Angstsymptome und das Unwohlsein am Laufen hält oder verstärkt. Und immer – vor allem natürlich bei der Agoraphobie – stehen damit auch Momente der äußeren Situation in Wechselwirkung: Menschengedränge als angeborener Angstauslöser, »keine Fluchtmöglichkeit« als Verstärker der Katastrophengedanken, Hitze und schlechte Luft als Ursache von Unwohlsein und so weiter.

Je häufiger und angstgeladener diese Kaskade durchlaufen wird, desto stärker werden auf Ebene der Nervenzellen all diese Elemente zu einem Angstnetz verbunden. Je »eingebahnter« dieses Angstnetz ist, desto schneller und intensiver ist es aktivierbar; wenn es nur irgendwo »angestoßen« wird, zündet es am Ende hoch wie eine »innere Bombe«. Man sieht ein Kaufhaus, spürt Herzstolpern, erinnert sich an eine Paniksituation, man sieht eine große Menschengruppe im Fernsehen, ein Gespräch oder ein Zeitschriftenartikel dreht sich um Herzerkrankungen – und schon flusht innerhalb von Sekundenbruchteilen die Panik in die Höhe.

Nun braucht es nicht mehr das bewusste Denken von Katastrophengedanken, das Ganze läuft »automatisiert«. Dann kann es zum Beispiel bei nächtlichem Herzstolpern oder entsprechenden Trauminhalten auch zu Panikattacken aus dem Schlaf heraus kommen.

Im Vergleich zum Einsichtslernen braucht das Konditionierungslernen mehr Zeit. Während man sich seine erste private Angsttheorie schon in wenigen Minuten zusammengebastelt hat, dauert die Formierung eines Angstnetzes Wochen und Monate. Dafür braucht es dann aber auch deutlich länger, ein Angstnetz aufzulösen. Die Angsttheorien können auf der bewussten Ebene durch die Lektüre eines solchen Buches und nachfolgende Gespräche mit dem Arzt innerhalb von Tagen widerlegt werden. Nach zwei Wochen intensiver gedanklicher Auseinandersetzung können die alten Angstüberzeugungen aufgelöst sein, und man weiß sicher, dass die Angstsymptome nicht gefährlich sind. Dennoch flusht die Angst immer noch hoch, wenn sie angestoßen wird. Das erleben die Betroffenen dann oft als frustrierend und entmutigend. Hier hilft es zu wissen: Das ist normal und kann gar nicht anders sein, weil das Angstnetz auf der unbewussten Ebene noch existiert. Die Auflösung beziehungsweise das positive »Überschreiben« des Angstnetzes braucht einige Monate.

Die gute Nachricht ist, dass man diesen Prozess durch spezielle Übungen beschleunigen kann. Das besprechen wir gleich.

Gewöhnungs- und Kompetenzlernen

Auf der dritten Stufe fassen wir das Gewöhnungslernen und das Kompetenzlernen zusammen. Hier schleift sich die Angst zuletzt ein, sobald über längere Zeit ein ausgeprägtes Vermeidungsverhalten Platz greift. Das hatten wir im Zusammenhang mit dem Teufelskreis der Vermeidung ja bereits besprochen. Die körperliche Schonung führt zu einer Sensibilisierung im somatischen Bereich: Schon kleine Belastungen lösen immer intensivere Reaktionen aus, die zunehmend stärker wahrgenommen und als bedrohlicher erlebt werden. Dies verstärkt die Vermeidungstendenz. Ähnliches gilt für die Sensibilisierung bezüglich der Reize und Stressoren in agoraphobischen Situationen.

Und wenn man sich bestimmten Anforderungen lange nicht stellt, dann rosten die Kompetenzen natürlich ein: Die körperliche Leistungsfähigkeit nimmt in allen Bereichen ab (Ausdauer, Kraft, Koordination und Stressresistenz). Verhaltenskompetenzen schrumpfen: Autofahren im Großstadtverkehr, Fahrkartenautomaten bedienen, eleganten Small Talk auf Basis der aktuellen Gerüchtelage halten und so weiter.

So, nun haben Sie ausreichendes Wissen zu den Hintergründen von Angststörungen und zu den Entstehungsmechanismen Ihrer Erkrankung. Wir werden uns jetzt die Techniken und Methoden erarbeiten, mit denen Sie Ihre Panik- bzw. Platzangst-Erkrankung selbst behandeln können.

Teil 3: Die Behandlung von Panik- und Platzangst-Erkrankungen

7. Die Synergie-Methode im Überblick

Nun ist es also endlich so weit, dass wir das therapeutische Herangehen besprechen. Um kurz einen Gesamtüberblick darüber zu bekommen, schauen Sie sich zunächst bitte Abb. 13 an.

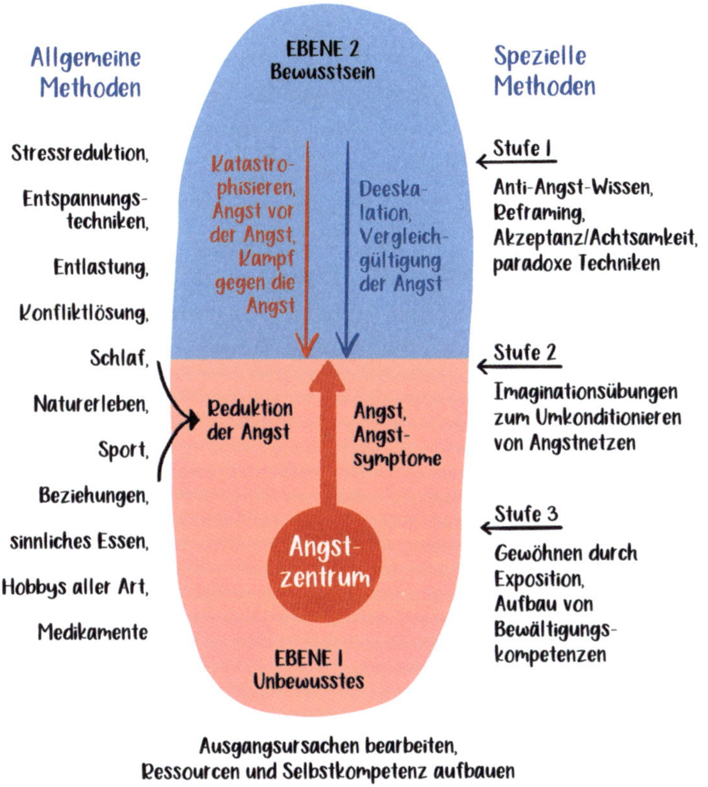

Abb. 13: Die Synergie-Methode im Überblick: So wirken alle besprochenen Methoden und Techniken gut zusammen. Das steigert die Wirksamkeit!

Als Erstes ist es wichtig, zwischen zwei Ebenen zu unterscheiden: der Ebene des Unbewussten (untere, rote Hälfte des Ovals) und der Ebene des Bewusstseins (obere, blaue Hälfte des Ovals).

Im unbewussten Bereich unseres Gehirns hat das Angstzentrum (siehe Abb. 5) seinen Sitz neben anderen Zentren für die Regulation von Gefühlen, Bedürfnissen und Lebensprozessen. Hier entsteht das Gefühl der Angst, hier werden die Angstsymptome ausgelöst, die wir im Körper empfinden.
Von der Bewusstseinsebene her erfolgt nun eine Reaktion auf diese Angst, ein bewusster Umgang mit ihr, der günstig oder ungünstig sein kann. Angsterkrankungen erwachsen in der Regel aus negativen Reaktionen auf die primäre Angst: Katastrophisieren, Angst vor der Angst oder Kampf gegen die Angst. Hieraus entstehen die besprochenen Teufelskreismechanismen, die eine Eskalation der Angstsymptome bewirken. Wiederholt sich dies oft und lange, schleift sich die Angst auf den drei besprochenen Lernstufen ein und chronifiziert sich. Eine wirkungsvolle Therapie der Angst muss integriert auf beiden Ebenen und auf allen drei Stufen ansetzen. So können sich Synergieeffekte ergeben, die den Therapieerfolg deutlich steigern. Je besser Sie das gesamthaft verstehen, desto besser und wirksamer können Sie es umsetzen.
Links sind allgemeine Maßnahmen und Methoden gezeigt, die wir in Teil 1 bereits besprochen hatten. Sie dienen der allgemeinen Beruhigung, der natürlichen »Abfuhr« der Angstenergie sowie dem Schaffen positiver Gegengewichte gegen die Angst in Form positiver Gefühle aus allen Quellen, die nur möglich sind. Ich erinnere noch einmal an das Bild vom kochenden Wasserkessel. Mit den Allgemeinmaßnahmen räumen wir gewissermaßen die Teelichter weg und schütten kaltes Wasser nach, sodass sich das Wasser abkühlt. In der Folge blubbern immer seltener Panikblasen hoch, und sie werden kleiner und kleiner.
Die primäre Angst auf Ebene 1 können wir nur auf ein annähernd »normales Maß« reduzieren – wir bekommen sie nicht vollständig weg. Und das wollen wir ja auch gar nicht. Auch für uns moderne Menschen ist die Steinzeitangst manchmal noch hilfreich und notwendig. Was wir im besten Fall aber vollständig beseitigen könnten, ist die Angst vor der Angst auf Ebene 2 und auch die anderen ungünstigen Umgangsweisen mit der primären Angst (Katastrophisieren und Kampf gegen die Angst). Dem

dienen die speziellen Methoden auf der rechten Seite von Abb. 13. Sie beziehen sich auf die speziellen Inhalte des dreistufigen Angstlernens, das wir oben besprochen haben. Dieser Prozess muss Stufe für Stufe zurückgebaut werden. Das therapeutische Korrekturlernen folgt der gleichen dreistufigen Entwicklungslogik wie das Angstlernen:

- *Stufe 1, Einsichtslernen:* Hier gilt es, die körperbezogenen »privaten Krankheitstheorien« und die »situationsbezogenen Angstkonzepte« offenzulegen. Im nächsten Schritt sind sie an der Realität zu prüfen: Sie legen sich die Ergebnisse der ärztlichen Untersuchungen noch einmal klar und schaffen medizinisches und anderes wissenschaftlich begründbares Wissen herbei. Auf dieser Basis formulieren Sie Anti-Angst-Theorien und stellen sie den alten Angstkonzepten gegenüber. Und schließlich verinnerlichen Sie dieses Anti-Angst-Wissen! Sie schreiben es also auf, wiederholen es gebetsmühlenartig, »diskutieren« es mit dem Arzt, dem Therapeuten und sich selbst immer wieder, um sich allmählich von dieser neuen Sichtweise zu überzeugen.

  Im Alltag drehen Sie dann immer, wenn Angstsymptome bzw. -situationen entstehen, bewusst und geduldig die alten Angstgedanken in die neue positive Sichtweise »um« – Sie üben also das *Reframing*. Den Symptomen begegnen Sie mit Akzeptanz und Achtsamkeit. Und schließlich können Sie es mit paradoxen Techniken versuchen – was das ist, besprechen wir noch.
- *Stufe 2, Konditionierungslernen:* Hier geht es nun um ein »positives Überschreiben« des Angstnetzes. Die angstbesetzten Symptome und Situationsmomente müssen in einen neuen, positiven Kontext hineinkonditioniert werden – siehe Abb. 14. Wir müssen sie mit Anti-Angst-Gedanken und positiven Bildern verbinden, die dann nicht Angst, sondern neutrale bis positive Gefühle wecken. Wird dieser Prozess oft genug wiederholt, formiert sich ein neues »Positivnetz«, das das alte Angstnetz zunehmend hemmt und »positiv übertönt«: Wann immer sich jetzt die ehemals angstbesetzten Körperwahrneh-

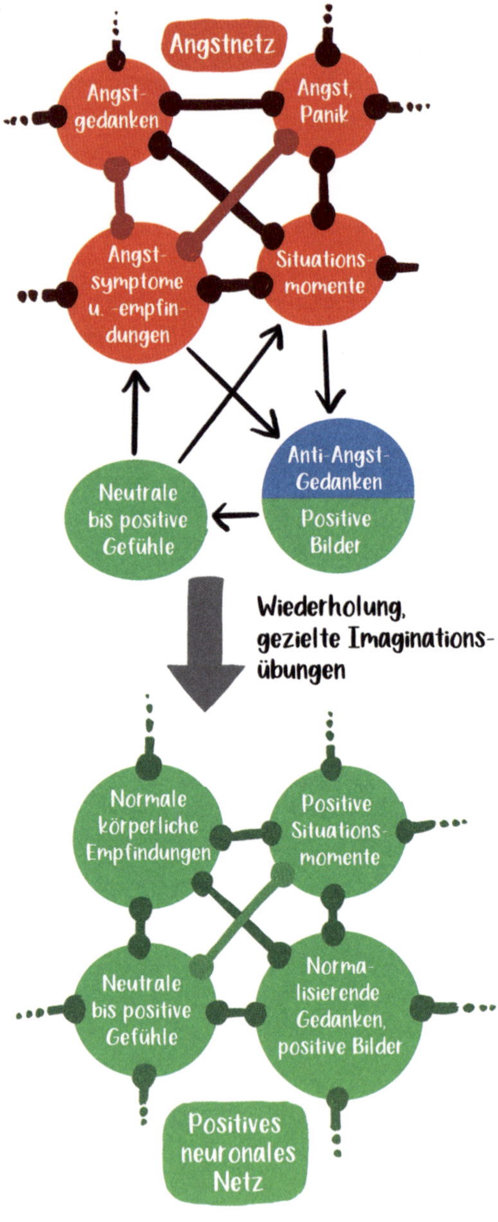

Abb. 14: Mit gezielten Vorstellungsübungen können wir unter Nutzung positiver Bilder das Angstnetz ins Positive umkonditionieren.

mungen, Situationsmomente oder angrenzende Inhalte manifestieren, werden nicht mehr die überkommenen Angstgedanken und die Panik aktiviert, sondern der neue positive Kontext.

Dieser Prozess der Umkonditionierung wird bereits durch das wiederholte Reframing in Gang gesetzt, das wir für Stufe 1 besprochen haben. Allerdings können Sie diesen so eher langsam laufenden Prozess deutlich beschleunigen, wenn Sie spezielle Imaginationsübungen durchführen, die wir noch erarbeiten.

- *Stufe 3, Gewöhnungs- und Kompetenzlernen:* Im letzten Schritt gilt es nun, die Angstsymptome zu erzeugen, sich in die Angstsituationen zu begeben und sich alldem mutig zu stellen. Dies erfolgt Schritt für Schritt mit aufsteigendem Schwierigkeitsgrad in Form einer gestuften Expositionstherapie. Erstens soll die vermeidungsbedingte Sensitivierung durch Gewöhnung zurückgebaut werden. Je länger und öfter wir die Situationsmomente erleben, desto unempfindlicher werden wir, desto weniger Angst wird ausgelöst. Je länger und je öfter wir die Angst und ihre Symptome spüren, desto unempfindlicher werden wir auch für sie, desto weniger Angst vor der Angst entsteht. Sie reaktivieren alte und trainieren neue Bewältigungskompetenzen für die entsprechenden Situationen, machen die Erfahrung, dass die befürchteten schlimmen Konsequenzen nicht eintreten und dass Sie sogar mit einem erhöhten Angstniveau handlungsfähig bleiben können.

Für die Synergiewirkung ist es wichtig, die drei Stufen aufbauend miteinander zu integrieren: Die positiven Gedanken und Sichtweisen werden mit auf die Stufe 2 genommen und dort durch passende, positive Bilder ergänzt. Zugleich werden bei den Vorstellungsübungen die Expositionssituationen von Stufe 3 vorweggenommen und damit vorbereitet. Bei den Expositionsübungen in der Realität geht es dann darum, die Situation quasi in die zuvor gedanklich und imaginativ aufgebauten neuen Sichtweisen »einzukleiden«; es gilt, die ehemals angstbesetzten Empfindungen

und Situationen durch die neue Anti-Angst-Brille zu sehen und positiv zu erleben. So wächst Schritt für Schritt ein Anti-Angst-Mindset heran, das alle drei Stufen stimmig und wechselseitig stabilisierend übergreift.
Ziel ist es, dass man nach einer längeren Zeit des Übens die ehemals angstbesetzten Momente wieder als normal, selbstverständlich und angenehm erleben kann, dass man sich durch ein wenig erhöhtes Erregungsniveau nicht mehr gestört fühlt und auch mit leichter Angst gelassener umgehen kann. Abb. 15 versucht, den alles entscheidenden Wandel im Wechselspiel zwischen den Ebenen 1 und 2 auf einfache Weise zu verdeutlichen. Eine in Box 7 geschilderte eigene Erfahrung bestärkte mich in der Hoffnung, dass das möglich ist!

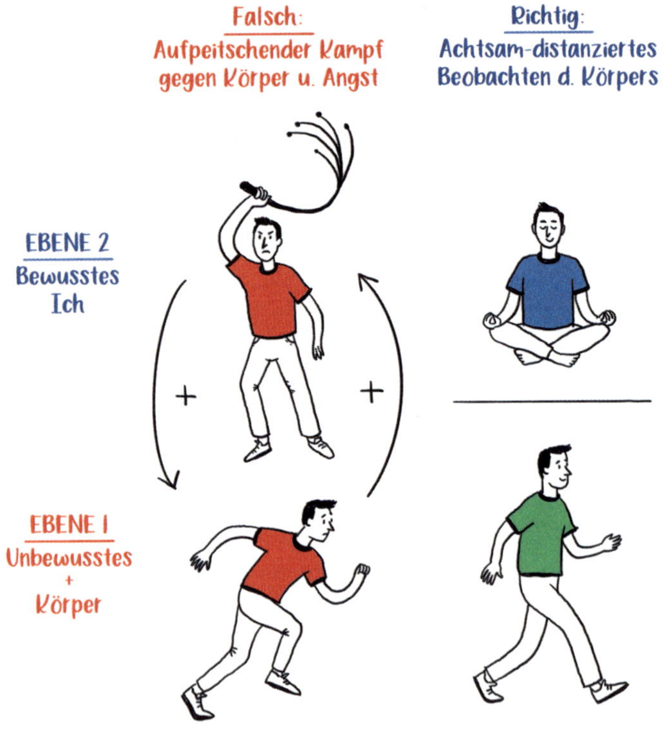

Falsch:
Aufpeitschender Kampf gegen Körper u. Angst
Richtig:
Achtsam-distanziertes Beobachten d. Körpers
EBENE 2
Bewusstes Ich
+
+
EBENE 1
Unbewusstes + Körper

Abb. 15: So kann man verbildlichen, wie Ebene 1 und 2 falsch beziehungsweise richtig zusammenwirken.

Box 7: Mit schlotternden Knien vor dem Mikrofon

An sich bin ich ein recht routinierter Vortragsredner. Wenn ich mich gut auf einen Vortrag vorbereiten kann, bin ich nur wenig aufgeregt. Etwas anders ist das, wenn ich Zuhörer bei Vorträgen und Kongressen bin und ein spontanes Statement zu einem eben gehörten Vortrag machen möchte. Dann fühle ich mich oft wie ein Rennpferd am Start. In der Schlange vor dem Mikrofon weiß man nie, wie viel Sekunden einem am Ende bleiben. In kürzester Zeit gilt es, komplexe Gedankengebäude und tolle Formulierungen zusammen- und umzuschrauben.

Vor einiger Zeit war ich nach einem wirklich brillanten Vortrag wieder in solch einer Situation. Und kurz bevor ich drankam, fiel mir dann noch eine besonders effektvolle Gedankenpirouette ein, die mir viele Lacher bringen könnte. Mein Ehrgeiz schwang die Peitsche mit maximaler Kraft: Ich wollte ein Ding landen, von dem die Anwesenden noch ihren Urenkeln erzählen sollten. Nun aber begann mein Körper wirklich zu toben wie noch nie: Herzklopfen, -rasen und Zittern so, dass es von außen sichtbar war. Auf Ebene 1 war mein Zustand sicher nicht weit von einer Panikattacke entfernt. Würde meine Stimme überhaupt noch funktionieren? Ich war kurz davor, mich wieder zu setzen.

Aber ob Sie es glauben oder nicht: Während es auf Ebene 1 tobte, konnte ich auf Ebene 2 Abstand nehmen und war eher amüsiert: Meine Güte, da passieren dir auf deine alten Tage noch solche Sachen. Von wegen kneifen!

Im Prinzip kannte ich das ja und konnte es einordnen. Ich zog es also durch, und es ging auch gut. Im Notfall hätte ich etwas gesagt wie: Ich bin ganz schön aufgeregt, mir geht das Thema nahe.

Im Nachhinein dachte ich dann: Das ist doch wieder eine gute Bestätigung der hier vertretenen Therapieprinzipien! Mag im Körper der Teufel los sein, sofern man versteht und für ungefährlich hält, was da abgeht, bleibt man klar im Kopf und handlungsfähig.

Von da an rückte ich das Therapieziel »Vergleichgültigung der Angst« noch mehr in den Vordergrund. Und auch ganz persönlich hörte ich auf, darum zu kämpfen, in solchen Situationen auf Ebene 1 cool zu bleiben. Es gelingt mir nicht. Aber ich habe wirklich gelernt, auf Ebene 2 gelassen zu bleiben! Dabei ist mir natürlich bewusst, dass das viel einfacher ist, wenn es sich um noch normale Aufregung und Angst handelt. Hat sich erst eine Panikstörung eingeschliffen, bedarf es systematischer Therapiebemühungen über eine längere Zeit. Aber: Das Ziel bleibt das gleiche, und es ist erreichbar!

Auf die am unteren Rand von Abb. 13 aufgeführten Therapieoptionen (Ausgangsursachen, Ressourcen, Selbstkompetenz) wollen wir in dieser zusammenfassenden Übersicht nicht eingehen, dies wird am Ende des Buches besprochen. Beginnen wir nun also, die rechte Seite von Abb. 13 abzuarbeiten.

8. Die Angstgedanken korrigieren – Reframing (Stufe 1)

Wenn das kein guter Plan ist! Beginnen wir also auf Stufe 1, und tragen wir das wichtigste Anti-Angst-Wissen zusammen, mit dem Sie Ihre Angstgedanken widerlegen können. Wichtige Vorarbeit ist ja schon geleistet: Wir hatten erklärt, was Angst ist und wo sie herkommt, warum und wie die Symptome der Angst entstehen, durch welche Mechanismen sie eskalieren und chronifizieren. Wenn man versteht, was abgeht und dass das bei anderen Betroffenen auch so ist, beruhigt das schon mal. Außerdem wissen Sie, dass es sich um übersteuerte Prozesse handelt, die noch innerhalb der normalen Regulation des Körpers ablaufen und rückbildungsfähig sind. Es ist nichts dauerhaft »kaputt«, und es wird auch nichts »kaputtgehen«. Vermutlich sind Sie inzwischen auch beim Hausarzt gewesen und haben wahrscheinlich erfahren: Sie sind körperlich im Wesentlichen gesund – Ihre Angstbeschwerden hängen nicht mit ernsthaften körperlichen Erkrankungen zusammen.

All das bildet eine solide Grundlage, es ist ein guter Anfang. Aber es bleibt schon noch einiges zu tun! Wir brauchen noch etwas Hintergrundwissen. Schauen wir uns dazu zunächst förderliche Sichtweisen für leichtere Symptome an sowie die Optionen für ein mögliches Reframing.

Der Umgang mit leichteren funktionellen Beschwerden

»Mein Körper ›spinnt‹ immer wieder!«

Vielleicht fragen Sie sich: Okay, wie die Symptome im Prinzip zustande kommen, hab ich schon verstanden. Aber wieso spüre ich jetzt so oft Herzstolpern auch zwischen den Panikattacken? Wieso werde ich das Gefühl nicht los, dass mir andauernd schwindlig ist? Und warum hab ich ständig diese innere Unruhe? – Nun, hier kommt dreierlei zusammen:

- Erstens bewirkt Ihre Angsterkrankung, dass Ihr *Grundstresslevel deutlich erhöht* ist. In der Folge können manche Körperfunktionen etwas unregelmäßiger sein, leichte Angstsymptome öfter auftreten oder länger anhalten.
- Zweitens hatten wir ja erarbeitet, dass Angstbetroffene zu einer *ständigen ängstlichen Selbstbelauerung* neigen, und das bei einer angstbedingt gesteigerten Sensibilität. Daher nehmen sie Körperprozesse wahr, die früher unbemerkt geblieben wären, und es entsteht der falsche Eindruck einer Symptomverschlimmerung.
- Und der dritte Punkt hat mit dem *Wissen* zu tun. Irreguläre Empfindungen am oder im Körper sind ja an sich kein Problem: Wenn Sie zum Beispiel Zug fahren, werden Sie durch die Schienenstöße zum Teil auch recht unregelmäßig durchgeschüttelt. Doch Sie genießen das und lassen sich womöglich in den Schlaf wiegen oder besser rumpeln. Warum ist es dann ein Problem, wenn zum Beispiel das Herz »stolpert«? Offenbar ist es weniger das »Stolpern« an sich, sondern es sind die Glaubenssätze, die wir damit verbinden: Gesunde Körperfunktionen sind regelmäßig. Unregelmäßigkeiten sind krankhaft und gefährlich, es handelt sich um »funktionelle Störungen«.

Wo kommen solche Glaubenssätze her? Sie sind Teil der mechanisch-technischen Kultur, in der wir alle aufgewachsen sind, die alles durchdringt. Der Cursor, auf den ich jetzt gerade beim Schreiben schaue, blinkt absolut regelmäßig, weil das Quarzherz meines Computers absolut regelmäßig taktet. Und die Exaktheit dieser Systemuhr ist für ein gesundes Funktionieren des Rechners essenziell. Auch der Motor meines Autos arbeitet regelmäßig. Wenn er stottert, bleibt er bald ganz stehen. Maschinen waren und sind die wichtigsten Leitbilder unserer Kultur. Unser enorm komplexer Körper wird selbst von Wissenschaftlern und Experten nur zum Teil verstanden. In solch einer Situation nutzt man Analogien als Notbehelf: Das Unverstandene wird ein wenig mehr verständlich gemacht, indem man auf Verstandenes zurückgreift, zu dem es gewisse Ähnlichkeiten gibt. Und dann heißt es: Das Herz ist eine Art Pumpe. Oder: Das Gehirn ist eine Art Computer. Der Körper insgesamt ist eine Art Maschine.

Oft ist dieses Analogieverfahren hilfreich, aber es birgt eben auch Gefahren. In unserem Fall werden unbewusst viele Vorstellungen und Erfahrungen aus der Maschinenwelt auf den Körper übertragen, die grundfalsch sind und auf die nahezu schlimmstmögliche Weise irreführen. Maschinen und biologische Organismen wie der menschliche Körper sind von ihrem Wesen her derart verschieden, dass man sie eigentlich gar nicht vergleichen sollte.

Schauen wir uns das noch einmal näher an! Maschinen bestehen aus festen Teilen, die so angeordnet sind, dass die Bewegungen ihrer Teile beziehungsweise die durch sie kanalisierten Materie- und Stromflüsse auf eine genau vorherbestimmte Weise erfolgen. Maschinen erzeugen unter konstanten Bedingungen einen genormten Output, sie sollen nicht kreativ sein (mit Ausnahme allenfalls von speziellen Computerprogrammen). Sind sie es ungewollt doch einmal, kommt etwas dabei heraus, was wir nur als Fehler oder Ausschuss bezeichnen können. Normalerweise arbeiten Maschinen also immer zu 100 Prozent exakt und regelmäßig. Wenn sie das nicht mehr tun, zeigen sie Fehlfunktionen, und ihre Lebensdauer neigt sich dem Ende zu. Und sie bleiben auch defekt – es sei denn, ein Experte kommt und repariert sie. Er muss den zumeist umschriebenen Fehler finden und die dysfunktionalen Teile richten oder austauschen. Was zum Verschleiß beiträgt, ist hohe Beanspruchung. Deshalb ist es günstig, mit Maschinen und Apparaten sorgsam umzugehen. Vermindert man Beanspruchung und Laufzeit, spart das Energie und erhöht ihre Lebensdauer. Bei Maschinen sind Schonung und Vermeidung also immer angeraten. Maschinen kann man ausschalten, dann steht alles still, dann ist absolute Ruhe.

Organismen funktionieren anders: Unregelmäßige Schwankungen zeugen hier von Gesundheit! Die Prozesse in einem lebenden Organismus sind also von fundamental anderer Art. Mit

Ausnahme von Teilbereichen der Knochen und Zähne, bestehen Organismen nicht aus festen, sondern aus dynamischen (wissenschaftlich: synergetischen oder dissipativen) Strukturen. Eine riesige Zahl von dynamisch zusammenwirkenden Elementen baut dabei flexible Muster auf, die bei fortwährender Energiezufuhr in jedem Moment wieder neu erzeugt werden.

In der gebotenen Kürze ist das ein bisschen schwer zu erklären, auch weil solche dynamischen Strukturen in unserem Alltag sonst kaum vorkommen (wer genauer nachlesen möchte: Haken 1994, Hansch 2009, Hansch und Haken 2004). Am ehesten taugen noch Wellen als Analogie. Stellen Sie sich große Brandungswellen an einer Meeresküste vor. Auch hier bauen sich durch das koordinierte Zusammenspiel von Myriaden von Wassermolekülen dynamische Muster auf; angeregt durch die Energie des Windes, laufen sie über das Wasser.

Menschen sind keine Maschinen

Eher als mit Maschinen lassen sich unsere Körper mit einer komplexen Ineinanderschachtelung von Wellenprozessen vergleichen, die mit unterschiedlichen Geschwindigkeiten laufen. Zellwände sind sehr langsame, »stehende« Wellen, mittelschnell sind die Diffusionswellen der Stoffwechselprozesse, und die Erregungswellen von Muskeln und Nerven sind sehr schnelle Wellen. Diese Wellen laufen gewissermaßen über den Materie- und Energiestrom, den wir durch Nahrungsaufnahme und Ausscheidung erzeugen. Alle paar Jahre haben wir so das gesamte Baumaterial unseres Körpers komplett ausgetauscht. (Unsere Identität ist also keine stofflich-materielle. Und wir sind auch nicht einfach nur »Energie«. Unsere Identität liegt in der Individualität des Musters, das über die Materie läuft, aufrechterhalten durch Energie.)

Schon einfache Wasserwellen funktionieren ganz anders als Maschinenprozesse: Sie laufen über jede Art von Meeresgrund, über Stock und Stein. Sie sind also flexibel und anpassungsfähig. Sie zeigen elementare Formen von Kreativität, Selbstregulations- und Selbstheilungsvermögen: Treffen Wellen auf ein Hindernis, etwa einen Pfahl, so umfließen sie es und schließen sich hinter ihm wieder in alter Form. Um das zu können, dürfen sie nicht starr sein, sie müssen ständig schwingen und tastend fluktuieren. All das trifft für die dynamischen Strukturen unseres Körpers auch zu, doch die können natürlich noch sehr viel mehr, weil halt Körperprozesse doch wesentlich komplexer sind als Wasserwellen.

Alle körperlichen und geistigen Vorgänge schwingen und schwanken mit kleineren oder größeren Unregelmäßigkeiten: die Muskelspannung, der Blutdruck, Laborwerte und auch unsere psychische Leistungsfähigkeit. Kleinere Irregularitäten sind häufig, größere Ausreißer selten, aber sie kommen immer mal vor. Und normalerweise werden sie durch die körpereigenen Selbstregulationskräfte auch immer wieder »eingefangen«.

Und wenn sich so etwas doch einmal längerfristig als Störung respektive Erkrankung manifestiert, dann sind die Chancen groß, dass die Selbstheilungskräfte des Organismus greifen: Circa 75 Prozent aller Beschwerden, mit denen sich Patienten erstmals beim Hausarzt vorstellen, gehen von allein wieder weg, was man natürlich durch eine allgemein gesunde Lebensweise fördern kann. Auch die Mehrzahl der ärztlichen Behandlungen funktioniert ja letztlich nach dem Prinzip »Anstoßen und Fördern der Selbstheilungskräfte« des Organismus. Nur bei den Krankheiten, die sich an einer bestimmten Stelle zu einem mechanischen Problem verdichten, sind punktuelle ärztliche »Reparatureingriffe« möglich, ähnlich wie bei Maschinen: einen Lungentumor oder Gallenstein entfernen und einen Knochenbruch verschrauben. Aber selbst hier gilt anders als bei endgültig reparierten Maschinen: Eine endgültige Heilung braucht zusätzlich die Ermöglichung von Selbstheilungsprozessen – das Rauchen aufgeben, Ernährung ändern, dem Bein Ruhe gönnen fürs Zusammenwachsen.

All diese tastend-probierenden Schwingungen und Schwankungen der Körperprozesse sind also nicht nur »normale Begleiterscheinungen«, die wir halt in Kauf nehmen müssen; es handelt sich um gute und unbedingt notwendige Funktionsbedingungen für Anpassungsfähigkeit und Selbstheilung.

Im Biologischen bedeutet absolute Regelmäßigkeit Starrheit und

Inflexibilität, was in Richtung Alter und Krankheit weist. So ist zum Beispiel in den letzten Jahren die Messung der Herzrhythmusvariabilität zu einem wichtigen Diagnoseparameter geworden. Ein in absoluter Regelmäßigkeit erstarrter Herzrhythmus ist ein Zeichen von Anspannung, Erschöpfung und drohender Krankheit. Auch ein bis zum Zerreißen angespanntes Tau schwingt nicht mehr im Wind. Eine hohe Herzrhythmusvariabilität dagegen zeugt von einem gesunden und lockeren Zusammenspiel körperlicher Kräfte.

Belastung stärkt!

Und schließlich spielen Schonung beziehungsweise Belastung beim Organismus eine fundamental andere Rolle als bei Maschinen. Strukturen, Funktionen und Kompetenzen, die man schont oder deren Nutzung man ganz vermeidet, werden zurückgebaut beziehungsweise schrumpfen. Und umgekehrt: Benutzung und Belastung führen zu Aufbau und Potenzialwachstum, und zwar auf allen Ebenen. Bettlägerigkeit hat Knochen- und Muskelabbau zur Folge, körperliches Training hingegen baut beides auf. Barfußlaufen macht Hornhaut, Sonneneinstrahlung führt zur Bildung schützender Pigmente, ein fieberhafter Infekt führt zur Antikörperbildung und stärkt das Immunsystem, eine systematische Zufuhr kleiner Schadstoffmengen führt zum Aufbau von Schutzmechanismen. Das nutzt man medizinisch bei der Impfung und für die Desensibilisierung bei Allergien. Es heißt, Herrscher vergangener Zeiten hätten sich verschiedene Gifte in kleinen Mengen zugeführt, um sich vor allfälligen Giftanschlägen zu feien.
Alle körperlichen, aber auch alle psychischen Funktionen sind bis ins hohe Alter trainierbar: Gedächtnis, Konzentration, Lesefähigkeit, Flirten und das Halten von Vorträgen. Die Fähigkeit, negative mentale Zustände wie Stress, Schmerz oder Angst zu ertragen, kann man durch Übung stärken. Dass das posttraumatische Wachstum viel häufiger ist als die posttraumatische Belastungsstörung, hatten wir schon kurz besprochen. Menschen sind Katastrophenbewältigungswesen.

Wie Fehlbelastungen in Gegenüberstellung zu einem sinnvollen Training aussehen, zeigt Box 8.

Box 8: Gutes und schlechtes Training

Jede körperliche oder mentale Belastung führt im Hier und Jetzt zu einem Verbrauch von Ressourcen und Strukturen (siehe Abb. 16). Aber der Körper denkt sich: Okay, wenn ich an dieser Stelle gefordert werde, dann sorge ich vor!

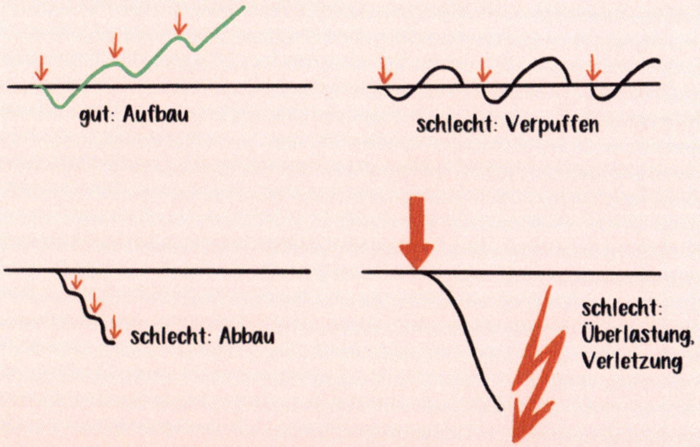

Abb. 16: Trainieren mit System: Im Wechselspiel von Belastung und Aufbau erreichen wir Wachstum.

Und dann schafft er nach der Belastung in der Pause ein Mehr an Ressourcen und Strukturen (Muskelfasern, Nervenzellen und Blutgefäße werden gebildet, Energiedepots aufgebaut und so weiter). Diese »Überkompensation« entwickelt sich aber wieder zurück, wenn sie nicht zeitnah abgefordert wird. Ein Leistungsaufbau erfolgt immer dann, wenn die nächste Belastung auf dem Höhepunkt der Überkompensation erfolgt. Zu frühe Übungseinheiten führen in die Erschöpfung, zu weit auseinanderliegende »verpuffen«. Ein häufiges ungutes Muster ist es, wenn man sich lange nicht aufraffen kann und dann auf einen Ruck alles nachholen will. Da kann es schnell zu akuten Überlastungsreaktionen kommen.

Nicht funktionelle Störung, sondern Anpassungsschwankung!

Dies ist also der Wissenshintergrund, vor dem wir »funktionelle Störungen« und leichtere Rest- und Dauersymptome von Angst betrachten sollten. Unser Körper ist nun mal ein brodelndes Bündel von Schwingungen, das immer einmal Zuckungen und Ausschläge zeigt.

Gesunde Menschen haben an circa achtzig Tagen im Jahr Empfindungen, die sie als »Beschwerden« bezeichnen, wenn sie sie bemerken: Kopfschmerzen, Schlafstörungen, Herzstolpern, Rückenschmerzen, Verstopfung, Durchfall, Missempfindungen im Bauchbereich aller Art (Blähungen, Geräusche, leichte Schmerzen oder Krämpfe, Druckgefühle, leichte Übelkeit), kleinere Entzündungen oder Rötungen von Haut und Schleimhäuten, Missempfindungen auf der Haut in allen Variationen, Stechen und Ziehen überall, leichte Schmerzen an den verschiedensten Stellen, Muskelverkrampfungen, Muskelzuckungen, Zittern, Ohrgeräusche, brennende Augen, visuelle Phänomene, leichten Schwindel, Schwitzen, Hitze- und Kälteschauer sowie Gefühle inneren Vibrierens.

Wer als Gesunder voll und aktiv im Leben steht, wird das meiste davon nicht bemerken; und ehe man dazu kommt, einen Arzttermin zu machen, ist es meist auch schon wieder behoben. Gegebenenfalls würde der Arzt keinen organischen Befund erheben können und das Ganze dann »funktionelle Störung« nennen. In gravierenderen Fällen mit langem Leidensdruck kämen die Diagnosen von H+D 4 ins Spiel (siehe Anhang). Und auch bei Menschen mit Angsterkrankungen erzeugen solche Symptome oft einen hohen Leidensdruck. Sie sind sensibler und oft auf ihren Körper fixiert, sie erleben das als Bestätigung ihrer körperbezogenen Katastrophengedanken und als Verschlimmerung der Angsterkrankung.

Für den Umgang mit diesen Symptomen schlage ich die folgenden vier Schritte vor.

Erster Schritt: Im Zweifel Abklärung durch den Arzt

Wegen Ihrer Anfangs- und Hauptbeschwerden sind Sie sicher inzwischen beim Arzt gewesen und haben erfahren, dass Sie keine ernsthafte körperliche Erkrankung haben. Was aber, wenn sich die Beschwerden verändern, wenn neue hinzukommen, wenn sie länger anhalten?

Zunächst einmal wiederholen wir: Angst- und Paniksymptome sind oft sehr variabel. *Und alle merkwürdigen Empfindungen, die im Rahmen von Panikattacken auftreten und mit ihnen wieder abklingen, sind grundsätzlich durch die Aufschaukelung des Angstprozesses erklärt und können als harmlos gelten.* Für die »kleinen Symptome dazwischen« sollte vor diesem Hintergrund gelten, dass es normal ist, wenn bei ausgeprägteren Angsterkrankungen viele Betroffene das Gefühl haben, dass der Körper viel häufiger »spinnt« als früher und dass tatsächlich auch »funktionelle Störungen gehäuft auftreten.

Üben Sie im Sinne der in den nachfolgenden Schritten 2 bis 4 beschriebenen Techniken. Versuchen Sie, »cool« zu bleiben. Dennoch: Wenn Sie bei neuen oder deutlich stärkeren beziehungsweise dauerhafteren Beschwerden unsicher sind, dann gehen Sie erneut zum (Haus-)Arzt. Bei der Abklärung sollten Sie Folgendes besprechen:

- Könnten Ihre Symptome mit ernsthaften Erkrankungen zusammenhängen?
- Falls Ihr Arzt sich unsicher sein sollte, ob nicht doch etwas Ernsthafteres verborgen oder im Entstehen sein könnte: Was wären kritische Symptome? Wann sollten Sie sich sicherheitshalber wieder beim Arzt vorstellen?

Besprechen Sie das gründlich, schreiben Sie sich gegebenenfalls etwas auf. Versuchen Sie in der Folgezeit, sich an diese Absprache zu halten. Dem Drang zum Arztbesuch zu widerstehen ist dann schon so etwas wie eine Expositionstherapie.

Zweiter Schritt: Reframing

Machen Sie sich noch einmal und immer wieder bewusst, dass nicht die Empfindung an und für sich das Problem ist! Entscheidend ist immer der gedankliche Interpretationsrahmen! Die meisten der angstbesetzten Empfindungen kennen wir ja aus anderem Kontext, in dem sie uns kaltlassen oder sogar freuen: Herzrasen, Luftnot und Schwindel nach einem siegreichen Sprint, Hitze und Schwitzen in der Sauna, Kälte und beißender Schmerz beim anschließenden Sprung ins Tauchbecken. Sie kennen die Ursachen, Sie verstehen, was da vor sich geht, und Sie haben es unter Kontrolle!

Vor dem Hintergrund Ihres neuen Wissensstandes gilt all das ja nun auch in Bezug auf Ihre Angstbeschwerden. Es gibt innere Ursachen, die nichts mit Krankheit zu tun haben: die ewige Unruhe der Lebensschwingungen, die sich immer mal zu größeren Schwankungen hochschaukeln. Und nicht Sie beziehungsweise Ihr bewusstes Ich, sondern Ihr Körper hat alles unter Kontrolle. Entwickeln Sie bewusst wieder Vertrauen in seine Selbstregulationskräfte.

Wir leiden unter »funktionellen Störungen«, weil wir sie als solche definieren! Und daran tragen natürlich die Ärzte eine Mitschuld. Auch die medizinische Wissenschaft war lange geprägt vom »Maschinendenken«, und sie ist es in Teilen noch heute.

Drehen wir es ins Positive und sagen statt »funktionelle Störung« zum Beispiel »Anpassungsschwankung«. Das drückt etwas Positives aus: Irgendwelche äußeren oder inneren Bedingungen haben sich geändert, und jetzt rüttelt sich alles unter versuchend-tastenden Schwankungen neu zurecht. Das ist nichts als ein Ausdruck von Vitalität und Lebendigkeit, von gesunder Flexibilität und organismischer Kreativität. Ihre Körperfunktionen sind wie tänzelnde Boxer oder Tennisspieler: Die müssen so herumspringen, um jederzeit blitzschnell passend und kreativ reagieren zu können. Begrüßen Sie diese Empfindungen mit Interesse und Freude. Amüsieren Sie sich bei leichteren Funktionsschwankungen wie bei einer Zirkusvorführung. Alles nur Lebenszeichen und Kreativitätsbeweise!

Bei gröberen Missempfindungen, die die Intensität einer Störung oder leichten Erkrankung erreichen, vertrauen Sie auf die Selbstregulations- und Selbstheilungskräfte Ihres Körpers. Es kann nur gut sein, wenn auch diese Potenziale immer wieder einmal aktiviert und trainiert werden. (Im Zweifelsfall und wenn diese Beschwerden über längere Zeit nicht weggehen oder zunehmen, sollten Sie einen Arzt aufsuchen. Und auch dann, wenn die Beschwerden in die Nähe der kritischen Symptome und Befunde geraten, die Sie mit Ihren Ärzten festgelegt hatten.)

Bei leichteren funktionellen oder chronischen Schmerzproblemen kann Folgendes helfen: Spontan assoziieren die meisten Menschen Schmerz mit drohenden schweren Schäden an der Körpersubstanz. Dies ist bei funktionellem Schmerz nicht der Fall. Allenfalls kommt es sozusagen zu leichten »Überdehnungen« im Rahmen von Selbstregulationsprozessen, aus denen kein Schaden erwächst. Sie könnten es vielleicht mit dem Stretchen von Sportlern vergleichen, die ja auch leicht in den Schmerzbereich hineingehen und das sogar genießen. Oft sind Schmerzen dieser Art aber auch nur falscher Alarm. Schmerz ist ja lediglich ein Signal, eine rote Lampe in Ihrem Psycho-Cockpit. Manchmal spielen diese Warnlampen auch verrückt, ohne dass ein Schaden droht. Das kennen Sie von Ihrem Auto. Auch mit dem sind Sie schon weitergefahren, obwohl irgendeine rote Lampe blinkte, und es ist gut gegangen. Die rote Lampe flackert aufgrund von internen Stromschwankungen im Alarmsystem, die wichtigen Funktionen aber laufen alle rund.

Wenn Sie Gedanken dieser Art in Ihrem Bewusstsein wachhalten, kann Ihnen das helfen, nicht in die alte, ängstlich-vermeidende Schonhaltung zurückzufallen, in der alles nur schlimmer wird. Es kann Ihnen helfen, in einer aufgestellt-aktiven Haltung zu verbleiben, die Besserung bringt: trotz und mit dem Schmerz tun, was zu tun ist, sich auf die positive Aufgabe konzentrieren und den Schmerz allenfalls im seitlichen Gesichtsfeld behalten. Versuchen Sie, dem Schmerz eine positive Bedeutung zu geben als ein starker Reiz, der Sie wach und agil hält, der Geburtsschmerz neuer körperlicher Potenziale wie Muskelkater nach starkem Training.

Und auch ein Training mentaler Potenziale: Zu lernen, unangenehme Empfindungen über längere Zeit auszuhalten, ist eine Kompetenz, die wichtig werden kann. Leistungssportler oder Balletttänzerinnen zum Beispiel müssen lernen, über Jahrzehnte mit Schmerzen zu leben. Nur dann können sie Erfolg haben.

Mich selbst hat das Leben bisher vor gravierenderen Schmerzproblemen verschont. Allerdings muss ich mich in regelmäßigen Abständen über einige Wochen unterkalorisch ernähren, um mein Gewicht im gesunden Bereich zu halten. Da heißt es, jeden Tag über zwei bis drei Stunden mit einem auch mal bohrenden Hungergefühl klarzukommen. Ich sage mir dann: Falscher Alarm – ich bin nicht dabei zu verhungern, ich hab immer noch leichtes Übergewicht. Was mit meinem Körper passiert, ist super: Ich werde schlanker und fühle mich verjüngt. Ich werde leichter und kann besser joggen. Hunger ist das Gefühl schmelzender Fettzellen! Entzündungen trocknen aus, Ablagerungen in meinen Blutgefäßen verschwinden, mit dem schmelzenden Fett werden auch Giftstoffe und Zellmüll ausgeschwemmt. Meine Krankheitsanfälligkeit sinkt, und meine Lebenserwartung steigt! Außerdem ist es Training in Selbstdisziplin und Willenskraft! Was für ein herrliches Gefühl! Ich mag das sehr! Ich genieße den Hunger! Wirklich. Reframing hilft!

Dritter Schritt: Achtsamkeit

Ein solches Reframing baut die Angst vor den negativen Empfindungen ab, eröffnet einen positiven Weg zu ihnen hin. Dann kann man einmal versuchen, diese Empfindungen wirklich anzunehmen, ihnen in einer achtsamen Haltung zu begegnen, innerlich wirklich mit ihnen in Berührung zu gehen.

Herzstolpern, leichte Rückenschmerzen oder Darmkrämpfe, das Gefühl inneren Vibrierens oder Ameisenlaufen auf der Haut – wenn Sie all diese Empfindungen einmal nur so nehmen, wie sie sind, ohne Begleitgedanken, ohne Abwehr: Sind sie schrecklich? Sind sie nicht auszuhalten? Ja, sind sie überhaupt in sich wirklich unangenehm? In vielen Fällen werden Sie sogar die letzte Frage verneinen müssen. Wie würde wohl ein Tier damit umgehen, Ihr Hund, Ihre Katze oder eine Kuh? Würden sie diese Empfindungen überhaupt bemerken? In den meisten Fällen wohl eher nicht. Nicht die Empfindungen sind das Problem, sondern die Angstgedanken und die innere Abwehrhaltung. Üben Sie, Ihren Beschwerden mit Achtsamkeit zu begegnen. Das kann Ihnen auch dabei helfen, dass Sie Ihr positives Reframing als noch überzeugender erleben.

Vierter Schritt: Hoffnung auf langfristige Besserung

Vielleicht sagen Sie jetzt: Okay, jetzt weiß ich, dass es harmlos ist. Ich kann mir sogar einreden, dass es irgendwie gut ist, so als Lebenszeichen. Und ja, es fühlt sich auch nicht wirklich schlimm und unaushaltbar an! Aber trotzdem! Ich will es einfach weghaben, ich will, dass mal wieder Ruhe ist! Wenn der Nachbar seine Musik zu laut hat, nervt das doch auch – obwohl es nicht so schlimm ist, wie wenn einem eine Dampfwalze über den Fuß fährt. Ich will mir gar nicht vorstellen, dass das jetzt immer bleibt oder noch schlimmer wird! Schrecklich!

Tja, das ist natürlich klassisches Katastrophisieren! Machen Sie sich bewusst: Ruhe ist nie! Außer bei Maschinen, wenn man den Stecker zieht – Totenruhe. Menschen haben immer irgendwelche Empfindungen: den Druck der Schwerkraft unter den Fußsohlen oder dem Po, die Empfindungen von Herzschlag und Atem, den engen Hosenbund oder den kratzenden Pulli, die Brille auf der Nase, Umgebungsgeräusche (manchmal recht laut wie die Straße hinterm Haus). All das stört Sie nicht, Sie bemerken es nicht einmal! Ihr Wissen, dass das nun mal so ist, ist intuitiv so tief verankert, dass Sie im Traum nicht auf die Idee kommen, das infrage zu stellen oder zu bekämpfen. Und deshalb stört es Sie auch nicht. Und zumindest bei Brille und Straße kommt hinzu: Sie haben sich über längere Zeit daran gewöhnt. Vertrauen Sie ganz bewusst auf die an dieser Stelle positive Kraft der Gewöhnung! Hinzu kommen Ablenkung, das »Eingefangen-Werden« durch positive, faszinierende Lebensinhalte (ein interessanter Beruf, Hobbys,

Freunde, Familie und so weiter) und die regulierende und desensibilisierende Wirkung von positiver, auch körperlicher Aktivität, nicht zuletzt in Form von Sport.

Unter Wirkung all dieser Faktoren gelingt es den meisten von länger dauernden funktionellen Beschwerden Geplagten, sich davon immer weniger beeinträchtigen zu lassen. Tinnitus, Herzstolpern, leichte Magen-Darm-Beschwerden, zwischenzeitliche leichte Übelkeit oder leichter Schwindel: Viele Menschen lernen, damit umzugehen und weiter ein erfülltes Leben zu führen.

Und auch die Beschwerden selbst können noch nach vielen Monaten oder Jahren besser werden oder verschwinden. Manchmal arbeiten die Selbstregulations- und Selbstheilungskräfte sehr langsam. Außerdem verändert sich unser Organismus ständig, was die »inneren Resonanzbedingungen« so verschieben kann, dass funktionelle Aufschaukelungen abklingen. Das passiert zwangsläufig durch die Alterung. Man kann es aber auch aktiv fördern durch gesunde Lebensweise (Abnehmen oder Sport). Nutzen Sie Gedanken wie diese für ein Reframing gegen das Katastrophisieren.

Manchmal ist folgende Denkübung hilfreich: Stellen Sie sich einmal vor, Sie wären mit Ihren Missempfindungen geboren worden. Sie wären dann ein ganz normaler Bestandteil Ihres Alltagserlebens wie der Druck der Schwerkraft, ohne den Sie sich das Leben gar nicht vorstellen könnten. Drehen wir das Ganze nun mit schwarzem Humor noch etwas weiter ins Paradoxe: Würden diese ehemaligen Missempfindungen plötzlich weggehen, würden Sie genauso in Stress, Angst und Panik geraten. In einer Tinnituswelt gäbe es dann wohl eine Krankheit mit dem Namen »Grabesstillephobie«: Menschen, bei denen der gewohnte Tinnitus plötzlich wegfiele, würden die plötzliche Ruhe nicht ertragen können und sie als Vorboten des Todes fürchten …

Nun haben wir den Wissenshintergrund für ein positives Reframing funktioneller Beschwerden und leichterer Angstsymptome besprochen. Kommen wir jetzt zu den intensiveren Symptomen einer Panikattacke und den Befürchtungen, die sich damit verbinden.

Der Umgang mit intensiveren Paniksymptomen

»Die Panik hört nicht auf und steigert sich immer weiter«

Beim Panikanfall entwickelt sich die Angsteskalation extrem heftig. Es entsteht der Eindruck, dass dieser Schwung nicht mehr aufzuhalten ist, dass das immer so weitergeht, »bis die Birne durchbrennt«. Objektiv besteht diese Gefahr nicht. Es ist nur eine funktionelle Aufschaukelung, strukturell ist alles in Ordnung. Auch wenn es sich anders anfühlt – das Panikgeschehen bewegt sich im Rahmen der intakten Selbstregulation des Körpers. Wenn der Angstmotor in den roten Bereich kommt, scheppert es furchtbar, aber er regelt ab, ehe es wirklich gefährlich wird.

Wie schon gesagt wurde, weiß man aus Studien, dass Panikattacken im Durchschnitt knapp dreißig Minuten dauern. Nach einer Stunde sind über 90 Prozent aller Panikattacken abgeklungen. Wenn Sie lernen, sich der Panikwelle anheimzugeben, ist sie in weniger als zwanzig Minuten abgeflaut; falls Sie gegen sie ankämpfen und sie aufpeitschen, kann es länger als eine halbe Stunde dauern.

»Ich verliere die Kontrolle, und mein Körper spielt verrückt«

Die Furcht vor dem Kontrollverlust ist ein Grundthema bei den meisten Angsterkrankungen. Um dem vorzubeugen, wird dann oft versucht, ein Maximum an Kontrollenergie zu entwickeln, was nur wieder in weitere Teufelskreise mündet. Zum einen können schnell Verhaltensblockaden entstehen. Viele menschliche Verhaltensweisen sind so komplex, dass wir sie nicht vollständig mit dem Bewusstsein kontrollieren können. Damit sie flüssig gelingen, müssen wir sie automatisiert, sozusagen »aus dem Bauch heraus« ablaufen lassen.

Am besten gelingt das in einer entspannt-positiven Stimmung. Machen wir uns zu viel Druck, wollen wir den Erfolg erzwingen

und versuchen, zu viele Details unter der bewussten Kontrolle zu halten, entstehen zunächst Verkrampfungen und dann Blockaden – man spricht hier vom Tausendfuß-Problem (siehe Box 9). Viele kennen das aus Prüfungssituationen. Aber auch der Small Talk stockt, wenn wir unsicher werden und die Willenskontrolle erwacht. Machen wir ein Problem aus zwei, drei Vergesslichkeiten, können wir uns gleich gar nichts mehr merken. Misserfolge und Kontrolldruck steigern sich gegenseitig: »Kann ich denn überhaupt noch was? Werde ich womöglich dement?«, fragt sich der Betroffene verzweifelt. Und bei schweren Depressionen kann das tatsächlich so wirken: Man spricht von »depressiver Pseudodemenz«.
Beruhigen Sie sich. Sie wissen jetzt, dass es so etwas gibt, verstehen die Mechanismen und lassen sich überzeugen, dass solche zeitweisen Blockaden in psychischen Problemsituationen quasi »normal« sind. Es handelt sich um rein funktionelle Störungen, die sich mit Besserung der Angst- oder Depressionserkrankung vollständig zurückbilden.

Box 9: Der Tausendfuß und der Spiegel

Ein Tausendfuß schlängelt sich fröhlich durch den Wald. Gekonnt und elegant koordiniert er seine vielen Beine. Wie er das macht? Weiß er gar nicht, hat er nie drüber nachgedacht, ist wohl angeboren.

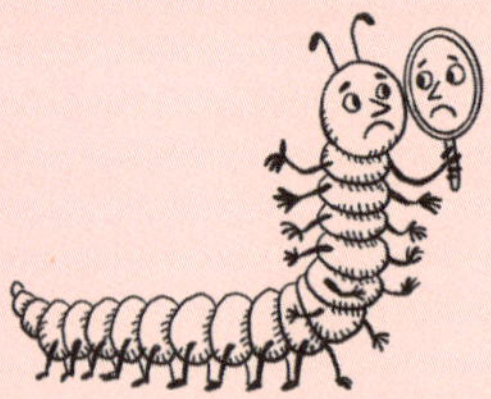

Doch dann kommt er an einer auf dem Boden liegenden Spiegelscherbe vorbei. Noch nie hat er sein Abbild gesehen und erschrickt: »O Gott, so viele Beine hab ich! Wie kann man denn damit laufen, ohne sich zu verstolpern? Mit welchem Bein muss ich jetzt eigentlich anfangen, wenn ich weiterlaufen will?« Er ist völlig ratlos und steht seither blockiert vor dem Spiegel.

Des Weiteren kann ein Übermaß an Kontrolldruck halbautonome Körperfunktionen stören wie die Atmung oder das Schlucken. Normalerweise werden diese Funktionen überwiegend automatisch vom Körper gesteuert. Bei Angstbetroffenen können Selbstverunsicherung und Kontrollbemühungen so weit gehen, dass sie sich Fragen stellen wie: Atme ich eigentlich genügend? Wie oft muss ich eigentlich atmen? Wie ging das noch mal mit dem Schlucken? Wie hab ich das eben noch gemacht? Und wann muss ich schlucken, damit ich mich nicht verschlucke? Man kann das natürlich ein Stück weit auch bewusst steuern, aber auf Dauer wird das anstrengend, und es klappt auch nicht gut. Der Körper weiß und kann das besser.

Sollten Sie einmal in ein solches Kuddelmuddel geraten, machen Sie sich bewusst, dass nichts Schlimmes passieren kann! Niemand kann sich durch Atemanhalten selbst ersticken, und auch maximales Hyperventilieren richtet keine bleibenden Schäden an. Zu viel schlucken macht höchstens leicht schmerzhafte Schleimhautreizungen, zu wenig provoziert schlimmstenfalls einen Hustenanfall. Und keine Sorge, auch solche Phasen der Verwirrung gehen zwangsläufig vorüber. Irgendwann ereilt uns der Nachtschlaf, oder wir werden durch intensive Anforderungen des Umfelds derart abgelenkt, dass die automatische Regulation wieder einsetzt.

Weitere Befürchtungen beziehen sich auf unkontrollierte Entleerungen nach oben oder unten. Erbrechen in Panikzuständen ist sehr selten. So etwas kann natürlich recht unangenehm sein. Dennoch ist es eine normale Funktion, die für bestimmte Zustände vorgesehen ist und die Ihr Körper im Griff hat. Auch hier droht im Falle des Falles keine Gefahr.

Urin- oder gar Stuhlentleerungen kennt man aus Situationen stärkster realer Bedrohung. Im Zusammenhang mit Panikattacken aber werden sie normalerweise nicht berichtet. Und selbst wenn – es wäre peinlich, aber nicht gefährlich.

Auch in unserer modernen Welt gibt es potenzielle Gefahrensituationen, gibt es Dinge, die man zwar leicht tun könnte, die wir aber auf keinen Fall tun sollten. Wir sollten nicht irgendwo in die Tiefe springen, unser Auto nicht gegen einen Brückenpfeiler lenken, wir

sollten unser Kind oder den Nachbarn nicht mit dem Küchenmesser erstechen. Wer an so etwas denkt und einen großen inneren Druck aufbaut, es nicht zu tun, spürt oft einen leichten Zug dahin, es doch zu tun. Und das erzeugt natürlich wieder Panik! Beruhigen Sie sich, das ist ein bekanntes, verbreitetes und ungefährliches psychologisches Phänomen (»High Place Phenomenon«).
Ich erkläre es mir so: Wer partout eine bestimmte Handlung vermeiden will, denkt an diese Handlung, was eine bildliche Vorstellung dieser Handlung erzeugt. Dies ist zwangsläufig eine positive Vorstellung, da wir uns eine »Nichthandlung« nicht vorstellen können. Jede Vorstellung einer Handlung löst aber minimale motorische Impulse für diese Handlung aus (sogenannte ideomotorische Reflexe). Das spüren dann viele Menschen als einen leichten »Zug« in Richtung Handlung. Hieraus entsteht aber niemals eine reale Handlung.
Wenn Sie etwas nicht tun wollen und Angst davor haben, dann tun Sie es auch nicht, und auch Ihr Körper tut es nicht von allein. Und schon gar nicht tut Ihr Körper etwas völlig Unsinniges, was gegen seine und Ihre Interessen verstößt. Ihr Körper mit seinen Funktionen, Antrieben und Reflexen ist Produkt der Evolution, die an nichts stärker interessiert ist als an Ihrem Überleben. Weder entspricht es der evolutionären Logik unseres Körpers, sich selbst zu schädigen, noch, sich durch willkürliche Aggressionen und dadurch provozierte Vergeltung unnötig in Gefahr zu bringen. Und am allerwenigsten entspricht es der Logik unserer Gene, die eigenen Kinder zu schädigen.
Angststörungen haben nichts mit Psychosen zu tun, bei denen es tatsächlich einmal zu Verhaltensweisen kommen kann, die einen selbst oder andere in Gefahr bringen. Die elementaren Funktionen der genetischen Selbsterhaltung sind auf allen Ebenen intakt. Es droht deshalb keine Gefahr, selbst wenn auf dem Höhepunkt einer Panik ein ohnmachtsnaher Zustand mit erheblich eingeschränkten Bewusstseinsfunktionen eintreten sollte. Tiefere Gehirnzentren übernehmen dann die Kontrolle. Sollte ein Hyperventilierender tatsächlich kurz in Ohnmacht fallen, würde er genau in diesem Moment wieder anfangen, normal zu atmen. Es ist, als wenn ein pa-

nischer Reiter sein Pferd in Richtung Abgrund peitscht. Das Pferd springt aber niemals in den Abgrund, wie sehr er auch zuschlagen mag. Und würde er in Ohnmacht fallen, beruhigte sich sein Pferd sofort und würde instinktiv einen sicheren Weg nehmen.

Lassen Sie also los, kämpfen Sie nicht gegen eine Gefahr, die es gar nicht gibt, vertrauen Sie auf die Weisheit Ihres Körpers. Die einzig wahrscheinliche Form von Kontrollverlust bei Panik ist die kopflose Flucht. Vertrauen Sie auf die Instinkte Ihres Körpers, die in Richtung Überleben, Sorge um die Kinder und auch freundliche Kooperation gehen. Aggressives Verhalten braucht gravierende Auslöser, es entsteht nicht einfach so aus dem Nichts. Geben Sie sich Ihrem Körper im Wissen darum vertrauend anheim.

»Die Panik steigert sich maximal und macht Geist und Körper kaputt«

Eine starke Panikattacke ist ein überwältigendes Geschehen. Die schlimmsten Katastrophengedanken scheinen zu seiner Deutung gerechtfertigt, bis hin zu tödlichen gesundheitlichen Ereignissen. Insbesondere Herzinfarkt und Schlaganfall werden hier immer wieder genannt, und tatsächlich gibt es ja im Hinblick auf die Symptome durchaus Ähnlichkeiten. Deshalb ist eine medizinische Abklärung nach den ersten Panikattacken sinnvoll und bei älteren Patienten mit Risikofaktoren sofort notwendig.

Heißt es im Ergebnis dieser Abklärungen, dass Sie gesund sind, können Sie sehr sicher sein, dass Ihnen bei Panikattacken keinerlei Gefahr droht. Umso mehr gilt das, wenn Sie noch jünger sind und beschwerdefrei Sport treiben (oder bis vor Kurzem getrieben haben).

Herzinfarkte und Hirninfarkte (»Schlaganfälle«) ergeben sich ja fast immer aus Schäden der Blutgefäße, die das Herz beziehungsweise das Gehirn versorgen. Diese Schäden brauchen viele Monate oder Jahre, um sich zu entwickeln, oft gibt es charakteristische Warnsymptome und Risikofaktoren. Immer öfter wird die drohende Gefahr durch die Vorsorgediagnostik rechtzeitig erkannt und kann abgewendet werden.

Gibt es bei Ihnen derartige medizinische Vorbelastungen nicht, überstehen Sie und Ihr Körper alle noch kommenden Panikattacken ohne Probleme, egal, wie zahlreich und stark sie auch sein mögen. Die Regulation von Puls und Blutdruck ist grundsätzlich intakt, es geht nicht über den »roten Bereich« hinaus. Der objektive Anstieg beider Parameter ist meist nicht sehr hoch und deutlich unter dem gefühlten. Hohe Blutdruck- oder Pulswerte sind nur dann schädlich, wenn sie dauerhaft und über eine lange Zeit bestehen. Kurzfristige Anstiege im Rahmen von Angstattacken, Stress oder körperlichen Anstrengungen sind harmlos.

Auch die Veränderungen der Atmung sind ungefährlich. Holländische Forscher baten zwanzig Testpersonen, über neunzig Minuten so schnell und tief zu atmen, wie sie konnten. Das taten sie auch, ohne dass ein Schaden entstand – niemand wurde ohnmächtig, und schon gar nicht kam jemand zu Tode. Auch ersticken kann man nicht, Angst führt nicht zu einer Verengung oder etwa zu einem Verschluss der Atemwege, im Gegenteil: Adrenalin erweitert sie!

Und nochmals möchte ich wiederholen: Durch die bei der Symptomentstehung beschriebenen Mechanismen kann es im Panikanfall oder bei stärkeren Angstzuständen zu einer bunt schillernden Fülle von absonderlichen und wechselnden Empfindungen und Symptomen kommen. Es handelt sich um funktionell bedingte Vorspiegelungen des Nervensystems, die völlig harmlos sind.

»Aber manchmal, wenn die Panik besonders schlimm ist, hab ich schon das Gefühl, kurz vor der Ohnmacht zu stehen, was ist, wenn ich stürze und mich zum Beispiel am Kopf verletze?« Ohnmacht und Kollaps treten auf, wenn der Blutdruck abfällt und das Gehirn kurzzeitig nicht mehr ausreichend mit Blut versorgt wird. So eine Situation kann zum Beispiel an heißen, schwülen Tagen eintreten, insbesondere, wenn man zu wenig getrunken hat. Zum einen ist aufgrund des Schwitzens zu wenig Volumen im Kreislauf, zum anderen »versackt« Flüssigkeit in der Haut, wo zur Wärmeabfuhr die Blutgefäße aufmachen. Oft schafft es dann auch das Herzrasen nicht, Schwindel und Schwarzwerden vor den Augen ganz zu verhindern. Das wiederum kann den Teufelskreis Angst vor der Angst in Gang bringen, zu einer ersten Panikattacke führen und in der Folge gar zur Entwicklung einer Panikerkrankung. So kann ein Kollaps den *Auslöser* für Panik bilden, er ist aber niemals *Folge* der Panik, denn Angst und Panik selbst steigern ja den Blutdruck! Panik ist gewissermaßen das beste und direkteste Gegenmittel gegen Kollaps und Ohnmacht!

Das Ohnmachtsgefühl auf dem Höhepunkt einer Panikattacke resultiert aus der stressbedingten Einschränkung der höheren geistigen Funktionen. Hinzu kommt die Störwirkung der Hyperventilation für die Arbeit von Nerven und Nervensystem. Ein vollwertiges Kollabieren ist bei normalen Panikattacken damit nahezu ausgeschlossen und wurde meines Wissens auch nicht in der Fachliteratur beschrieben. Aber selbst bei echtem Kollabieren wäre die Gefahr nicht so groß, wie man vielleicht denken könnte. Auch dabei stürzt man nicht urplötzlich, schlaff und mit voller Wucht zu Boden. Das Ganze läuft zeitverzögert und oft unvollständig ab, sodass reflektorische Restfunktionen das Zu-Boden-Gehen in der Regel ausreichend abfedern. Im Durchschnitt trägt nur jeder Dritte Verletzungen davon und meist nur leichte. Doch keine Regel ohne Ausnahme: Es gibt auch die sogenannte Blut-, Spritzen- und Verletzungsphobie (siehe Box 10).

Box 10: Bitte hinlegen – Blut-, Spritzen- und Verletzungsphobie (Hämaphobie)

Hier besteht eine ausgeprägte Angst vor Verletzungen und invasiven medizinischen Maßnahmen (Blutabnehmen, Spritzen, Zahnarzt, Operationen und dergleichen). Dies kann Veranlagung sein oder die Folge von sehr schmerzhaften Vorerfahrungen bei medizinischen Eingriffen. Hier und nur hier bewirkt die Angst einen Abfall des Blutdrucks, was dann tatsächlich zum Kollaps und zur Ohnmacht führen kann.

Evolutionsgeschichtlich betrachtet, ist das ja auch ein sinnvoller Mechanismus: Er bewirkt, dass weniger Blut aus einer Wunde tritt und die Gerinnung schneller einsetzt. Im Zweifel sollte man sich also bei Maßnahmen dieser Art besser hinlegen, solange die Angstproblematik durch eine Therapie noch nicht ausreichend abgebaut ist.

»Okay, also die Panikattacke ist nicht gefährlich. Aber was ist auf lange Sicht? Wenn ich es nicht so schnell wegbekomme, es sich chronifiziert? Wenn ich es erst nach fünf oder sieben Jahren in den Griff bekomme?« Wenn ein Betroffener die bestehenden therapeutischen Möglichkeiten nicht nutzt, wenn Zusatzprobleme bestehen und/oder die Angsterkrankung »aus dem Ruder läuft« und Folgeerkrankungen entstehen – zum Beispiel Alkohol- oder Tablettenmissbrauch –, dann kann das Risiko körperlicher Gesundheitsschäden tatsächlich steigen. Geben Sie aber acht und nutzen das breite Spektrum der therapeutischen Möglichkeiten konsequent, dann können Sie das vermeiden. Und den Zusatzstress einer »einfachen« Angsterkrankung könnte Ihr Organismus auch über Jahre bewältigen, ohne bleibend Schaden zu nehmen. Dadurch steigt weder Ihr Risiko, Magengeschwüre oder Krebs zu entwickeln, noch, Herz-Kreislauf-Erkrankungen zu erleiden. Sie haben also genügend Zeit!
»Gut. So viel zu den häufigsten körperbezogenen Angstgedanken. Was ist mit der Psyche? Besteht die Gefahr, dass man während einer Panikattacke ›verrückt werden‹ könnte?« Nein, diese Gefahr besteht nicht! »Verrückt werden« heißt in der Fachsprache »eine Psychose bekommen«. Bei Psychosen geht der Bezug zur Realität verloren, man hat Wahnvorstellungen und Halluzinationen, und das nicht nur für eine Stunde, sondern längerfristig. Fachleute können Angsterkrankungen und Psychosen gut auseinanderhalten. Ein Übergang von Panik in Psychosen wurde bisher nicht beschrieben. Also: Wie verrückt sich ein Panikanfall auch anfühlen mag – ein Panikanfall ist und bleibt ein Panikanfall, und nach längstens einer Stunde ist man überwiegend wieder normal.

Und nun kommen wir zu falschen Glaubenssätzen, die häufig mit einer Platzangst verbunden sind.

»Immer wenn ich in dieser oder jener Angstsituation bin, kommt es zwangsläufig zu einer furchtbaren Panikattacke«

Zwangsläufige (»deterministische«) Zusammenhänge kennen wir von Maschinen: Wenn ich auf die A-Taste der PC-Tastatur drücke, erscheint zwangsläufig das A auf dem Monitor. Aber biologische Organismen funktionieren ganz anders, exakte zwangsläufige Zusammenhänge finden wir hier kaum. Hier spielen so viele Faktoren oft chaotisch zusammen, dass fast alle Zusammenhänge nur Wahrscheinlichkeitscharakter tragen. Gegen 23.00 Uhr werde ich *mit hoher Wahrscheinlichkeit* müde. Wenn ich Schokolade sehe, bekomme ich *meistens* Appetit, bei Salat *eher weniger*. Wenn jemand über meine Segelohren Witze macht, werde ich heute *nur noch selten* wütend und so weiter.

Genau das trifft auch auf das Auslösen von Symptomen zu (und auf die Wirkung der Therapie). Schwindel hab ich fast immer in der Panik, Herzstechen nur selten. Und so kommen eben auch die Panikattacken nur mehr oder weniger wahrscheinlich und keinesfalls automatisch und immer! Es gibt gute und schlechte Tage, unter anderem in Abhängigkeit vom aktuellen Grundstressniveau. An schlechten Tagen kriege ich im Zug fast immer eine Panikattacke – im Bus nur selten. Aber an guten Tagen schaff ich oft auch das Zugfahren ohne!

Der Körper hat also eine unterschiedliche Bereitschaft zum Starten von Panik. Und darauf können Sie dann von der Ebene der Psyche her noch positiv oder negativ Einfluss nehmen. Hat der Körper eine 60-prozentige Panikbereitschaft und Sie sagen sich: »Bestimmt kommt nachher im Kaufhaus eine Panikattacke«, dann steigern Sie die Wahrscheinlichkeit auf 80 Prozent. Und wenn Sie sich richtig in Erwartungsangst hineinsteigern, wächst sie auf 95 Prozent. Sagen Sie aber: »Heute ist ein guter Tag, bestimmt krieg ich das jetzt hin mit dem Einkauf«, dann sinkt die Wahrscheinlichkeit auf 40 Prozent. Und wenn Sie dann noch Glück haben und es sind wenige Leute im Laden, dann fällt sie auf 20 Prozent. Bauen Sie also bewusst Zuversicht auf!

»Es ist schlimm, wenn Hilfe zu holen nicht möglich ist; es ist schlimm, wenn mich die Panik am falschen Ort erwischt«

Nein, nein, das wäre gar nicht schlimm! Sie brauchen keine Hilfe. Sie haben sich untersuchen lassen und sind gesund! Sie wissen jetzt: Wie schlimm sich die Panik auch anfühlt, es kann nichts passieren! Ihr Körper ist gesund und hält das locker aus. Was immer auch geschieht – Ihr Körper reguliert sich selbst. Und das gilt natürlich an jedem Ort und in jeder Situation. Sie können ohne Handy eine Tageswanderung in die Berge antreten. Sie können auf einer Forschungsstation am Nordpol anheuern, die monatelang von der Zivilisation abgeschnitten ist. Wenn Ihr Flugzeug inmitten des Amazonas notlanden müsste – verzweifeln Sie nicht, Sie haben eine Chance. In Ihnen lebt noch immer der Schimpanse, Sie sind im Kern ein Wildtier. Sie könnten durchkommen! Alle Ihre Fähigkeiten sind noch da, sie sind nur teilweise blockiert. Sie haben noch viele Potenziale, die Sie gar nicht kennen, weil sie noch nie abgerufen wurden. Es gibt Berichte über Panik- und Agoraphobie-Patienten, die in Not- und Kriegszeiten über sich hinauswuchsen und wahre Heldentaten vollbrachten. Die Angstprobleme waren in der Not wie weggeblasen. Sie sind nicht schwach, Sie fühlen sich nur so!

Es gibt immer eine Lösung. Erwischt Sie die Panik in einem kritischen Gespräch mit Ihrem Chef, melden Sie sich auf die Toilette ab und werfen zur Not ein Benzo ein! Vielleicht fällt Ihnen in diesem kurzen Break das entscheidende Argument für eine Gehaltsverdoppelung ein. Erwischt Sie die Panik auf der Autobahn, halten Sie auf dem Randstreifen. Im Tunnel gibt es Haltebuchten. Zur Not können Sie auch die Warnblinkanlage anschalten und langsam einfach auf der Straße anhalten, egal, wo Sie sich befinden.

Was immer gerade läuft. Sie sind frei, Sie können jederzeit anhalten. Es wird Sie nicht die Existenz kosten. Machen Sie sich das immer wieder bewusst.

»Es ist furchtbar, ein Angsthase zu sein, und noch furchtbarer, wenn das jemand mitbekommt!«

Angst ist ein ganz normales Gefühl, das jeder kennt. Es ist ein gutes, in vielen Situationen sinnvolles Gefühl. Heldenmut besteht gerade darin, die Angst vor einer gefährlichen Situation zu überwinden. Okay, aber wenn es keine gefährliche Situation ist, wenn die Angst also unbegründet ist (oder scheint)? Gut, sie ist ja nicht unbegründet. Wahrscheinlich ging dem Ausbruch Ihrer Angsterkrankung eine Phase mit erhöhten Belastungen voraus. Sie waren mutig, engagiert, haben zu viel auf sich genommen. Die Angst ist dann Zeichen der Überlastung, Zeichen gewissermaßen von zu viel Heldenmut im Vorfeld. Und dann kann sich Angst verselbstständigen.

Wir hatten die Mechanismen ja besprochen: Unser Gehirn ist wie gesagt in vieler Hinsicht eine Murkskonstruktion; es neigt sehr zur Ausbildung von Teufelskreisen. Wut kann sich zu Hass steigern, Traurigkeit kann zur Depression eskalieren, man kann krank sein vor Eifersucht oder Neid. Alle Gefühle können sich aufschaukeln und verselbstständigen. Dann hat man sie nicht mehr im Griff, dann folgen sie nicht mehr der Vernunft. In der einen oder anderen Form kennt das jeder. Man muss sich dafür nicht genieren oder gar schämen. Man kann offen damit umgehen. Eine Angsterkrankung zu haben ist also etwas ganz anderes, als ein Angsthase zu sein.

Und selbst wenn man ein Angsthase wäre, wenn man erhebliche Schwächen hätte – wäre man dann als Mensch weniger wert? Woran bemisst sich der Wert eines Menschen?

»Es ist schrecklich, wenn ich mich blamiere, Schwäche zeige, etwas Peinliches mache!«

In unserer Leistungsgesellschaft werden Menschen oft nach Leistung, Vermögen, Aussehen oder dem sozialen Rang (Titel, Beruf, Machtposition, Prominenz und dergleichen) bewertet. Auch soziale Gewandtheit steht hoch im Kurs: Schlagfertigkeit, Humor, emotionale Intelligenz. Hier schlagen noch sehr deutlich die von unseren biologischen Instinkten gesetzten Werte durch, wie sie in der Evolutionsgeschichte entstanden sind.

Wir hatten es schon kurz angesprochen: Die biologische Evolution fördert alles, was dem eigenen Überleben, dem Überleben möglichst zahlreicher Kinder und der eigenen Stammesgruppe dient. Dass Stärke und Leistungsfähigkeit und auch materieller Reichtum dem Überleben förderlich sind, liegt auf der Hand. Gutes Aussehen zeugt von guten Genen und hilft, attraktive Sexualpartner mit ebenso guten Genen zu finden – beides steigert die Chancen der Kinder. Soziale Gewandtheit hilft beim Erlangen sozialen Ranges, und dieser wiederum gibt Macht und damit Zugriff auf materiellen Reichtum und attraktive Sexualpartner.

Entsprechend haben die meisten Menschen einen starken Drang, sozial gut auszusehen: Sie sorgen für äußerliche Attraktivität, sprechen über ihre Vorzüge und Kompetenzen, bezeugen ihre Leistungen mit Statussymbolen, machen sich vor allem bei wichtigen Personen beliebt, streben nach Eloquenz in der Unterhaltung, wehren sich bei Angriffen, um das Gesicht zu wahren. Die Rückseite der Medaille ist eine überstarke Angst, bei alldem zu versagen. Schwächen zu zeigen minderte in der Steinzeit den eigenen Wert für andere und die Gruppe. Peinlichkeiten zu begehen und grob soziale Normen zu übertreten brachte einen gar in Gefahr, ausgestoßen zu werden. Ein solcher »sozialer Tod« war gleichbedeutend mit dem biologischen Tod: Allein hatte man keine Überlebenschance in der Wildnis. Eine der großen Gefahren war dabei durchaus die Begegnung mit Fremden. Cliquen aggressiver Schimpansenmännchen machen Jagd auf versprengte Mitglieder benachbarter Schimpansengruppen. Indigene Volksgruppen zeigten (und zeigen) in bestimmten Regionen durchaus eine Neigung zur Aggressivität und führten beziehungsweise führen oft Kriege gegeneinander.

Vor diesem Hintergrund ist es nicht verwunderlich, dass den meisten Menschen eine starke Furcht davor eingepflanzt ist, Schwäche zu zeigen und »das Gesicht zu verlieren«, insbesondere in Anwesenheit von Fremden. Nicht selten verselbstständigt sich diese Furcht zur sozialen Angst.

Aber das ist eben nur das halbe Bild – es zeigt lediglich unsere biologische Basis mit den Interessen unserer Gene. Doch der Mensch ist mehr als das. Mit der Entwicklung der Großhirnrinde hat das Gehirn des Homo sapiens einen Raum eröffnet für eine ganz neue, höhere Entwicklungsebene: Bewusstsein, Geist, Freiheit und Kultur. Dies ist der eigentliche Ort des höchsten Menschseins. Ihn gilt es zu entwickeln, er sollte nicht die alleinige, aber die führende Kraft werden. Hier gelten andere, höhere Werte und Prinzipien als auf biologischem Niveau.

Wenn wir diese verinnerlichen, haben wir die Freiheit und die Kraft, auch entgegen der Stimme unserer Gene zu handeln. Und das ist oft nötig! Als geistig-kulturelle Wesen streben wir nicht nach maximaler Kinderzahl, sondern nach Glück und Lebenserfüllung. Wir leben nicht mehr in der Steinzeit, wir leben in modernen, kulturgeprägten Rechts- und Wohlfahrtsstaaten. Hier würde uns der Rat der Gene oft nicht in Richtung Glück führen. Weder unser Glück noch unser Wert als Mensch hängen von Aussehen, Leistung, Reichtum, Ruhm oder Macht ab.

Auf der geistigen Ebene wissen und spüren wir: Alle Menschen sind gleich viel wert, alle Menschen sind gleichberechtigt. Im Grunde ist das der Kern der berühmten »goldenen Regel«: Behandle andere so, wie du selbst behandelt werden möchtest. Dieses Prinzip findet sich in unterschiedlicher Form in den meisten Religionen, philosophischen Ansätzen und Lebenskunstlehren. Es lässt sich auf vielfältige Weise recht schlüssig begründen. Das menschliche Bewusstsein ist das höchstentwickelte Phänomen, das größte »Wunder« im uns einsehbaren Universum. Jedes Wesen, dessen Bewusstsein reflexions-, genuss- und leidensfähig ist, ist ein letzter und absoluter Wert in sich. Jeder Mensch trägt eine hochkomplexe, einzigartige innere Welt in sich und ist deshalb von unendlichem Wert.

Das Wunder unseres zur Selbstentwicklung und zum Selbstgenuss befähigten Bewusstseins überstrahlt alle unsere Unterschiede in Sachen Aussehen, Leistung oder Status. Machen Sie sich das immer wieder bewusst, und lernen Sie, Ihr Selbstwertgefühl auf dieser Basis von innen her zu regulieren. Ihr Wert und Ihre Würde sind grundsätzlich und unter allen Umständen unantastbar.

Alle Menschen haben Eigenschaften, die man nach leistungsgesellschaftlichen Maßstäben »Schwächen« nennen kann. Wer dem Rat der Gene folgt und diese Schwächen hinter dem Visier seines Ritterhelms zu verbergen sucht, erschwert damit tiefe menschliche Beziehungen auf der geistigen Ebene. Die wahre menschliche Stärke liegt darin, authentisch zu sein, zu Schwächen zu stehen und sie zu zeigen. Als bleibendes Symbol dafür könnten wir Papst Johannes Paul II. nehmen, der sich Ostersonntag 2005 im schon final versagenden Körper noch aufrecht hielt und öffentlich zeigte. Oder denken Sie an Stephen Hawking, der sich durch seinen gelähmten und entstellten Leib nicht davon abhalten ließ, an seinen inneren Welten zu bauen. Das sind wahre Siege des Geistes über die Biologie!

Für Platzangst-Situationen gilt: Was immer Sie fürchten – Erröten, Schwitzen, Zittern, Umfallen, ein Kontrollverlust über den einen oder anderen Schließmuskel –, versuchen Sie, den Kampf dagegen und die Angst davor abzubauen. Wenn es geschieht, dann geschieht es eben! Ihr Wert als Mensch und Ihre Würde bleiben davon unberührt. Überwinden wir die primitiven alten Ritterspiele von Stärke und Ehre, die wahre Stärke und Ehre des Menschen liegt darin, offen und authentisch zu sein, Schwächen zuzulassen. Einzig Ihr Bemühen, im schlimmsten Schlamassel Haltung und Würde zu bewahren, zählt – nur das Bemühen, nicht der Erfolg. Wenn Sie sich im Rahmen des Ihnen Möglichen bemühen, sind Sie gerechtfertigt, vor Gott, dem Universum, der Macht oder was sonst hinter dem Geheimnis unserer Existenz stehen mag.

Wer biologische Schwäche ausnutzt oder sich über sie lustig macht, zeigt damit nur, dass er sich noch nicht dauerhaft über das biologische Entwicklungsniveau erheben konnte. Er disqualifiziert sich damit selbst.

Stellen Sie sich über Ihre Angst, anzuecken, Normen zu verletzen und im Überschwang des Lebens auch mal Peinlichkeiten zu begehen. Wer auf der geistigen Ebene konsequent den Weg einer kreativen Selbstentwicklung geht, muss zwangsläufig in solche Situationen kommen. Außerdem übertreibt Ihre Steinzeitangst maßlos!

Anders als Steinzeitmenschen sind wir Angehörigen moderner Großgesellschaften von unseren Gruppen kaum mehr abhängig: Wir können das Team, die Firma, die Stadt oder das Land wechseln und zur Not sogar mit unserer Familie brechen. All das müsste nicht zwangsläufig unsere Existenz und unsere Chancen auf Glück zerstören. Wir Menschen können es sogar lernen, auch dann in unserer Innenwelt ein ausreichend zufriedenes Leben zu führen, wenn wir in der Außenwelt ein von vielen verspotteter Sonderling sind. Auf Freunde oder Bekannte, die sich wegen Ihrer Angstprobleme von Ihnen abwenden, können Sie gern verzichten. Und machen Sie sich schließlich immer wieder bewusst: Zumindest zur Tageszeit sind Sie in den belebten Kernzonen des öffentlichen Raumes unserer westlichen Gesellschaften außerordentlich sicher. Auch von Fremden geht hier keine Gefahr aus, wenn man die Kriminalitätsstatistik zugrunde legt.

Teil unserer biologischen Basis sind ja auch starke auf Mitgefühl und Kooperation gerichtete Instinkte. Durch das in unserer Kultur übliche Alltagsleben werden eher diese Seiten aktiviert und gestärkt. Die meisten unserer Mitmenschen sind durch Erziehung auf die Werte und Normen unserer Kultur geprägt. Und schließlich gibt es noch Überwachungskameras und die Polizei. Selbst wenn Sie erkennbar körperlich angeschlagen sind, sollte Ihnen keine Gefahr drohen. Im Gegenteil – mit großer Wahrscheinlichkeit bietet Ihnen jemand Hilfe an. Im schlimmsten Fall würde man Sie vielleicht für einen Betrunkenen halten und ignorieren.

»Einflüsse aus der normalen Alltagsumwelt beeinträchtigen meinen Körper und meine Gesundheit«

Wer Beschwerden hat und auf den üblichen Wegen keine Erklärungen findet, der beginnt zwangsläufig in immer randständigeren Bereichen nach Hilfe zu suchen. Die Medienproduktion wird zunehmend einfacher und billiger, die Konkurrenz um Aufmerksamkeit steigt, entsprechend wächst die Tendenz, alles und jedes zu skandalisieren. Mittlerweile dürfte es zu jedem Alltagsphänomen im Internet Beiträge geben, die deren Schädlichkeit behaupten: Giftstoffe und Allergene überall, Nahrungsmittel, denen wichtige Stoffe fehlen oder die zu einer imaginären Übersäuerung führen, Elektrosmog, Wasseradern, Mobilfunkmasten, schlechte Luft, Orte oder gar Menschen mit negativer Energie – und so weiter, und so fort.

Wer leidet, kann sich hier ganz schnell in Teufelskreisen verfangen: Man beschäftigt sich stundenlang mit Negativthemen und versucht mit größten Mühen, die vermeintlichen Störeinflüsse auszuschalten, doch es hilft nichts, das Leiden vergrößert sich, man sucht noch verzweifelter, leidet noch mehr …

Machen Sie sich bewusst, dass diese Einflüsse als unschädlich zu betrachten sind, sofern nicht wirklich handfeste Allergien oder Unverträglichkeiten vom Arzt diagnostiziert werden. Für viele dieser Einwirkungen wie Elektrosmog oder Mobilfunkstrahlung haben wissenschaftliche Studien eine relevante Schädlichkeit nicht nachweisen können. Übersäuerung verhindert die Niere – dazu ist sie da. Bei normaler Mischkost kommt es nicht zur Mangelernährung. Piloten sind über Jahre erhöhter Strahlung ausgesetzt, ohne dass sie Schaden nehmen. Unsere Vorfahren waren ebenfalls häufig in exponierter Position und mussten mit Störeinflüssen und Mangelsituationen zurande kommen. Entsprechend ist unser Körper darauf eingestellt, er ist extrem anpassungs- und kompensationsfähig.

Natürlich kommt es immer wieder zu allen möglichen Missbefindlichkeiten aus vielerlei äußeren und inneren Gründen. Sie sind harmlos und gehen vorbei – außer man erklärt sie zum Problem und setzt über Teufelskreise selbsterfüllende Prophezeiungen in Gang.

Versuchen Sie, das zu vermeiden. Sagen Sie sich: Mit den Störeinwirkungen, mit denen die meisten anderen Menschen zurechtkommen, komme auch ich zurecht. Und sollte ich für manche Einwirkungen tatsächlich besonders sensibel sein, dann muss ich mich ihnen erst recht stellen! Ich muss mich exponieren mit der festen Zuversicht, dass mein Körper dazu fähig ist, sich in kleinen Schritten daran zu gewöhnen. Ich weiß, dass eine Haltung des ängstlichen Rückzugs fatale Konsequenzen hätte!

Denken Sie an die Herrscher vergangener Zeiten, die sich sogar Gift in kleinen Dosen zuführten, um sich dagegen zu wappnen.

»Es ist fürchterlich, wenn ich nicht fliehen kann«

Da ist nichts, wovor Sie fliehen müssten, Sie sind nicht in Gefahr. Weder geschieht mit Ihrem Körper etwas Schlimmes, noch tun Sie etwas Verwerfliches. Auch Ihre Mitmenschen sind keine Gefahr, nicht im Zug und nicht im Einkaufszentrum. Vielleicht bietet Ihnen jemand Hilfe an, die meisten werden Sie ignorieren, einige wenige gucken vielleicht komisch oder machen abschätzige Bemerkungen.

All das muss Sie nicht berühren, Sie bestimmen jetzt Ihren Selbstwert von innen. Sie wissen, dass Ihr Wert und Ihre Würde unantastbar sind, Sie stellen sich über das biologische Niveau, wo es um Stärke und Ehre geht. Was die anderen über Sie denken, ist völlig gleichgültig! Ihre Existenz und Ihr Glück sind nicht mehr vom Wohlwollen der Gruppe abhängig. Machen Sie eine Übung aus der Situation, und versuchen Sie, die anderen völlig auszublenden – üben Sie, »inmitten von Menschen allein zu sein« und sich voll auf Inhalte Ihrer Wahl zu fokussieren. Stellen Sie sich einfach vor, die anderen seien Schaufensterpuppen oder Schauspieler auf einer Leinwand.

Eine Alternative wäre »entwaffnende Offenheit« – sagen Sie etwas in der Art: Wenn ich ein bisschen komisch wirken sollte, keine Sorge, ich bin nicht verrückt oder mache irgendwas Schlimmes. Ich habe nur Platzangst und grad ein bisschen Panik. Am besten, Sie beachten mich einfach nicht, ich brauche keine Hilfe, es geht meist von allein schnell vorbei. – Alternativ: … Lassen Sie uns ein Gespräch über irgendetwas Positives führen – das lenkt mich ab.

Auf dem Stuhl des Friseurs oder des Zahnarztes empfiehlt es sich, das Problem offenzulegen und für alle Fälle ein Notzeichen für eine Pause zu vereinbaren.

Machen Sie sich darüber hinaus bewusst: Wo immer Sie auch sind, fast überall können Sie vieles von dem tun, was Sie auch daheim zu Ihrer Beruhigung tun würden. Überall können Sie Lippenbremsatmung oder ein anderes Entspannungsverfahren praktizieren, überall können Sie einen Igelball in der Tasche drehen. Sie können sich im Laufschritt durchs Kaufhaus bewegen

und im Zug aufs WC gehen, um Kniebeugen zu machen oder zur Not ein Benzo einzuwerfen. Im Grunde sind Sie immer zu Hause, Sie sind in Ihrem Körper daheim – wo sich der gerade aufhält, ist zweitrangig.
Sie sehen, es gibt keinen Grund für eine Flucht, und neben der Flucht sind da zahlreiche andere, förderlichere Möglichkeiten, der Situation zu begegnen. Sie sind frei und haben viele Optionen, wo immer Sie auch sein mögen.

Gehen wir nun noch kurz auf zwei grundlegende Themenfelder ein, die einen erheblichen Einfluss darauf haben, wie wir mit Angst umgehen: »Glück aus inneren Quellen« sowie »Radikale Akzeptanz, Urvertrauen und Spiritualität«.

Glück aus inneren Quellen

Mit welchen Ängsten wir leben, hängt auch sehr davon ab, was wir in unserem Leben für wichtig oder gar für unverzichtbar halten, wovon wir glauben, dass wir es für unser Glück unbedingt brauchen. Je mehr wir als unverzichtbar erklären, desto größer müssen die Verlustängste sein. Wenn ich glaube, dass ich ein großes Haus, zwei Autos und ein mittelgroßes Vermögen brauche, um glücklich zu sein, habe ich Grund für allerlei Sorgen und Ängste als Wegbereiter für Angsterkrankungen: Wird sich das neue Dachmaterial als haltbar genug erweisen? Hätte ich doch die teurere Alarmanlage nehmen sollen? Hoffentlich fahr ich mir beim Skiurlaub nicht wieder eine Schramme an mein neues Auto! Wie steht's um meine Karriere? Ist mein Chef ausreichend von mir überzeugt? Was machen der Aktienmarkt und meine Geldanlagen?
Woher kommen diese stressenden Glaubenssätze? Die primäre Quelle ist ja bekannt: das evolutionsbedingte Streben, den Fortbestand unserer Art zu sichern und unsere Reproduktionsrate möglichst zu erhöhen. Unsere Gene drängen uns zum Erwerb von Reichtümern und Status, das sichert das Überleben vieler Kinder und damit ihre maximale Ausbreitung. Natürlich sind diese Werte

dann auch eingesickert in die »Kultur des Kapitalismus« und werden auf diesem Wege ebenso an die Heranwachsenden weitergegeben.

Aber fragen Sie sich: Ist es wirklich das, was Sie letztlich wollen? Das, was die meisten Menschen im Kern möchten, umschreiben sie doch eher so: ein glückliches, erfülltes, zufriedenes Leben. Und dann besinnen Sie sich einmal auf Ihre Lebenserfahrung: Haben Konsum und Status Sie bisher glücklich gemacht? Wie war das, als Sie sich das letzte Mal einen materiellen Wunsch erfüllt haben? Das neue Auto, die neue Handtasche? Kurz waren Sie euphorisch, konnten die Sachen dann noch eine gewisse Zeit lang genießen. Dann aber versanken sie immer mehr im grauen Fluss des Alltags, und es erwachte langsam das Bedürfnis nach einem noch schickeren Auto und einer noch tolleren Tasche. Ob die wohl ihr Glücksversprechen besser und länger halten werden? Ich fürchte, nein!

Gemäß der Logik der Evolution wäre das auch gar nicht zu erwarten. Ihre Gene wollen nicht, dass Sie sich zufrieden zur Ruhe legen! Sie wollen, dass Sie rastlos bleiben, Sicherheiten aufhäufen, um für alle Eventualitäten des Lebens gewappnet zu sein. Dafür nutzen Sie den Mechanismus der Gewöhnung.

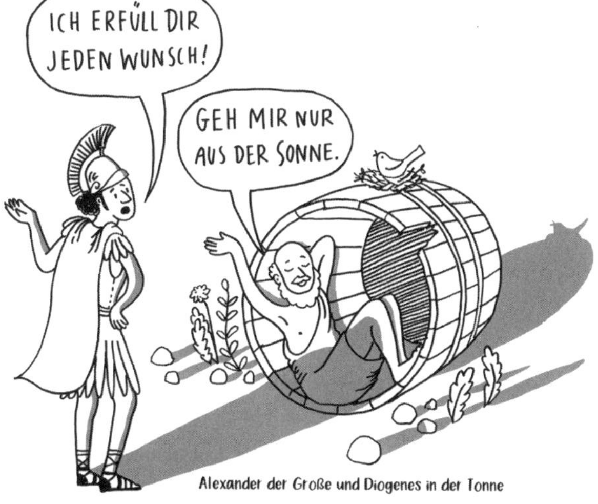
ICH ERFÜLL DIR JEDEN WUNSCH!
GEH MIR NUR AUS DER SONNE.

Alexander der Große und Diogenes in der Tonne

Was bei Negativereignissen und Angst hilfreich ist, gereicht uns jedoch zum Nachteil, wenn es ums Glück in einer Wohlstandsgesellschaft geht. Was immer Sie an Ihrer materiellen äußeren Lebenssituation verbessern, nach einiger Zeit gewöhnen Sie sich daran, und die anfänglichen Glücksgefühle verblassen. Sie brauchen dann mehr und Neues, um sich wieder besser zu fühlen. Wir geraten auf diese Weise in das, was der Volksmund »Hamsterrad« nennt. In der Wissenschaft – denn Studien bestätigen diese alte Lebenserfahrung – sagt man dazu »hedonistische Tretmühle«, auch »hedonistische Adaptation« (gr. *hēdonē* [Freude, Vergnügen, Lust], mlat. *adaptatio* [Anpassung]). Oberhalb einer bestimmten Einkommensschwelle, ab der alle wichtigen Lebensbedürfnisse ausreichend gut befriedigt werden können, bewirkt weiterer Einkommenszuwachs keine Steigerung der Lebenszufriedenheit mehr. Einer breit angelegten Studie zufolge liegt diese Schwelle in Deutschland derzeit bei etwa 2000 Euro netto pro Person und Monat (Schröder 2020). Übrigens bestätigt diese Studie wieder einen nicht ganz leicht verdaulichen Befund: Auch Kinder tragen nicht wirklich zum Glück bei, eher das Gegenteil. Offenbar sind unsere Gene wahre Meister im Erzeugen von Illusionen.

In der »Kultur des Geistes« ist all dies freilich seit Jahrtausenden bekannt. In Philosophie, Lebenskunst und Religion wird materieller Reichtum gering geschätzt und der Aufbau innerer Glücksquellen favorisiert. Klösterliche Lebensformen sind über alle Kulturen verbreitet und hoch geachtet.

Lösen Sie also die innere Bindung an äußere Dinge, lösen Sie Ihre »Anhaftungen«, wie die Buddhisten das formulieren. Üben Sie sich im Loslassen. Betrachten Sie Besitz als auf Zeit geleast, und stärken Sie Ihre Bereitschaft, ihn jederzeit zurückzugeben. Vor mehr als zweitausend Jahren formulierte der Stoiker Kleanthes es so: »Der Reichtum an Gütern verdirbt die Seele, wenn er nicht ausgeglichen wird durch das Bewusstsein, dass Besitz nur Leihgabe der Götter bedeutet.«

Wahre und nachhaltige Lebenszufriedenheit kommt zu 80 Prozent aus inneren Quellen: förderliche Lebenshaltungen und kulturelle Ressourcen. Bauen Sie gezielt solche Ressourcen auf. Die

Freude an Literatur, am Schachspiel oder am Musizieren erschöpft sich *nicht* per Gewöhnung. Wer von sich weiß, dass er zur Not auch mit einer schmalen materiellen Lebensbasis auskommen kann, wird weniger unter Sorgen und Verlustängsten leiden. Er wird sich weniger um das Wohlwollen der anderen scheren und den Nachbarn nicht um seinen Porsche beneiden. Das erleichtert vieles, auch die Selbstbehandlung einer Panik- oder Platzangststörung. Darüber hinaus kann es helfen, die Lebensberichte von Menschen zu lesen, die aus dem Hamsterrad ausgestiegen sind und ganz bewusst die Kunst eines einfachen Lebens kultivieren (zum Beispiel Grossarth 2012, Hell 2019 oder Schwermer 2003).

Radikale Akzeptanz, Urvertrauen und Spiritualität

Die nächste Ebene der Identifikation und des Anhaftens ist der eigene Körper, das eigene Leben: Wir wünschen uns Schmerz- und Leidensfreiheit, Gesundheit, nach Möglichkeit ewige Jugend und ewiges Leben. Hier ist das Loslassen natürlich viel schwieriger. Hilfreich sein können Sichtweisen aus Bereichen wie Religion oder Spiritualität: ewiges Aufgehobensein im Schoße eines gütigen Gottes oder der Körper als ein geleastes materielles Gefährt auf der ewigen Reise des Geistes, das mit dem Tode nur gewechselt wird.

Sollten Sie Zugang zu diesen Lebenshaltungen haben, versuchen Sie, sie zu reaktivieren und als Mittel gegen die Angst zu nutzen.

Hinter den Grenzen von Wissen und Wissenschaft

Was aber, wenn Sie ein eher nüchtern-rationaler Mensch sind, der technisch-naturwissenschaftlich geprägt ist? Auch ich gehöre zu dieser Gruppe, und ich kann aus eigener Erfahrung sagen, dass selbst uns geholfen werden kann. Wenn man sich intensiv mit Hirnforschung, Psychologie, evolutionärer Erkenntnistheorie und Philosophie beschäftigt, erkennt man vor allem eins: die Grenzen unseres Erkenntnisvermögens. Unser Gehirn und seine

Sinnesorgane sind entstanden nach den Prinzipien der Evolution: Auch sie sind nicht perfekt, sie funktionieren gerade so gut, dass es zum Überleben ausreicht in der engen Nische, die wir in diesem Universum bewohnen.

Nehmen Sie mal die Regenwürmer – die haben weder Augen noch Ohren und überleben trotzdem in ihrer Nische. Wie simpel mag wohl ihre innere Wirklichkeit aussehen? Auch unsere Sinnesorgane zeigen uns nur einen kleinen Teil der Außenwelt, in der wir leben. So können wir zum Beispiel Radioaktivität nicht mit unseren Sinnen erfassen. Wie viele solcher Phänomene gibt es noch? Zahlreiche Weltmodelle der Physiker haben weit mehr als drei Dimensionen. So was können wir uns gar nicht vorstellen.

Ein allsehendes und allwissendes Wesen würde wohl auf uns genauso mitleidig herabblicken wie wir auf die Regenwürmer. Unsere Sinne spiegeln uns ein paar überlebenswichtige Eckdaten ins Gehirn, der Raum dazwischen wird ausgemalt von der Fantasie unseres Geistes. Das haben Sie in Anbetracht von Abb. 9 ja schon selbst erlebt: Es ist der gleiche Reiz, aber einmal versetzt Sie Ihr Geist in den Wald vor ein Hexenhaus und einmal auf die Pferderennbahn von Ascot. In ähnlicher Weise sind die Modelle, die wir wissenschaftlichen Daten überstülpen, Konstruktionen unseres Gehirns. Zum Urgrund des Seins hat auch die Wissenschaft keinen Zugang. Auf letzte Fragen werden wir niemals Antwort bekommen. Verneigen wir uns in Demut vor dem Geheimnis des Seins.

Im Kern ist das die Sichtweise, zu der viele bedeutende Wissenschaftler gefunden haben. Zitieren wir einmal stellvertretend Albert Einstein: »Zu empfinden, dass hinter dem Erlebbaren ein für unseren Geist Unerreichbares verborgen sei, dessen Schönheit und Erhabenheit uns nur mittelbar und in schwachem Widerschein erreicht, das ist Religiosität. In diesem Sinne bin ich religiös« (zit. n. Jammer 1995, S. 53).

Es erscheint uns logisch zwingend, dass es irgendeinen Urgrund des Seins geben muss, aber er ist uns prinzipiell unzugänglich, wir können nichts über ihn aussagen. Außer vielleicht sehr Allgemeines wie dies: Wenn wir es gut finden, dass es uns gibt, dass unsere Welt und unser Universum existieren, dann muss auch der

Urgrund, aus dem all dies geworden ist, gut sein. Nichts spricht dagegen, ihn »Gott« zu nennen, »die Macht«, »das Geheimnis« oder »Brahman«.

Wir könnten uns weiter vorstellen, dass alles einen höheren, in diesem Urgrund verborgenen Sinn hat, auch wenn wir den aus unserer engen Perspektive nicht erkennen können. Aus Studien weiß man tatsächlich, dass Menschen, die einem solchen positiven Glauben anhängen, glücklicher, gesünder und erfolgreicher sind. Das wäre dann so etwas wie ein pragmatischer Gottesbeweis: Was hilft, existiert und hat recht.

Die Themen »Glück« und »Spiritualität« sind natürlich so tiefgreifend und komplex, dass es mit einfachen Ratschlägen nicht getan ist. Jeder sollte sich damit eigenständig und tiefgründig auseinandersetzen, um seinen eigenen Weg zu finden. Nehmen Sie das, was ich hier schreibe, im Sinne von Vorschlägen, die gut begründbar sind, aber keine absoluten Wahrheiten darstellen. Setzen Sie sich kritisch damit auseinander, und konsultieren Sie nach Möglichkeit weiterführende Literatur (meine Sichtweise finden Sie beispielsweise ausführlicher in dem Buch *Erfolgsprinzip Persönlichkeit* [Hansch 2009]).

Zwischen Veränderung und radikaler Akzeptanz

Sich derartige spirituell-religiöse Sichtweisen und Haltungen zu erarbeiten und sie zu verinnerlichen, kann sehr hilfreich sein beim Eingrenzen der Angst. Sie ermöglichen es, den eigenen Körper und sein Ego loszulassen, um sich mit dem Ganzen zu identifizieren: Ich bin nicht die Welle, die irgendwann bricht, ich bin eins mit dem Ozean. Eine solche Grundhaltung erleichtert es mir, mein Denken, meinen Willen loszulassen und im reinen Sein aufzugehen, entsprechend den Zuständen, die auch durch Achtsamkeit und Meditation angestrebt werden.

Im Wissen um unser Nichtwissen können wir uns dem Fluss des Seins vertrauend anheimgeben. All meine Angstgedanken und Angstbilder – sie sind nur Konstrukte aus einer engen, durch meine Gene bestimmten Perspektive. Sie haben keine Realität.

Ich bin nicht meine Gene, ich bin mein Geist. Mir ist egal, was geschieht, es wird schon zu was gut sein. Ich nehme mein Schicksal an, was immer es auch bringt, ich will es radikal akzeptieren. Ich will sogar versuchen, es zu lieben – gemäß dem Amor Fati (der »Liebe zum Schicksal«) des Friedrich Nietzsche, der höchstmöglichen Lebensbejahung. Dann werde ich auch nicht gegen die Angstwellen ankämpfen, sondern mitschwimmen, mich von ihnen tragen lassen, auf ihnen reiten.

Diese Haltung der radikalen Akzeptanz bezieht sich natürlich nur auf Gegebenheiten und Situationen, an denen wir nichts (mehr) ändern können. Wenn wir (wieder) vernünftige Handlungsspielräume haben, gilt es natürlich, diese problemlösend und situationsverändernd zu nutzen! Eine Krankheit sollten wir behandeln, solange es als wirksam erwiesene Therapiemöglichkeiten gibt – sind diese ausgeschöpft, müssen wir loslassen, auf die Selbstheilungskräfte des Körpers und die verborgene Sinnhaftigkeit des Universums vertrauen. Wir versuchen, eine Panikattacke zu vermeiden und zum Beispiel durch kontrolliertes Atmen abzufangen – gelingt dies nicht, lassen wir los, kämpfen nicht und lassen sie in distanzierter Akzeptanz durch uns durchlaufen. Alles Vernünftige werden wir tun, um die Geldanlagen abzusichern – ist der Crash aber da, werden wir nicht in Depression verfallen, sondern loslassen, auf das Glück von innen und auf die Selbstregulations- und -regenerationspotenziale des Wirtschaftssystems vertrauen.

Abb. 17 zeigt, wie wir flexibel pendeln sollten zwischen Nahkampf- und distanzierter Akzeptanzperspektive in Abhängigkeit von den Handlungsmöglichkeiten.

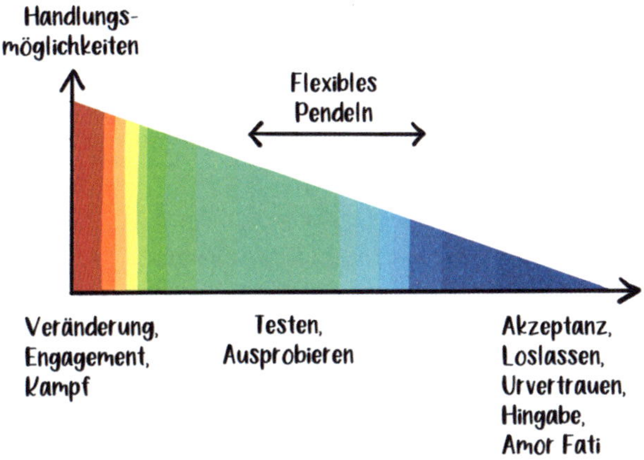

Abb. 17: In Abhängigkeit von den erkennbaren Handlungsmöglichkeiten gehen wir mehr in Richtung Veränderung oder Akzeptanz.

Aufgabe 1: Systematisch Anti-Angst-Konzepte entwickeln

So, nun habe ich Ihnen wieder eine Menge Hintergrundwissen geliefert! Jetzt ist es Zeit, dass Sie an eine systematische Arbeit gehen! Zur Erinnerung: Die Hauptaufgabe auf Stufe 1 (Wissen, Einsichtslernen) besteht ja darin, Ihre privaten Krankheitstheorien und situationsbezogenen Angstkonzepte offenzulegen, ihnen Anti-Angst-Konzepte gegenüberzustellen und diese zu verinnerlichen.

Machen Sie das unbedingt schriftlich! Welche konkreten Befürchtungen haben Sie in Bezug auf Ihren Körper, auf Ihre Psyche, auf die agoraphobischen Situationen? Was glauben Sie, was an Schlimmem passieren könnte? Haben Sie einige Ihrer Katastrophengedanken in den vorangegangenen Abschnitten wiedererkannt? Welche darüber hinausgehenden Sorgen haben Sie? Haben Sie sich in Ihren Grübelphasen irgendwelche Hintergrundtheorien als Erklärung zurechtgelegt? Schreiben Sie alles auf!

Wenn Sie sich darüber noch gar nicht so klar sind, könnte es hilfreich sein, sich eine Weile bewusster zu beobachten und ein Angst-Tagebuch zu führen (siehe H+D 10 im Anhang). Versuchen Sie, sich während der Angstphasen und kurz danach bewusster zu beobachten. Merken Sie sich, was im Körper passiert und welche Gedanken Ihnen dabei durch den Kopf gehen. Sobald Sie Gelegenheit dazu haben, schreiben Sie das in ein Notizbuch, das Sie immer mit sich führen. Am Abend übertragen Sie Ihre Beobachtungen ins Angst-Tagebuch. Nach einer gewissen Zeit systematisieren Sie dann Ihre Aufzeichnungen: Lassen sich Ihre wiederkehrenden Angstgedanken zu einigen wenigen Grundthemen zusammenfassen? Ordnen Sie diese so weit wie möglich zu einer Angsttheorie, und bringen Sie sie gesondert zu Papier.
Der zweite Schritt: Prüfen und widerlegen Sie diese Angsttheorie. Sind Ihre Angstannahmen begründet, sind die Schlussfolgerungen logisch folgerichtig? Enthalten sie Übertreibungen oder allzu grobe Verallgemeinerungen?
Sind Ihre Annahmen sachlich richtig? Insbesondere vor dem Hintergrund der in diesem Buch vermittelten Informationen? Haben Sie sich korrekt über die Wahrscheinlichkeit Ihrer Annahmen informiert? Haben Sie die real bestehenden Risiken mit anderen alltäglichen Lebensrisiken verglichen? Was ist der wahrscheinlichste Fall? Was wären die Konsequenzen, wenn tatsächlich alles maximal schlecht ausginge? Wie schlimm wären die Konsequenzen wirklich? Gäbe es nicht eine Möglichkeit, auch mit ihnen konstruktiv umzugehen?
Klingt kompliziert? Denken Sie, eine solche Bearbeitung Ihrer Angsttheorie würde Ihnen schwerfallen? Versuchen Sie es! Organisieren Sie sich gegebenenfalls Hilfe: Therapeuten, Ärzte, informierte Freunde oder Bekannte, weitere Literatur, das Internet …
Formulieren Sie nun im dritten Schritt Ihre Angsttheorie möglichst positiv zu einer Anti-Angst-Theorie um. Leiten Sie die Entstehung und Bedeutung der angstbesetzten Symptome und Phänomene korrekt her, stellen Sie sie in einen möglichst positiven Kontext, der es leichter macht, sie akzeptierend anzunehmen. (Im folgenden Abschnitt gibt es hierfür noch weitere Anregun-

gen.) Welche Ihrer Sichtweisen und Lebenshaltungen könnten Sie verändern, damit Ihnen der Umgang mit Angst leichter fällt? Versuchen Sie erste Schritte.
Schreiben Sie sich Ihre »Anti-Angst-Theorie« dann auf, und lernen Sie sie auswendig. Formatieren Sie sie schön, drucken Sie sie aus, und hängen Sie sie an Stellen in Ihrer Wohnung auf, wo oft Ihr Blick drauffällt. (Kürzlich gestand mir ein Patient, dass das bei ihm die Innenseite der Tür zum stillen Örtchen wäre – warum nicht?) Sie können auch einen zusammengefalteten Ausdruck in der Hosentasche bei sich tragen. Rufen Sie sich diese Inhalte mindestens einmal täglich ins Bewusstsein, vielleicht in einem gebetsähnlichen Ritual: Lesen oder rezitieren Sie sie bei dieser Gelegenheit. Saugen Sie diese neuen Sichtweisen mit jeder Faser Ihres Wesens auf! Achten Sie im Alltag bewusster auf Ihren inneren Dialog. Drehen Sie so oft und so konsequent wie möglich alte, nicht förderliche Sichtweisen ins Positive um.
Und natürlich: Nutzen Sie diese neuen Wissensgrundlagen für ein wirksames Reframing, wann immer es zu Angstzuständen oder Panikattacken kommt. Gehen Sie innerlich auf Abstand. Lassen Sie die alten Angstgedanken los, und halten Sie sich Ihre neuen Anti-Angst-Konzepte vor Augen! Je besser die neuen Sichtweisen verinnerlicht sind und je öfter Sie ein solches Reframing im Alltag ausführen, desto mehr automatisiert es sich. Sobald Sie innehalten und innerlich auf Abstand gehen, wird dann das neue Wissen intuitiv wirksam, ohne dass Sie es noch ausbuchstabieren müssten.

Paradoxe Techniken

Neben Reframing und Akzeptanz/Achtsamkeit ist in Abb. 13 noch eine weitere Gruppe von Verfahrensweisen zur Deeskalation von Angstprozessen aufgeführt: die paradoxen Techniken. Sie eignen sich besonders für den Umgang mit den Angst- und Paniksymptomen im engeren Sinne, die sich sehr schnell im Teufelskreis Angst vor der Angst aufschaukeln.

Ich erinnere mich an ein Video des Neurowissenschaftlers Gerald Hüther auf YouTube. Er berichtete über ein von ihm durchgeführtes Experiment. Man wollte herausfinden, welche Stresshormone bei Panikattacken eine Rolle spielen. Da diese Hormone auch im Speichel messbar sind, wurden Wattebäusche an die Probanden verteilt. Die Aufgabe war, die Watte auf dem Höhepunkt der nächsten Panikattacke unter die Zunge zu tun und sie dann im Glasröhrchen ins Labor zu geben.

Wie ging die Sache aus? Beim nächsten Treffen stellte sich heraus, dass keiner aus der Probandengruppe eine Panikattacke gehabt hatte. Interessant! Wieso unterblieb die Panik in dieser Situation auf einmal? Nehmen Sie sich fünf Minuten Zeit, und denken Sie darüber nach!

Hüther selbst erklärt es in dem Video mit Ablenkung: Das Gehirn ist jetzt mit der Platzierung des Wattebauschs beschäftigt und nicht mehr mit der Panik. Ja, das ist richtig. Aber es ist allenfalls die halbe Erklärung! Wichtiger noch ist Folgendes: Die Experimentalsituation bringt die Probanden in die Haltung einer sogenannten paradoxen Intention. Für dieses eine Mal wollen die Betroffenen die Panik nicht vermeiden, sie kämpfen nicht gegen die Angst. Sie haben weniger oder keine Angst mehr vor der Angst, weil sie Teil einer Gemeinschaft, Teil einer Studie sind, hinter der die sichernde Macht von Medizin und Wissenschaft gefühlt wird. Dieses eine Mal wollen sie eine heftige Panikattacke gern auf sich nehmen: um ein guter Proband zu sein, um dem netten Herrn Hüther zu gefallen, um der Wissenschaft zu helfen und einen Beitrag zum endgültigen Sieg über die Angst zu leisten, um als wissenschaftlicher Paradefall in die Lehrbücher einzugehen und berühmt zu werden. Dieses eine Mal hat es also Sinn, die Panik auf sich zu nehmen, dieses eine Mal wird sie geradezu herbeigewünscht. Dieses eine Mal ist sie kein Störfall, sondern Teil des Plans! Die Folgen sind klar: Alle eskalierenden Teufelskreise brechen in sich zusammen!

Die Panik schaukelt sich ja auf, weil Druck Gegendruck erzeugt. Mit Reframing, Akzeptanz und Achtsamkeit gelingt es, den eigenen Druck zu vermindern, in der Folge lässt auch der Gegendruck der Symptome nach. Bei der paradoxen Intention wird noch einen Schritt weiter gegangen. Man hört nicht nur mit dem Druck gegen die Symptome auf, man übt Zug auf die Symptome aus, man zieht sie zu sich hin! Dadurch verlieren sie ihre Stabilität, kommen gewissermaßen zu Fall und verschwinden.

Viele kennen das zum Beispiel von den Schlafstörungen: Solange man krampfhaft einschlafen will, geht gar nichts. Besser wird es, wenn man loslässt und sich sagt: Gut, dann bleib ich halt wach. Ich schalte mein Smartphone mit Entspannungsmusik an und mach mir schöne Gedanken. Dann bin ich in der nächsten Nacht richtig müde und schlaf so tief und fest wie schon lange nicht mehr.

Es braucht also gar keine Autorität von außen, man kann sich auch am eigenen Schopf aus dem Loch ziehen!

In ähnlicher Weise müssen wir beim paradoxen Umgang mit Angstsymptomen irgendeinen Dreh finden, der es uns ermöglicht, etwas Gutes in diesen Symptomen zu sehen und sie uns mit einem Augenzwinkern herbeizuwünschen. Natürlich darf das keine völlig falsche und irreale Konstruktion sein. Sie muss schon ein kleines Quäntchen Wahrheit enthalten, um eine ausreichende Identifikation zu ermöglichen. Aber oft genügt wirklich ein Quäntchen, den Rest kann man mit Humor auffüllen.

Vor allem schwarzer Humor kann sehr dabei helfen, eine robustere und offensivere Haltung im Umgang mit den Angstproblemen einzuüben. Auch wenn es nicht jedermanns Sache ist und Sie das, was jetzt kommt, zunächst als albern, überzogen oder unangemessen empfinden – versuchen Sie's mal! Vielleicht hilft es ja doch.

Innere Unruhe, Zittern: »Ferrari«, »Whirlpool« und »die Lizenz zum Schütteln«!

Leiden Sie unter diesen Symptomen in besonderem Maße? Dann fragen Sie sich, ob Sie ähnliche Empfindungen aus einem für Sie positiven Zusammenhang kennen. Einem meiner Patienten fiel Folgendes ein: Er meinte, es wäre fast so, als wenn er in seinem Luxusgefährt säße. Er beschloss, seine Angst als »inneren Ferrari-Motor« zu betrachten. Unruhe und Zittern würden ihm nur zeigen, wie viel PS in ihm steckten. Nun musste er die innere Unruhe nicht mehr bekämpfen, er konnte sie sich mit einem Augenzwinkern herbeiwünschen: Komm, liebe Angst, zeig mir mal, was in uns steckt, heute probieren wir mal zehntausend Umdrehungen pro Minute im Leerlauf und prüfen, ob da nicht doch was klappert. Und das versuchen wir mal drei Stunden zu halten.

Eine Patientin hatte die Assoziation eines »Whirlpools«. Auch da wird man unter Umständen ja ganz schön durchgeschüttelt. Alles vibriert, aber man genießt es. Sie stellte sich vor, ihr Gehirn wäre eine Art Whirlpool, in dem ihr bewusstes Ich badet. Und so, wie man im Spa immer ungeduldig darauf wartet, dass endlich wieder dicke Blasen aufsteigen, so sagte sie zu sich: Jetzt lass es aber mal wieder richtig blubbern!

Mir selbst gefällt das Bild einer eben geöffneten Sprudelflasche. Man könnte sich vorstellen, dass man bei innerer Unruhe in ähnlicher Weise mit »Lebensenergie« durchperlt würde.

Mit dem Zittern hatte eine Patientin, die in der Gastronomie arbeitete, so ihre liebe Not. Sie zitterte wohl schon von klein auf etwas mehr als normal. Als sie es aber zum Problem machte und dagegen ankämpfte, wurde es wirklich ein sichtbares Handicap. Kurz bevor wir nach paradoxen Möglichkeiten suchten, hatte sie einen James-Bond-Film gesehen, in dem 007 natürlich auch wieder seinen Martini bestellte, und zwar »geschüttelt, nicht gerührt«. Für den Notfall nahm sie sich vor, ihren Gästen zu sagen: »Sehen Sie, Sie bekommen Ihren Kaffee sogar geschüttelt und nicht gerührt!« Sie nahm es also mit Humor, und der Weg zur Besserung war geebnet.

Das wären mal ein paar Beispiele. Vielleicht haben Sie ja noch andere Ideen.

Herzrasen: Kreislauftraining gratis!

Wenn Sie Herzrasen verspüren und wissen, dass keine medizinische Ursache dafür vorliegt, könnten Sie sich Dinge sagen wie: Puls 110 beim Bahnfahren? Na super! Die anderen müssen dafür

joggen gehen! Ich krieg das gratis nebenbei! Die Panik ist doch ein super Herz-Kreislauf-Trainer! Allerdings ist meine Trainingsherzfrequenz 140 pro Minute. Lass uns doch mal schauen, liebe Angst, ob wir heute nicht 140 schaffen! Wenn wir das bis zur Endstation durchhalten, wär das super!
Fallen Ihnen noch andere Varianten ein? Nur zu.

»Herzstolpern? Nein – Herztänzeln!«

Wir hatten schon besprochen, dass Schwankungen im Herzrhythmus normal und gesund sind. Man kann sie als Zeichen für Jugendlichkeit und Anpassungsfähigkeit sehen (sofern eine organische Herzerkrankung ausgeschlossen ist). Als positive Bilder haben sich bewährt: ein junges Fohlen, das wild auf der Weide herumspringt, die wild herumhüpfende Enkelin an der Hand des alten, monoton voranstapfenden Großvaters, der tänzelnde Tennisspieler oder Boxer. Tatsächlich hatte einer meiner Patienten in seiner Jugend leidenschaftlich geboxt. Er sah sein Herz nun als einen kraftstrotzenden »inneren Boxer«, der öfter mal Dubletten gegen die Brustwand schlägt.
Nun, möglicherweise ist das nicht nach jederfraus Gusto, vielleicht können Sie mit Folgendem mehr anfangen: In Ordnung, liebes Herz, ich habe verstanden. Du stolperst nicht, du hüpfst und willst mir dadurch zeigen, dass es dir gut geht und du zu allen »Schandtaten« bereit bist! In Zukunft will ich mich über deine Hüpfer freuen, fang doch bitte gleich morgens damit an!

Brust/»Herz«schmerz: »Heute dreimal am Infarkt sterben – mindestens!«

Wenn das Vorliegen einer Herzerkrankung ausgeschlossen ist, kann es nicht schaden, auch mit Symptomen aus diesem Bereich robust-paradox umzugehen. Die Chancen, dadurch Besserung zu erreichen, sind erheblich! Man muss keine Sorge haben, dass ein solches »halbernstes Negativdenken« eine Art Voodoo-Effekt erzeugen könnte. So etwas funktioniert allenfalls bei einer extrem tiefen Einwurzelung in ein magisches Glaubenssystem. Der österreichische Psychotherapeut Viktor E. Frankl gab vielen seiner Herzangst-Patienten Hausaufgaben folgender Art: »Bitte sterben Sie bis zur nächsten Therapiestunde mindestens dreimal am Herzinfarkt!« Alle Patienten kamen gesund wieder und hatten schlimmstenfalls ein bisschen weniger Angst.

Nehmen Sie also mutig eine offensiv-robuste Grundhaltung ein, und sagen Sie sich Sachen wie: Okay, wenn du ein Herzinfarkt bist, dann zeig dich! Ein richtiger Infarkt kriegt doch einen stärkeren Schmerz hin, oder? Fechten wir es aus, es ist Zeit! Besser ein Ende mit Schrecken als dieser Schrecken ohne Ende! Dann wissen endlich alle, dass ich recht hatte und wirklich etwas habe! Es muss ja nicht gleich ein großer, lebensgefährlicher Infarkt sein – aber ein kleines »Infärktle«, das werdet ihr doch hinkriegen, liebes Herz, liebe Angst! Ich möchte die Gesichter von meinem Therapeuten und meinem Hausarzt sehen. Die sind sich immer so sicher, dass ich spinne und nichts am Herzen habe. Dann werd ich endlich wieder ernst genommen und krieg meinen Bypass! Mein Nachbar hat schon drei und gibt immer damit an!

Fassen Sie Mut, und versuchen Sie wirklich einmal, autosuggestiv Brustschmerzen selbst zu erzeugen oder zu verstärken. Falls Ihnen das gelingt, wäre es eine wichtige Erfahrung. Das würde Ihnen zeigen, dass psychische Faktoren hier eine entscheidende ursächliche Rolle spielen. Und keine Angst, ein so erzeugbarer Schmerz geht nicht über eine mittlere Intensität hinaus und bleibt aushaltbar. Das akzeptierende und »vergleichgültigende« Aushalten zu üben ist dann der nächste Schritt: Lassen Sie den Schmerz links liegen, und fokussieren Sie sich auf wichtige äußere Aufgaben und Erledigungen. Die Chancen sind dann groß, dass sich der Schmerz allmählich davonstiehlt und mit ihm die Angst.

Hoher Blutdruck: »Training für die Blutgefäße!«

Einzeln erfolgende Blutdruckmessungen werden durch Erwartungsängste oft nach oben verfälscht, man spricht tatsächlich von der »Weißkittel-Hypertonie« (oft trägt ja die messende Fachperson einen weißen Kittel). Gerade auch bei Angstpatienten kann dieses Thema zu einem der Schwerpunkte werden. Lassen Sie sich besser eine oder auch mehrere 24-Stunden-Messungen machen. Oder schaffen Sie sich ein eigenes Messgerät an, stellen Sie es daheim leicht zugänglich auf, und messen Sie immer einmal schnell und spontan, ohne sich vorher lange Gedanken darum zu machen.

Kommen Sie so nicht aus dem Teufelskreis heraus, versuchen Sie es einmal paradox. Mein Vorschlag wäre: Machen Sie sich bewusst, dass hohe Blutdruckwerte ihre schädlichen Effekte nur über Jahre und Jahrzehnte entfalten. Wie schon gesagt, bei sehr hohen körperlichen und/oder psychischen Belastungen sind kürzer dauernde Blutdruckanstiege bis 250 mmHg normal. Ein nicht strukturell vorgeschädigtes Gefäßsystem verträgt sie problemlos. Auf Intensivstationen sind unter Extrembedingungen sogar noch deutlich höhere Werte gemessen worden.

Sobald körperliche Erkrankungen, die zu starken Blutdruckanstiegen führen könnten, sowie erhebliche Vorschädigungen Ihres Gefäßsystems ärztlicherseits ausgeschlossen sind, können Sie sicher sein: Alle Blutdrucksteigerungen, zu denen es bei Panikattacken kommen kann, sind ungefährlich. Und mit großer Wahrscheinlichkeit gilt dies sogar dann, wenn Sie eine leichte bis mittlere Hypertonie haben sollten, die noch nicht über viele Jahre besteht, und Sie in jüngerem Alter sind.

Sie könnten sich dann zum Beispiel sagen: Okay, ich habe Angst vor hohem Blutdruck. Womöglich könnte mal eine Ader platzen. Was ließe sich da machen? Vielleicht könnte man die Blutgefäße trainieren! So, wie man ja alles andere im Körper auch durch Training stärken kann. Schließlich haben auch die Gefäße Muskeln in ihren Wänden und sind mit einer Haut ausgekleidet. Ich stelle mir vor, dass man diese Muskeln trainieren kann wie alle anderen Muskeln und dass die Innenhaut Hornhaut bildet wie die Haut an meinen Füßen auch. Je stärker die Muskeln und je mehr Hornhaut, desto höhere Blutdrücke können meine Gefäße aushalten. Ich möchte ab jetzt mindestens drei Panikattacken pro Tag haben und Schritt für Schritt den Blutdruck bis auf zweihundert

steigern! Durch ein solches systematisches Training schütze ich mich am besten vor den Folgen möglicher wirklicher Blutdruckkrisen, die vielleicht später einmal aufgrund realer körperlicher Ursachen eintreten könnten.
Sie wissen schon: Es geht hier nicht um absolute medizinische Korrektheit, es geht um psychologische Plausibilität zum Abbau der Angst vor der Angst.

Erstickungsangst/Hyperventilation: »Apnoe-Training ist gesund!«

Stehen Gefühle von Luftnot beim Anfluten der Angst im Vordergrund, könnte man sich etwas sagen wie: Ich versuch jetzt einmal, entspannter mit dem Thema »Keine Luft kriegen« umzugehen.
Eigentlich wäre es doch eine potenziell hilfreiche Kompetenz, es länger ohne Luft aushalten zu können. Apnoetaucher zum Beispiel trainieren das (gr. *ápnoia* [Atemlosigkeit]). Die Rekorde beim Luftanhalten liegen hier über zehn Minuten (beim vorherigen Atmen von Sauerstoff sogar über zwanzig). Das hat offenbar auch sehr starke allgemeine Trainingseffekte: Apnoetaucher zeigen generell extrem gute Leistungsparameter im Herz-Kreislauf-Bereich. Und es kann darüber hinaus sehr nützlich sein: Wenn sich bei einem Apnoetaucher mal ein dicker Bissen in die Luftröhre verirrt, schafft der es immer ganz locker im eigenen Auto bis in die nächste Notaufnahme. Übrigens: Ab und an gelingt es so einem Verrückten tatsächlich, die Luft anzuhalten, bis er in Ohnmacht fällt. Und wie schon gesagt, beginnt der Körper danach, einfach wieder in Eigenregie zu atmen, ohne dass ein Schaden entsteht.
Ähnliche Trainingseffekte finden sich bei Bergsteigern, die ohne Sauerstoffmaske Achttausender besteigen. Ihr Herz-Kreislauf-System lernt es, dem Körper Höchstleistungen in einer Atemluft zu ermöglichen, die aufgrund des geringeren Luftdrucks nur eine deutlich geringere Sauerstoffaufnahme zulässt.
Wenn Sie also bei ansteigender Panik Gefühle von Luftnot bekommen, versuchen Sie, ruhig und langsam zu atmen. Stellen Sie

sich vor, Sie seien Reinhold Messner beim Training für die Erstbesteigung des Mount Everest ohne künstlichen Sauerstoff.
Es kann nichts passieren, Ihre Atemwege sind frei. Es hat sich keine Bockwurst in Ihrer Luftröhre verklemmt. Im allerschlimmsten Falle rutschen Sie in eine leichte Ohnmacht, in der sich auch Muskelverkrampfungen im Atembereich lösen und Ihr Körper wieder von sich aus zu atmen beginnt. Oder Sie streben gleich die Ohnmacht an nach dem Motto: Besser ein Ende mit Schrecken als ein Schrecken ohne Ende. Los, liebe Angst, das wirst du doch noch hinbekommen, jetzt halt endlich mal deine Versprechen!

Schwindel, Derealisation: »Noch ein Glas Schampus!«

Hier könnten Sie sich klarmachen, dass zum Beispiel Seeleute einen beträchtlichen Teil ihrer Lebenszeit auf schwankenden Planken verbringen. Womöglich leiden sie dabei zwischendurch noch unter Seekrankheit mit Übelkeit. Doch all das stört sie nicht, sie mögen das. Andere leben auf einem Hausboot, machen eine Kreuzfahrt, fahren Achterbahn oder kaufen Drogen.
Sagen Sie sich: Okay, liebes Gehirn, jetzt lass es mal richtig krachen und drehen! Ich will, dass du mich heute mit völlig neuen Sensationen überraschst! Ich will mich fühlen wie nach dem fünften Glas Champagner auf einer Luxusyacht! Oder wie auf einem psychedelischen Trip! Und all das krieg ich gratis! Jesus konnte übers Wasser laufen, bitte mach, dass auch ich … nein! Ich möchte heute über die Wolken laufen … das wär doch super!
Oder fühlen Sie sich wie ein spielendes Kind, das mit dem aufregenden Gefühl »Schwindel« experimentiert! Immer wieder dreht es sich wie eine Ballerina um die eigene Achse. Die Knie sind vom Hinfallen schon ganz aufgeschunden, aber es lacht trotzdem.

Schwitzen: »Sauna gratis!«

Das ist nun wirklich gesund und entgiftet (Letzteres zumindest, wenn man daran glaubt). Die einen lassen dafür viel Geld an der Saunakasse. Die anderen kostet es viel Mühe beim Sport. Und Sie

haben das alles wieder für lau! Es handelt sich um eine lebensnotwendige Körperfunktion, die trainiert werden muss. Und es gibt doch wirklich nichts Ehrenwerteres als das Schwitzen. Schließlich heißt es schon in der Bibel, dass du dein Brot essen und leben sollst »im Schweiße deines Angesichts«. Niemand ist Gott, dem Schicksal, der Macht oder wem auch immer gefälliger als der, der Schweiß in seinem Antlitz trägt! Und nur darauf kommt es schließlich an. Nicht darauf, was die Kollegen oder irgendwelche anderen Leute denken. Und die denken zumeist ja auch ganz was anderes, als Sie vermuten oder befürchten. Schwitzen Sie also sofort schneller und mehr als jemals zuvor! Zeigen Sie allen, was für ein gutes Menschenkind Sie sind und wie hart Sie darum ringen.
In einem seiner Bücher berichtet Frankl von einem Abteilungsleiter, der unter einer Veranlagung zu stärkerem Schwitzen litt. Das war ihm irgendwie peinlich: ob sein Chef wohl denkt, er sei seinen Aufgaben nicht gewachsen und habe Angst vor ihnen? Nicht vor seinen Aufgaben, aber vor seiner Angst entwickelte er nun Angst. Im Ergebnis schwitzte er natürlich noch mehr. Am Ende schlich er sich vor jeder Sitzung heimlich auf die Toilette, um das Hemd zu wechseln.
Sinngemäß empfahl Frankl das Folgende: Gehen Sie offen und provokativ damit um. Lassen Sie das verschwitzte Hemd an, schauen Sie mal an sich runter, dann in die Runde, und sagen Sie etwas in der Art: »Ich scheine ja hier der Einzige zu sein, der richtig arbeitet! Jetzt strengt ihr euch bitte auch mal an!« Stellen Sie einen persönlichen Rekord auf, und schwitzen Sie mindestens 10 Liter!

Sturzangst, Ohnmachtsangst: »Dann war das Falltraining nicht umsonst!«

Außer bei der Blutphobie führen Angstzustände wie gesagt immer zu einem Blutdruckanstieg. Ein vollwertiges Kollabieren ist bei normalen Panikattacken damit nahezu ausgeschlossen. Aber selbst bei echtem Kollabieren ist die Gefahr nicht so groß. Reflektorische Restfunktionen bremsen den Sturz, nur jeder Dritte verletzt sich, und das meist nur leicht. Kurzum, als körperlich gesundem Panikpatienten droht Ihnen keine Gefahr! Schwelgen Sie also unbeschwert in paradoxen Fantasien: Okay, lieber Gehirnkasten, du nervst! Jetzt fahr mal für ein paar Minuten runter, und mach einen Neustart! Dann wär ja auch die Angst erst mal weg. Achtung, ich drücke jetzt den Reset-Knopf!

Oder: Liebe Angst, nun lass mich doch endlich mal richtig zu Boden gehen! Dann rufen die Leute den Notarzt, und ich komm ins Krankenhaus. Dort werde ich dann endlich mal wieder ernst genommen und gründlich durchgecheckt!

Vielleicht fällt Ihnen noch etwas anderes ein. Absolvieren Sie doch einmal irgendwo ein Falltraining, dann wäre dieses paradoxe Spiel für Sie überzeugender und wirksamer.

Übelkeit, Angst vor Erbrechen: »Reiche er mir die Pfauenfeder!«

Auch bei Übelkeit und Angst vorm Erbrechen erweist sich ein offensiver und robuster Umgang oft als hilfreich. In diesem speziellen – und nur in diesem – Kontext mag einmal eine etwas zweischneidige Überlegung erlaubt sein: Es gibt ja Menschen, die mit dem Erbrechen wenig Probleme haben beziehungsweise für die das zumindest kurzzeitig auch positive Facetten hat: Bulimiekranke. Bei dieser Ess-Brech-Sucht wird das Erbrechen nach Heißhungerattacken zur Gegenregulation genutzt. Es soll den prallen Bauch entlasten und eine Gewichtszunahme verhindern. Im Lauf der Zeit wird das Erbrechen derart gut eingeübt, dass es ohne große mechanische Reizung und fast ohne Geräusche gelingt (man sollte es ja nicht durch die Toilettentür hören). Oft wird es dann weniger als unangenehm, eher sogar als erleichternd erlebt.

Es geht hier natürlich nicht darum, reales chronisches Erbrechen zu verharmlosen, das über längere Zeit durchaus Schäden anrichtet. Und natürlich sollten Sie keinesfalls verleitet werden, Ihr Körpergewicht auf diese Weise zu regulieren. Es soll nur deutlich werden: Der Akt des Erbrechens kann offenbar nicht derart furchtbar und zerstörerisch sein, dass man davor Panik entwickeln muss.

Sie könnten sich sagen: Okay, wenn es mein Schicksal ist, dass sich meine Angst sehr stark über Übelkeit und Furcht vor dem Erbrechen ausdrückt, dann muss ich das frontal angehen! Ich will Meisterschaft im schnellen und geräuschlosen Erbrechen einüben. Eine Toilette oder ein Gebüsch gibt es überall. Und vielleicht kann man ja sogar lernen, es in eine Tüte zu erledigen. Vielleicht kann man das wie bei einem Zaubertrick so aussehen lassen, als schnäuze man. Liebe Panik, lass es uns doch gleich heute das erste Mal hinter uns bringen! Ich werde ab jetzt immer eine Tüte für alle Fälle dabeihaben.
Sollte eine solche paradoxe Intention nicht ausreichen, wäre bei einer ausgeprägten Emetophobie eine Konfrontationstherapie sinnvoll. Es gibt dafür spezielle Videofilme, sprechen Sie gegebenenfalls mit Ihrem Therapeuten. Die Hardcore-Maßnahme wäre, mit Unterstützung des Therapeuten oder des Hausarztes ein paarmal reales Erbrechen zu induzieren, sodass es seinen gröbsten Schrecken verliert. Sollte sich eine Gelegenheit dafür schaffen lassen, könnten Sie auch einmal überlegen, als Gast eine Bulimie-Selbsthilfe-Gruppe zu besuchen. Erklären Sie Ihr Emetophobie-Problem und lassen sich, nun ja, beraten. Da träfen dann sozusagen zwei Welten aufeinander, die genau das entgegengesetzte Problem haben. Das könnte für beide hilfreich sein.
Apropos: Dekadente Römer waren ja bekannt für ihre opulenten Essgelage. In speziellen Räumen, sogenannten Vomitorien (lat. *vomere* [erbrechen, ausspeien]), sollen sie sich einer verbreiteten Legende nach mit einer Pfauenfeder im Rachen gekitzelt haben, um durch Erbrechen Platz für den nächsten Gang zu schaffen. In Wirklichkeit suchten sie dazu aber wohl die Latrina auf.

Die Panikattacke als Ganzes: »3 … 2 … 1 … Start!«

Falls nicht einzelne Angstsymptome hervorstechen und besonders furchtbesetzt sind, kann man natürlich auch mit der Panikattacke als Ganzem paradox umgehen. Einige der bereits genannten Vorschläge eignen sich auch an dieser Stelle. Gesucht wären dann Situationen, die man positiv erleben kann und von denen vorstellbar ist, dass sie sich ähnlich anfühlen wie eine heraufziehende Panikattacke. Hier einige Vorschläge:

- ein Extrembergsteiger beim Höhentraining über 4000 Meter,
- eine Sprinterin oder Mittelstrecklerin auf der Zielgeraden,
- ein Saunierender nach fünfzehn Minuten bei 100 Grad Celsius oder bei einem heftigen Aufguss,
- ein Kampfpilot im Eurofighter, ein Formel-1-Pilot in scharfen Kurven oder eine Astronautin beim Zentrifugentraining (wobei so starke Fliehkräfte wirksam werden, dass das Herz rasen muss, um noch ausreichend Blut in den Kopf zu bekommen),
- eine rasante Fahrt in einer Achterbahn (das Gleiche wie oben, aber nicht ganz so heftig),
- ein Rodeoreiter auf einem wilden »Teufels-Bronco«.

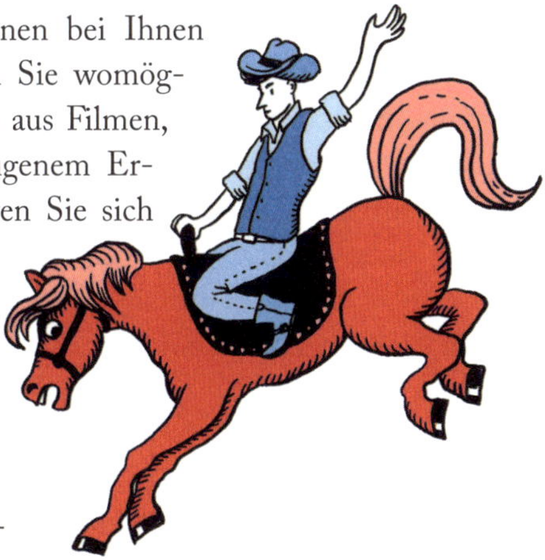

Ist eine dieser Situationen bei Ihnen positiv besetzt? Kennen Sie womöglich eines der Szenarien aus Filmen, PC-Spielen oder gar eigenem Erleben? In welche könnten Sie sich am besten hineinversetzen?
Dann versuchen Sie, sich in dieses Setting einzudenken. Versuchen Sie, sich Ihre Paniksymptome vorzustellen, sie aber als gewohnte Folge der Situation und damit als völlig normal und gleichgültig zu erleben! Denken Sie mal an einen Olympiasieger, der kurz nach dem 200-Meter-Lauf noch keuchend vom Reporter interviewt wird. Der würde niemals Sachen sagen wie: »Meine Güte, mein Herz klopft aber, was ist das denn?« Oder: »Entschuldigen Sie, dass ich grad so außer Atem bin, das passiert mir doch sonst nicht!« Für alle Beteiligten ist das alles absolut selbstverständlich, und niemand nimmt Notiz davon.

Ziehen dann in irgendeiner Alltagssituation reale Angst und Panik auf, versuchen Sie es andersherum: Nehmen Sie die Vorstellung der von Ihnen präferierten Extremstresssituation her, und überlagern Sie diese Vorstellung der Realsituation, in der Sie sich befinden. Versuchen Sie dann, die aufkommenden Paniksymptome als selbstverständlich und normal zu erleben. Wenn zum Beispiel in einem Geschäft eine Angstattacke aufzieht, könnten Sie sich vorstellen, Sie wären im Souvenirshop des Mount-Everest-Basecamps (ich fürchte, bald wird es so etwas dort geben). Weil Sie etwas schnell in diese Höhe aufgestiegen sind, kommen jetzt die Symptome einer leichten Höhenkrankheit. Erwischt es Sie dagegen im Bus oder Zugabteil, würde die Vorstellung passen, in einem Formel-1-Rennwagen oder der Achterbahn zu sitzen.

Was immer die von Ihnen imaginierte Situation ist: Stellen Sie sich vor, es sei eine Trainingsrunde, wünschen Sie sich, dass es so intensiv wie möglich wird, damit das Training Wirkung zeigt. Sagen Sie sich: Einverstanden, ich will an meine Grenzen gehen, je heftiger, desto besser!

Fühlen Sie sich wie ein Held, wie ein Pionier. Sie sind dabei, noch nie bezwungene Achttausender unserer Innenwelt zu besteigen, und das ohne Sauerstoffmaske. Sagen Sie sich: Okay, ich will schon lernen, den Panic-Bronco zuzureiten! Wohlan, Pferd, brich endlich wieder heraus, damit ich aufspringen kann für die nächste Runde!

Wünschen Sie sich in dieser Weise tatsächlich solche Situationen herbei; das heißt, versuchen Sie, selbst Panikattacken zu generieren. Was Sie selbst erzeugen können, haben Sie schon halb unter Kontrolle. Das Ziel ist, dass Sie in kleinen Schritten die mit der Panik verbundenen Symptome in einer ähnlichen Weise erleben lernen wie Menschen, die sich real in den genannten extremen Anforderungssituationen befinden. Die Körperempfindungen werden ausgeblendet, überwiegend neutral oder sogar positiv erlebt, wenn Sie an die Achterbahn denken.

Angst vor Schwäche in der Öffentlichkeit: »Nur postabsurdes Theater!«

Paradoxe Techniken können auch gegen situationsbezogene Ängste bei Platzangst hilfreich sein. Lassen Sie sich von den oben erarbeiteten Anti-Angst-Konzepten anregen, und sagen Sie sich Sachen wie die folgenden: Ich glaube daran, dass wahre menschliche Größe darin besteht, auch Schwäche, Verletzlichkeit und Leiden offen zu zeigen und unbeirrt seinen Weg zu gehen. Ich will ein Zeichen setzen gegen die primitiven Ritterspiele der Stärke! Ich will ein Zeichen setzen gegen das Fassadenglück der Werbespots. Angst, Unwohlsein und all ihr anderen Konsorten – ihr seid herzlich eingeladen. Ihr seid nun einmal Teil des menschlichen Lebens. Seid meine Trainer in Sachen Authentizität! Halten wir der Welt den Spiegel der Wahrheit vor! Ich will an Johannes Paul II. denken und ein Bild von ihm in der Tasche tragen.

So machen Sie aus Ihrer Angst eine Chance für persönliches Wachstum, denn solche inneren Haltungen haben ja wirklich einen wahren und guten Kern.

Oder: Ich stelle mir vor, ich sei als Versuchsperson bei einem sozialpsychologischen Experiment engagiert. Die Aufgabe ist, einen Zugreisenden zu mimen, dem es offensichtlich schlecht geht. Man will das spontane Hilfsverhalten der ahnungslosen Mitreisenden erforschen. Wenn es mir dabei wirklich schlecht geht – umso besser! Dann wirke ich überzeugender! Vielleicht werde ich ja am Ende als großes Schauspieltalent entdeckt. Und die, die mir Hilfe anbieten, fühlen sich danach den ganzen Tag über gut!

Oder: Vielleicht schaffe ich es, eine richtige Panikattacke anzukurbeln! Dann will ich es diesmal so weit treiben, dass ich wirklich umfalle. Mein Falltraining wäre dann nicht umsonst gewesen, ich komme ins Krankenhaus und werde noch mal gründlich durchgecheckt – fünffach hält besser! Wichtig genug ist es ja.

Sich unsere Welt als eine Art postabsurdes Theater vorzustellen, ist vielleicht generell ein oft hilfreiches Reframing!

Angst vor Peinlichkeiten in der Öffentlichkeit: »Wie ich aus Sch… Gold gemacht habe!«

Und jetzt kommt etwas für ganz Hartgesottene. Die Fähigkeit, sich innerlich unabhängig zu machen von der Meinung der anderen, ist für Glück und Erfolg von hoher Bedeutung. Deshalb gibt es in der Verhaltenstherapie regelrechte »Anti-Peinlichkeits-Trainings«. Die Teilnehmer gehen meist in die Stadt, oft als Gruppe, die von einem Therapeuten begleitet wird. Dort verzapfen sie dann Sachen, die grob gegen soziale Normen und Erwartungen verstoßen: Sie gehen bei gutem Wetter mit aufgespanntem Regenschirm umher, verlangen beim Bäcker eine Tüte Zement oder gehen mit löchrigen Socken Schuhe kaufen.

Haben Sie zum Beispiel Angst vor öffentlichem Erbrechen, vor Kontrollverlust über Blase oder Darm? Dann versuchen Sie doch, das im Falle des Falles als ein solches Anti-Peinlichkeits-Training zu sehen! Das würde Ihnen ein paradoxes Herangehen ermöglichen. Natürlich sollten Sie sich entsprechend Ihren Eigenheiten angemessen vorbereiten. Verzichten Sie auf Nahrungsmittel, die Sie schlecht vertragen oder die harntreibend sind, gehen Sie auf die Toilette, und trinken Sie nicht zu viel, bevor Sie aus dem Haus gehen, und so weiter.

Dann gehen Sie offensiv und mit schwarzem Humor ins Rennen und sagen sich: Ich weiß ja, dass es sehr unwahrscheinlich ist, dass etwas passiert. Aber wenn, dann ist es auch gut, dann will ich ein Selbstsicherheitstraining in peinlichen Situationen daraus machen! Wenn ein so starker Drang entsteht, dass ich ihm nicht standhalten kann, dann »schalte ich um« und lass es halt kommen. Ich mache mir bewusst: So etwas kann passieren. Das wertet mich als Mensch nicht ab. Was die Umstehenden denken oder sagen, hat keinen Einfluss auf mein Leben. Es ist eine echt starke Leistung, selbstbewusst und humorvoll mit solch einer Situation umzugehen. Wenn ich das jetzt halt üben muss, sei's drum, dann will ich daran wachsen!

Für den Fall, dass es jemand bemerkt, haben Sie einen kleinen Text vorbereitet, vielleicht etwas in der Art: »Ach herrje! Sorry. Ich hab eine Blasenentzündung [alternativ: Ich hab was Verdorbenes gegessen]! Es ging einfach nicht mehr. Das ist mir ja seit meinem dritten Lebensjahr nicht mehr passiert! Was für ein Schwank, darüber werde ich in zwanzig Jahren noch mit meinen Enkeln lachen! Lachen Sie ruhig auch, ich könnt's Ihnen nicht übel nehmen.«

Aber wahrscheinlich schaut wegen so etwas heute kaum mehr jemand von seinem Smartphone auf. Apropos Schauspieltalent und Smartphone – vielleicht filmt's ja jemand, und Sie werden YouTube-Star! Am Ende bietet Ihnen Procter & Gamble einen millionenschweren Werbevertrag für Pampers an, und Sie setzen noch einen drauf und schreiben einen Bestseller mit dem Titel *Wie ich aus Sch… Gold gemacht habe.* Wäre das nicht schwarzer Humor par excellence? Wieso eigentlich Humor? Heute ist so etwas ein durchaus realistisches Szenario. Es gilt einmal mehr das Motto »Ist der Ruf erst ruiniert, lebt es sich ganz ungeniert«.

Persönlicher Wissenschaftler: »Zeig dich!«

Ein guter Universaltrick für einen paradoxen Umgang mit der Angst ist es, sich zu seinem »persönlichen Wissenschaftler« zu ernennen. Sagen Sie sich: Ich interessiere mich für den Menschen, für seine Psyche und die Vorgänge in seinem Körper. Ich möchte das erforschen und verstehen, vor allem die Vorgänge im Umfeld der Angst! Das ist einfach interessant, und wer weiß, wozu es noch mal gut sein kann? Vielleicht zur Beratung von Familie oder Freunden. Womöglich gründe ich irgendwann mal eine Selbsthilfegruppe für Angstbetroffene. Ich will meine Angstproblematik als Anreiz nehmen, ein guter Psychologe zu werden! Ich will üben, meine Angst wie ein positiv interessierter Wissenschaftler zu beobachten! Was man erforschen will, muss natürlich auch hervorkommen! Also, liebe Angst, zeig dich in all deinen Facetten! Von Zeit zu Zeit darf's gern auch wieder ein ordentliches Panik-Rodeo sein! Ich will üben, so lange wie möglich als wissenschaftlicher Beobachter im Sattel zu bleiben.

Deeskalieren im Alltag: Reframing, paradoxe Intention, Achtsamkeit, positive Refokussierung

Mit Blick auf Abb. 13 sind damit alle wichtigen Aufgaben und Techniken besprochen, die bedeutsam sind auf Stufe 1 (Einsichtslernen).

Sie haben Aufgabe 1 bearbeitet und nutzen Ihr neues Anti-Angst-Wissen für ein Reframing im Alltag. Sie haben sich mit dem Thema »paradoxe Techniken« beschäftigt und sich überlegt, wie Sie das auf Ihre speziellen Probleme anwenden können. Seit Längerem üben Sie sich in der zu Anfang des Buches vorgestellten Technik der Achtsamkeit.

Wichtig ist nun, all das weiter zu üben und nach Möglichkeit sinnvoll zu kombinieren (siehe Abb. 18). Der erste Schritt ist das »innere Erwachen«, die innere Distanzierung: Ich bemerke, dass ich angespannt bin, dass Angst aufkommt, und überlasse mich nicht den eingeschliffenen Automatismen der Angsteskalation. Im zweiten Schritt wird mir bewusst, was ich mir als gedankliche Gegenstrategie erarbeitet hatte: Reframing und gegebenenfalls paradoxe Intention. Im dritten Schritt fokussiere ich mich auf positive Sachinhalte (die Aufgabe, die ich gerade erledige, oder ich suche mir etwas Sinnvolles und Schönes zu tun).

Ist aktuell keine Sachaufgabe oder keine Hobbyaktivität ausführbar, kann ich auch in eine Haltung der Achtsamkeit gehen oder dies als einen Zwischenschritt davorschalten. Hierbei kann ich mich durch Wahrnehmungen vom Angstthema ablenken: auf die Atmung fokussieren oder auf Wahrnehmungen aus der Umgebung (die Geräusche, der Baum gegenüber). Ich kann aber auch die Angstauslöser achtsam annehmen, ich kann üben, sie durch das neue Frame, die neue Sichtweise hindurch neu, angstfrei und positiv erleben zu lernen.

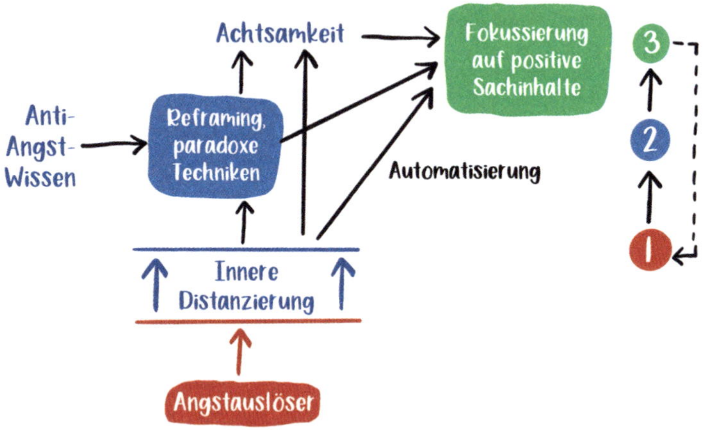

Abb. 18: Es ist wichtig, den »inneren Dreischritt« immer wieder zu üben: Distanz, Reframing/Achtsamkeit, positive Refokussierung.

Ein Beispiel: Ich bin auf einmal angespannt, spüre aufsteigende Angst, gehe auf Abstand, bemerke, dass mein Herz wieder stolpert. Ich mache mir mein neues Hintergrundwissen bewusst: Das ist normal, ungefährlich und sogar gut – es handelt sich um Schwankungen, die Anpassungsfähigkeit, Flexibilität und Vitalität anzeigen. Mein Herz stolpert doch nicht, es tänzelt, es tollt herum. Ich denke an ein übermütiges Fohlen, das wild ausschlägt, und sage mir: Mach ruhig noch ein paar Freudenhüpfer, liebes Herz!

Dann öffne ich mich achtsam der Empfindung, lasse sie zu, gehe innerlich in Berührung mit ihr, verbinde sie mit dem Bild des herumtollenden Fohlens und kann sie angstfrei erleben. Schließlich greife ich zu einem spannenden Krimi und gehe im Lesen auf.

Diesen inneren Dreischritt gilt es immer und immer wieder zu durchlaufen: Distanz, Reframing/Achtsamkeit, Refokussierung. Je länger und öfter man das praktiziert, desto mehr automatisiert sich das Ganze. Das neue Wissen, die neue Sicht- und Erlebensweise schleifen sich so ins Langzeitgedächtnis. Bald muss man dann nur noch kurz den inneren Abstand herstellen, und das neue Wissen wird augenblicklich intuitiv wirksam, ohne dass man es

jedes Mal neu durchdeklinieren müsste. Und irgendwann kommt dann gar keine Angst oder Anspannung mehr auf – der Angstauslöser ist gelöscht beziehungsweise »positiv überschrieben«.
Wir hatten ja gesagt, dass menschliches Lernen immer integriert und parallel auf drei Stufen abläuft. Unterhalb der Einsichtsstufe führen die Wiederholungen natürlich schon zu einer beginnenden positiven Umkonditionierung des Angstnetzes, wie in Abb. 14 gezeigt wurde (Stufe 2). Und das achtsame Erleben des Angstauslösers bewirkt gleichzeitig auf Stufe 3 schon eine beginnende Desensibilisierung. Es ist dennoch sinnvoll, diese langsameren Prozesse auf den tieferen Stufen durch spezielle Therapiemaßnahmen zu fördern, zu vertiefen und zu beschleunigen.

9. Die Vorstellungen korrigieren – Imaginationsübungen! (Stufe 2)

Wir hatten ja beschrieben und in Abb. 12 dargestellt, wie durch Konditionierung ein Angstnetz entsteht. Im Gehirn wird alles miteinander verbunden, was zeitgleich aktiviert wird. Durch Wiederholung und starke begleitende Gefühle werden die Verbindungen gestärkt. Bei der Entwicklung von Panik und Platzangst betrifft das die in Abb. 12 dargestellten vier Gruppen von Elementen: Angstsymptome/-empfindungen und angstbesetzte Situationsmomente aktivieren Angstgedanken, und diese wecken intensive Gefühle von Angst und Panik. Durch eskalierende Wiederholungen wird all das zu einem immer stärkeren und sich ausweitenden Angstnetz zusammenkonditioniert. Immer weiter greifende Auslöser führen dann zu immer heftigeren Ausbrüchen der Angst.

Abb. 14 zeigt dann, wie man diesen Prozess gezielt zurückbauen kann: Man muss die Angstsymptome/-empfindungen und angstbesetzten Situationsmomente in einen neuen Kontext aus Gedanken und inneren Bildern einweben, der normalisierend und möglichst positiv ist. Aus diesem neuen Kontext würden dann nach dem Prinzip des Reframings nicht Angst, sondern neutrale bis positive Gefühle entstehen. In dem neuen Gesamtkontext sollten dann die ehemals angstbesetzten Symptome, Empfindungen und Situationsmomente wieder als normal und positiv erlebbar werden – so normal und positiv, wie die meisten dieser Empfindungen und Momente ja in den Zeiten vor der Angsterkrankung erlebt wurden, zum Beispiel das Herzklopfen beim Schulsport. Aber dazu müssen die Positiv-Elemente nun eben wieder möglichst oft und intensiv zeitgleich aktiviert werden. Sie müssen zu einem Positivnetz zusammenkonditioniert werden, das sich dem Angstnetz überlagert. Durch wiederholtes Reframing im Alltag wird dieser Prozess ja schon in Gang gebracht. Wie könnten wir ihn gezielt beschleunigen und intensivieren? Nun, Sie könnten sich Zeit nehmen für gesonderte Vorstellungsübungen!

Die positive Umkonditionierung gezielt intensivieren und beschleunigen

Texte erstellen, eventuell Fotos und Videos

Hierfür wäre es gut, im ersten Schritt einen möglichst breiten und positiven mentalen Kontext zu schaffen, der aus folgenden Elementen bestehen sollte:

- normalisierenden, positiven oder sogar paradoxen Gedankenfiguren in Bezug auf ausgewählte Angstauslöser,
- dazu passenden positiven Bildern und Vorstellungen,
- Erinnerungen an frühere positive Erfahrungen mit den Angstauslösern: glücklichen Erlebnissen und Situationen, in denen man sich als stark und kompetent erleben konnte.

All das könnte man zu einem Text verarbeiten in Verbindung mit positiven, ermutigenden Selbstinstruktionen. Man könnte diesen Text auswendig lernen oder ihn in ein Aufnahmegerät sprechen zum wiederholten Abspielen.

Die Angstauslöser kann man sich innerlich vorstellen, man kann sie sich aber auch vor Augen halten in Form von Fotos oder Videos (aus dem Internet oder selbst aufgenommen mit Handy oder Helmkamera).

Bei den Imaginationsübungen muss man nun einerseits den neuen, positiven mentalen Kontext aktivieren: sich den auswendig gelernten Text bewusst machen, ihn innerlich oder laut sprechen, wobei er auch variiert werden kann; oder den aufgezeichneten Text in Wiederholungsschleife über Kopfhörer oder Lautsprecher abspielen.

Zeitgleich gilt es, die Angstauslöser zu imaginieren: sich die Körperempfindungen intensiv vorzustellen – das Herzrasen, die aufsteigende Hitze, innere Unruhe, das Gefühl von Luftnot. Beziehungsweise die situativen Angstmomente: die übervolle Einkaufsabteilung oder das überfüllte Zugabteil. Dies gegebenenfalls unterstützt durch Bilder oder Videos auf Tablet, Laptop oder TV: Filme von einem Sprinter nach dem Zieleinlauf, von einem

Jet-Piloten, Filme von einem Einkauf oder einer Bahnfahrt (die vielleicht ein Freund aufgenommen hat).
Ziel ist es, die Angstauslöser so intensiv wie möglich innerlich mit dem neuen Kontext in Verbindung zu bringen, sie quasi gedanklich neu einzukleiden, sie durch die neue Anti-Angst-Brille neu sehen zu lernen und sie dadurch auch neu und positiv zu erleben. Es geht darum, einen Bedeutungswechsel hinzubekommen, wie ihn das Kippbild in Abb. 9 zeigt, in unserem Kontext dann zum Beispiel vom Herz*stolpern* zum Herz*tänzeln*.
Versuchen Sie, bei alldem immer mehr Freude zu empfinden beziehungsweise ein anfängliches Angst-Erleben allmählich über Mischformen in ein Freude-Erleben zu transformieren. Ja, pushen Sie sich regelrecht in Freude hinein, indem Sie sich auf den positiven Kontext fokussieren.

Wenn möglich: singen und tanzen

Was könnte hierbei noch helfen? Vielleicht sind Sie musikalisch und tänzerisch so begabt wie zwei meiner Patienten. Sie gestalteten ihre Texte so, dass man sie singen konnte, und tanzten dann dazu (der eine im Klinikfahrstuhl, der andere in einem leeren Abteil eines wenig frequentierten Zuges). Einer von beiden machte einen kraftvollen Rap-Song draus.
Man weiß, dass Bewegung generell Lernen und Umlernen unterstützt. Dass Singen und rhythmisches, synchronisiertes Bewegen positive Gefühle weckt, kennen Sie aus eigener Erfahrung. Je mehr Nervengewebe in Ihr Üben zwecks Verinnerlichung positiver Inhalte einbezogen wird, desto größer, stabiler und wirkungsstärker wird das dabei entstehende Anti-Angst-Netz! Alle Religionen nutzen diese Mittel zur Verinnerlichung ihrer Glaubensinhalte: heilige Texte und Gebete auswendig lernen und regelmäßig wiederholen, Rituale, Gesänge, Tänze.
Soldaten singen und marschieren, Naturvölker vollführen Kriegsgesänge und -tänze, wenn es in den Kampf geht. Auch wenn das oft einem unguten Endzweck dient, sei es hier erwähnt, weil diese Praktiken offenbar hoch effektiv sind.

Die Maximalvariante ginge dann ungefähr so: Ein Freund von Ihnen nimmt mit der Handykamera die von Ihnen gefürchteten Situationen beziehungsweise Orte auf. Sie kaufen sich einen Beamer, sodass Sie das Video auf eine große (Lein-)Wand in Ihrer Wohnung projizieren können. Sie erstellen aus Ihrem Text einen möglichst vertonten (Rap-)Song und choreografieren sich einen Tanz dazu zusammen, der Elemente aus Rap, Tae Bo und anderen Bewegungsstilen enthält, die von einer Haltung der Selbstbehauptung oder gar des Kampfes geprägt sind. Dann lassen Sie Film und Musik ablaufen, singen mit und tanzen dazu.

Sie können so heftig tanzen, dass Sie die wichtigsten Symptome von Angst und Panik durch Anstrengung erzeugen. Ihr Blick ist dabei auf das Video gerichtet, und Sie laden so die gefilmten Situationen mit den neuen positiven Inhalten, Haltungen und Gefühlen auf, die Sie durch Ihre Anti-Angst-Tanz-Session aktivieren und erleben. Wenn Sie Ihre besten Freundinnen und Freunde synchron mitmachen lassen, fühlen Sie sich noch stärker. Sobald Sie sich dann bei der realen Exposition in die gefilmten Situationen begeben, sollten Sie natürlich Ihren Text beziehungsweise Song auf den Ohren haben. Machen Sie, soweit es die Situation zulässt, auch die Tanzbewegungen dazu, wenigstens angedeutet oder auch nur in der Vorstellung. Illuminieren Sie die Angstsituation auf ganzheitliche Weise mit dem neuen Geist – aber wir greifen vor, das gehört zu Stufe 3.

Nun, in dieser Form wäre es natürlich sehr aufwendig und setzt spezielle Möglichkeiten und Kompetenzen voraus. Auf der zum Buch gehörenden Website www.angst-selbst-bewältigen.de finden Sie weiterführende Hilfestellungen. Überlegen Sie, ob Sie sich dem Idealszenario annähern können. Zum Beispiel sollte rhythmisch zu sprechen und sich einfach im Takt dazu hin und her zu bewegen sicher möglich sein.

Textbeispiel für Panikattacken

Sagen Sie sich: Ich stelle mir vor, wie die innere Unruhe wieder in mir aufsteigt. Vielleicht bleibt es bei der Unruhe, vielleicht wird aber auch eine Panikattacke daraus – es ist mir egal. Ich habe vor alldem keine Angst mehr, ich kämpfe nicht mehr dagegen an.

Ich nehme das nicht als Unruhe wahr, sondern als eine positive Energetisierung. Ich werde von Lebensenergie durchperlt wie eine Sprudelflasche. Es ist die gleiche positive Energie, die mich durchströmt, wenn ich Achterbahn oder Motorrad fahre, wenn ich im Whirlpool liege oder in einem Sportwagen sitze. Ich will diese Energetisierung positiv wahrnehmen und lernen, sie zu genießen. Das ist einfach das Brummen meines inneren Ferrari-Motors. Er zeigt mir, wie viel Kraft und Energie ich habe, wie viel Kraft und Energie ich notfalls auch zum Kämpfen oder Flüchten zur Verfügung hätte. Ich könnte mir vorstellen, in einem Whirlpool zu liegen – auch da brodelt es unter mir. Ich stelle mir vor, mein Körper ist ein Whirlpool für meine Seele: ein sprudelndes Energetisierungsbad, das mich wach und leistungsfähig hält. Ich stelle mir vor, wie ich das Vibrieren in meinem Körper genieße. Ich genieße das Brummen meines Ferrari-Motors, ich liege im Whirlpool und freue mich über das Sprudeln.

Vielleicht gefällt es meinem inneren Motor heute, mit der Drehzahl in den roten Bereich zu gehen. Das scheppert ordentlich, aber es passiert nichts, das Auto ist dafür gebaut. Ich sehe diese sogenannten Panikattacken heute wie heiße Energieduschen. Wenn man weiß, dass nichts passiert, kann man lernen, auch intensivste Reize zu genießen! Der Biss in die Chilischote, der heiße Aufguss in der Sauna, der Sprung ins Tauchbecken danach! Lass es ruhig mal wieder richtig krachen, liebe Angst!

Ich weiß doch, was im Körper passiert – es ist wie bei einem 100-Meter-Sprint. Es ist ein mental ausgelöster 100-Meter-Sprint und nichts anderes!

Ja, ras los, liebes Herz, so ist das beim mentalen Sprint.

Und ich japse nach Luft, atme schneller, habe das Gefühl von Luftnot, auch das ist normal beim Sprint. Ich zittere und schwitze. Vielleicht wird mir auch ein wenig schummrig – all das ist gut und normal beim Sprint! Alles völlig normal und ungefährlich! Das Herz trainiert sich, ich habe genügend Luft, Schwitzen reinigt den Körper. Es ist nichts als Sport, nichts als Training! Los, lieber Körper, mach eine Trainingseinheit, mach einen Sprint! Ich will es genießen wie bei einem siegreichen Zieleinlauf! Ich stelle mir intensivste Körperempfindungen vor und begegne ihnen mit unerschrockener, positiver Achtsamkeit: Das Herz rast … Ich atme maximal … Ich schwitze … Und der Körper bebt … Mir ist etwas schummrig … Es schüttelt mich regelrecht … All das ist nichts als Leben, für zwanzig Minuten Leben mit maximaler Intensität. Wie bei einem Formel-1-Piloten, einem Jetpiloten! Wie bei einer Astronautin beim Raketenstart! Genau wie die will ich lernen, dieses maximale Brüllen des Lebens zu genießen! Mein Körper funktioniert völlig normal, es kann nichts passieren.

Es ist Training für den Körper, aber auch Training für den Geist: Piloten und Astronauten machen Zentrifugentraining. Sie gewöhnen sich an die kurzzeitige maximale Aktivierung ihres Körpers und verlieren die Angst davor. Sie lernen, auf der geistigen Ebene klar und handlungsfähig zu bleiben. Meine Panikattacken sind mein Zentrifugentraining. Ich will lernen und üben, auch in maximalen Stresssituationen geistig klar und handlungsfähig zu bleiben! Das ist eine wichtige Fähigkeit, wer weiß, wozu das noch mal gut sein kann! Ich will üben, ein ruhiger und distanzierter Beobachter meines Körpers zu werden, egal, was der da unten treibt.

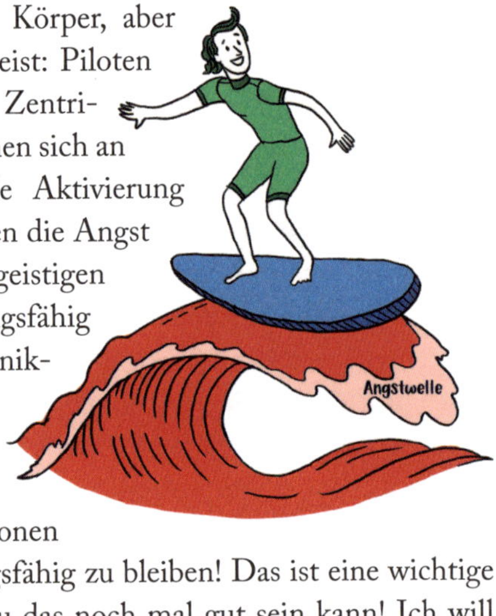

Ich will nicht mehr gegen die Angstwellen anschwimmen, sondern auf ihnen surfen, will mich in radikaler Akzeptanz meines Schicksals dem Fluss des Seins anheimgeben. Ich will mich in tiefem Urvertrauen anheimgeben an die mir verborgene positive Sinnhaftigkeit des Universums.

Textbeispiel für Agoraphobie-Situationen

Sagen Sie sich: Ich bin in mir selbst zu Hause. Ich bin geborgen in einem guten Universum. Ob ich daheim bin, im Zug, im Kaufhaus oder allein im Wald, es ist alles gut. Überall gilt: Ich bin daheim, ich bin aufgehoben, ich bin sicher. Es droht keine Gefahr, nicht von innen, nicht von außen. Ich bin daheim, ich bin sicher – und: Ich bin immer frei.

Auch wenn ich nicht vorhabe zu gehen – warum auch? –, es beruhigt zu wissen, dass ich es könnte: Im Zug kann ich das Abteil wechseln oder auf die Toilette gehen. Den Bus kann ich jederzeit notfallmäßig halten lassen, aus jeder Besprechung kann ich mich aufs WC abmelden, jeder Aufzug hält schon wieder in wenigen Sekunden. Ich kann jeden Einkaufswagen stehen lassen und kurz aus dem Laden gehen. Ich bin frei, es gibt keinen Druck, nirgends bin ich wirklich in einer Falle.

Überall kann ich auch alles Übrige tun, was für meine innere Regulation notwendig ist: eine Atemtechnik, an etwas anderes denken, mich in eine andere Welt hineinfantasieren, eine sinnvolle Beschäftigung aufnehmen, zum Beispiel lesen oder Musik hören. Fast überall kann ich mich körperlich anstrengen: Ich kann im Treppenhaus der Firma oder des Einkaufszentrums auf und ab rennen oder auf dem WC im Zug Kniebeugen machen. Es beruhigt zu wissen, dass all das möglich ist.

Es ist auch nicht wichtig, ob wenige, viele oder gar keine Menschen um mich herum sind. Diese Menschen sind keine Steinzeitbarbaren mehr. Im Kern sind sie freundliche, hilfsbereite Wesen. Sie kennen Leid aus eigenem Erleben und haben Mitgefühl mit anderen Leidenden. Ich kann mich in ihrer Gesellschaft geborgen fühlen. Ich kann sie ansprechen oder sie mit Interesse betrachten. Ich kann sie aber auch ausblenden und mich auf meinen Text oder meinen Atem konzentrieren. Ich kann überall allein sein.

Und auch wenn ich wirklich allein bin, droht mir keine Gefahr. Mein Körper ist eine starke Überlebensmaschine. Sie wurde in Flut und Feuer vergangener Jahrzehntausende gebaut, optimiert und gestählt. Auch wenn es sich manchmal nicht so anfühlt: Ich

weiß, dass mein Körper gesund und stark ist. Ich bin in ihm sicher und geborgen. Er würde mich sicher schützen, selbst wenn es zu irgendwie schwierigen Situationen kommen würde. Ich kann mich im Wald verlaufen oder in einem Fahrstuhl stecken bleiben – mein Körper würde mich tagelang am Leben halten, bis ich gefunden werde. Das, was sich manchmal wie Unwohlsein anfühlt, ist Angst, und Angst ist Überlebensenergie. Ich fühle mich schwach, in Wirklichkeit aber bin ich stark.
Ich fand es immer toll, mich im öffentlichen Raum zu bewegen, ich will es auch jetzt wieder genießen! Ich will wieder unbeschwert durch die Welt trällern – das Leben ist ein Spiel zu meiner Freude.

Nichts ist doch schöner, als Bahn oder Bus fahren. Man wird durch die Welt getragen, ohne sich anstrengen zu müssen. Das Wiegen in den Kurven, der Rhythmus der Schienenstöße – all das hat etwas Tranceinduzierend-Beruhigendes. In meiner Kindheit sind wir immer mit der Bahn ans Meer gefahren, schon Tage im Voraus hat mich die Vorfreude nicht mehr schlafen lassen. Später mit dem Bus zum Freund oder zur Freundin! An wie viele schöne Orte ich schon gefahren bin! Was für ein Gefühl von Freiheit! Wie viele schöne Landschaften man in kürzester Zeit sieht. Schnell bewegt zu werden, ohne sich anstrengen zu müssen, wie traumhaft das doch ist!
Und erst Kaufhäuser und Supermärkte! Wenn ich da an meine Lieblingsabteilung denke. Wie viele schöne Stunden ich dort verbracht habe und noch verbringen will.
Und wie wohl fühle ich mich in guten Restaurants! Mit Freunden etwas Gutes essen – das ist wohl eine der Urszenen menschlicher Freude. Und immer bin ich frei. Das Kaufhaus oder das Restaurant – ich könnte es jederzeit verlassen (ich kann, wann immer ich will, den Einkaufswagen einfach stehen lassen oder einen Schein auf den Tisch legen). Aber wieso sollte ich rausgehen? Alles ist doch spannend und interessant: die tollen Sachen in den Regalen, die spannenden Typen dort an den Tischen. Ich spüre meine Neugier und mein Interesse wieder erwachen.

Und, liebe Angst, hast du Lust, mich wieder mal zu begleiten? Willst du das nicht auch wieder mal erleben? Du bist herzlich eingeladen. Wenn man dich kennt, kann man es gut mit dir aushalten. Wäre ich eben noch gespurtet, um den Bus zu erwischen oder um vor Ladenschluss noch reinzuschlüpfen, würde mein Körper ja auch beben. Trotzdem wäre ich glücklich, dass ich's grad noch so geschafft habe.
Wenn ich von einer Partynacht komme, fühle ich mich auch geplättet und bin doch irgendwie zufrieden. Ich denke an die »wohlige Schwäche« einer leichten Grippe, die ein paar arbeitsfreie Tage mit meiner Lieblingsserie verheißt. Der erschöpfte Sprinter nach dem Zieleinlauf oder der Bergsteiger, der ermattet den Gipfel erreicht!
Der Körper kann in Aufruhr sein oder Unwohlsein zeigen, und man ist trotzdem glücklich! Offenbar muss man nur wissen, dass es nichts Schlimmes ist. Und das weiß ich ja jetzt auch für mein Angstproblem. Ich kann und will also mit der Angst tanzen und glücklich sein!
Ich muss keine Angst vor Peinlichkeiten haben. Schlimme Fehltritte passieren ja sowieso nur selten. Diese Pein ist ein altes Gefühl aus der Steinzeit, wo unser Überleben vom Wohlwollen unserer Gruppe abhängig war. Heute aber bin ich nicht mehr auf meine Gruppe angewiesen – und schon gar nicht auf die anonymen Menschenmengen im öffentlichen Raum. Die meisten würden mit Verständnis auf ein Missgeschick reagieren. Und macht sich tatsächlich jemand lustig, dann blende ich das einfach aus.

Ich kann überall allein sein. Ich bewahre Haltung und nehme das Ganze als ein Training in innerer Autonomie und selbstbestimmter Würde. Nichts ist wichtiger als die Fähigkeit, sich bei Bedarf innerlich abzugrenzen von den sozialen Meinungs- und Erwartungsfeldern. Im Übrigen: Was geschieht derzeit nicht alles an Verrücktem in dieser Welt! Da kommt es auf meine Verrücktheiten auch nicht mehr an. Ich will die Rolle des Hofnarren in diesem absurden Theater gut ausfüllen! Als Motto gilt ja: Ist der Ruf erst ruiniert, lebt es sich ganz ungeniert! Die beste Medizin ist immer noch das Lachen.

Du willst mit einer Panikattacke durchstarten, liebe Angst? Na los, dann verschieß dein Pulver ruhig auf einmal! Dann haben wir's hinter uns! Augen auf und durch! Kampfpiloten geht es beim Betätigen des Schleudersitzes auch nicht besser. Und mich katapultiert es nicht nur ins Weiterleben, mich schleudert es in ein neues Leben mit den alten Freiheiten!

Aufgabe 2: Textgestützte Imaginationsübungen durchführen

Nun ist es für Sie wieder an der Zeit, sich an die konkrete Arbeit zu machen! Entscheiden Sie zuerst, auf welche Symptome und Situationen Sie sich zunächst fokussieren wollen. Worunter leiden Sie am meisten? Welches Vermeidungsverhalten schränkt Ihr Alltagsleben am gravierendsten ein? Entwickeln Sie dafür einen Text. Nutzen Sie das in diesem Buch angebotene Material – etwa den Beispieltext, den Sie soeben gelesen haben –, knüpfen Sie an das an, was Sie sich in Aufgabe 1 schon erarbeitet haben. In diesem Text können Sie ich oder du sagen, er kann lang oder kurz sein, Sie können reimen und einen Refrain einbauen, Sie können ihn rhythmisch sprechbar oder singbar machen. Es muss für Sie passen, feste Regeln gibt es nicht. Lassen Sie sich von Freunden oder Ihrem Therapeuten helfen, wenn Ihnen das Formulieren von Texten schwerfällt. Auf der Website www.angst-selbst-bewältigen.de finden Sie weitere Hilfestellungen. Entscheiden Sie dann, ob Sie Ihren Text ausdrucken und auswendig lernen oder ihn aufnehmen wollen. Letzteres geht sehr einfach mit Ihrem Smartphone und entsprechenden Apps (zum Beispiel »Voice Record Pro«) oder auch mit Programmen wie »Audacity« samt USB-Mikrofon auf dem PC. Sollten Sie ein Technikmuffel sein, finden Sie bestimmt jemanden, der Ihnen hilft.

Entscheiden Sie dann, ob Sie sich die Angstauslöser vorstellen wollen oder ob eine Unterstützung durch Fotos oder Videos hilfreich wäre. Können Sie die Fotos oder Videos selbst anfertigen? Falls Sie durch Ihre Angst dabei zu sehr behindert würden – haben

Sie jemanden, der das für Sie übernehmen könnte? Einfach die laufende Smartphone-Kamera aus der Brusttasche schauen lassen und bei Zugfahrt oder beim Einkauf mitfilmen. Vermeiden Sie es dabei nach Möglichkeit, andere Personen frontal aufzunehmen, eigentlich darf man ja niemanden filmen oder fotografieren, ohne sein Einverständnis eingeholt zu haben. Stellen Sie in jedem Fall sicher, dass die Aufnahmen bei Ihnen verbleiben, niemals veröffentlicht und irgendwann wieder gelöscht werden. Erkundigen Sie sich gegebenenfalls nach der aktuellen Rechtslage: Was wären die Konsequenzen, falls es auffällt und sich jemand beschwert? Wägen Sie das für sich ab, und besprechen Sie es eventuell mit Ihrem Helfer. Checken Sie auch regelmäßig die in rascher Entwicklung befindlichen Möglichkeiten einer Exposition in virtueller Realität. Es gibt inzwischen Apps, die es erlauben, das eigene Smartphone mit einem Gestell als VR-Brille zu nutzen (empfehlenswert: www.invirto.de).
Führen Sie dann wie oben beschrieben die Übungen aus, etwa zwei- bis viermal pro Tag für fünf bis zehn Minuten. Legen Sie sich dazu eventuell entspannt in Ihren Fernsehsessel, hören Sie den Text über Kopfhörer, schließen Sie die Augen, falls Sie mit Vorstellungen arbeiten. Nehmen Sie das Tablet auf den Schoß für die Videobetrachtung.
Eine andere Möglichkeit wäre es, sich so weit wie möglich der imaginierten Situation anzupassen (sich zum Beispiel auf einen Stuhl setzen, wenn es um eine Bahnfahrt geht, sich hinzustellen, wenn das Problem das Anstehen an der Kasse ist). Oder aber Sie rappen vor Ihrem TV-Gerät, Tonspur und Videos können Sie auf Endlosschleife stellen.

Beachten Sie bei alldem noch Folgendes: Ziel der Synergie-Methode ist es, über alle drei Lernstufen hinweg ein stimmiges übergreifendes Anti-Angst-Mindset aufzubauen. Bei allem, was wir eben für Stufe 2 besprochen haben, knüpfen Sie an das Wissen an, das wir auf Stufe 1 erarbeitet haben. Zugleich gilt es, die Stufe 3 so weit wie möglich vorwegzunehmen. Wenn Sie Ihre hinderlichsten Ängste überwinden wollen – an welchen Orten beziehungsweise in welchen Situationen müssten Sie dann Expositionsübungen machen? Wo könnten Sie dies am unkompliziertesten in Ihrer Nähe durchführen? Genau diese Orte sollten Sie sich bei den Stufe-2-Übungen in der Vorstellung oder auf Foto respektive Video vor Augen halten.

Wie wir gleich besprechen werden, geht man bei der realen Exposition gestuft vor – die Angst soll zu bewältigen und ein Erfolgserlebnis wahrscheinlich sein. Wenn Sie bereits bei den Imaginationsübungen mit sehr starker Angst reagieren, können Sie auch hier schon in Steigerungsstufen vorgehen: zuerst den wenig frequentierten Bahnsteig mit an- und abfahrenden Zügen imaginieren oder filmen, dann den vollen Bahnsteig, dann das leere Zugabteil, zuletzt das überfüllte. Üben Sie so lange auf einer Stufe, bis die Angst deutlich abgenommen hat, aushaltbar ist und möglichst schon von positiven Gefühlen überlagert wird. Dann schalten Sie einen Gang höher.

Und ein letzter Tipp: Machen Sie nach den Übungen keine allzu aufregenden Sachen. Das würde die Verinnerlichung der neuen Erfahrungen stören. Lernen ist nur dann nachhaltig, wenn das Gedächtnis Zeit hat, die neuen Erfahrungen ungestört abzuspeichern. Machen Sie irgendetwas Langweiliges im Haushalt, einen Spaziergang oder – am besten – ein Nickerchen.

10. Das Verhalten ändern – Konfrontation! (Stufe 3)

Und nun wird es wirklich ernst! Jetzt gilt es, die Schritte, die Sie ja gedanklich und imaginativ gut vorbereitet haben, in der Realität auszuführen!

Fassen Sie Mut, und wenn es der Mut der Verzweiflung ist. Machen Sie sich bewusst, dass es keinen anderen Weg gibt! Weiteres Vermeiden macht Hürden und Mauern nur immer noch höher. Am Ende säßen Sie in einem tiefen Verlies, aus dem es kein Entrinnen mehr gäbe. Es gibt nur den Weg nach vorn an die Front von Konfrontation und Exposition. Akzeptieren Sie das damit verbundene Leid, vertrauen Sie auf Ihre Potenziale, und gehen Sie in die Offensive!

Box 11: Es führt kein Weg daran vorbei

Hier mein Versuch, diese fundamentalen Einsichten nach Art tiefer und bleibender Worte zu formulieren:

- In jedem Leben gibt es Leid – das ist absolut unvermeidlich.
- Wenn wir dagegen kämpfen, steigern wir es.
- Wenn wir es meiden und fliehen, wächst es hinter unserem Rücken und holt uns irgendwann übergroß ein.
- Wenn wir es achtsam annehmen, können wir es aushalten und vermindern.
- Wenn wir uns unsere Fähigkeiten bewusst machen und durch das Leid hindurch handeln, vermindert es sich noch mehr, wir können persönlich wachsen und unsere Ziele erreichen!

Die Expositionstherapie auf Stufe 3 ist sozusagen der krönende Abschluss, der die bisherige Arbeit auf den Stufen 1 und 2 integriert, sie um die korrigierende positive Realerfahrung erweitert und damit maximal verfestigt. Die angepeilten Effekte sind die folgenden:

- Durch die Vorarbeit auf den Stufen 1 und 2 kommt weniger Angst auf (Reframing, beginnende Gewöhnung), eine ermutigende Erfahrung, die die Exposition erleichtert.
- Es erfolgt eine weitere Gewöhnung auf zwei Ebenen (siehe Abb. 13): Auf Ebene 1 desensibilisiert man sich gegen die äußeren Angstauslöser (zum Beispiel brüllenden Verkehrslärm, Menschengedränge). Hier wird also die primäre Angst vermindert. Auf Ebene 2 desensibilisiert man sich gegen die Angst und ihre Symptome (etwa innere Unruhe, Enge in der Brust). Hier wird die Angst vor der Angst abgebaut.
- Kompetenzen zur Situationsbewältigung werden reaktiviert, neu aufgebaut und weiter eingeübt (zum Beispiel das Bezahlen an Schalter oder Kasse, Autofahren). Man erlebt sich trotz und mit einer Restangst als erfolgreich handlungsfähig (»selbstwirksam«), das stärkt die Zuversicht und kann in eine Aufwärtsspirale führen.
- Die auf den Stufen 1 und 2 aufgebauten Sichtweisen, Anti-Angst-Konzepte und Umkonditionierungen werden bestätigt, gefestigt und ausgebaut. Unter anderem wird die zentrale Erfahrung gemacht, dass die befürchteten, katastrophalen Konsequenzen nicht eintreten: Statt unaufhörlich zu wachsen, nimmt die Angst nach einem Höhepunkt auch in der Angstsituation ab, man bekommt weder einen Schlaganfall oder einen Herzinfarkt noch eine Psychose.
- So wird das Anti-Angst-Mindset über alle drei Stufen ausgedehnt und ganzheitlich gefestigt: Theorie und Praxis kommen stimmig zusammen und stützen einander.

Abb. 19 zeigt die klassischen Kurven der Verhaltenstherapie, in denen die Effekte der Expositionstherapie deutlich werden. Die spontane Befürchtung ist, dass die Angst immer weiter ansteigt (bis irgendwann sozusagen die »Birne durchbrennt«). Bei einer Flucht dagegen fällt die Angstkurve sehr schnell ab, eine Erfahrung, die das Fluchtverhalten durch Konditionierung verstärkt. Bleibt man dagegen in der Situation, fällt die Angst nach einem Peak auch ab, aber eben später und von einem höheren Niveau als bei der Flucht. Wiederholte Expositionen führen zu einer Verringerung von Intensität und Dauer der Angst.

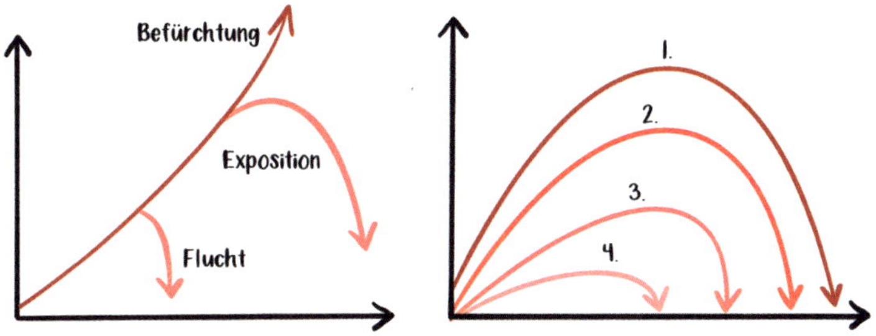

Abb. 19: Befürchtete und reale Angstverläufe *(links)*. Auch wenn man in der Angstsituation bleibt (Exposition), fällt die Angst nach einem Gipfelpunkt ab, wenn auch nicht so schnell wie bei einer Flucht. *Rechts:* Bei wiederholter Exposition werden Intensität und Dauer der Angst immer geringer.

Sie sehen: Gute Exposition heißt nicht bloß »in die Situation gehen und dort aushalten«. Nicht wenige Angstpatienten berichten ja, dass sie genau das recht lange getan haben: standhaft sein, nicht aufgeben, weitermachen. Aber mit der Angst ist es trotzdem nicht besser, sondern schlechter geworden. Nun, wenn man das Mindset nicht verändert, setzt sich durch das Weitermachen ja nur der Prozess des Angstlernens fort! Da kann die Angst nur schlimmer und nicht besser werden. Die Vorarbeit auf den Stufen 1 und 2 ist also ganz wichtig. Entscheidend ist es, während der Exposition zu üben, die neue Anti-Angst-Sichtweise aufrechtzuerhalten, die Situation anders, positiv gedanklich eingekleidet zu sehen und sie dadurch positiv zu erleben.

Etwas vereinfacht mit Blick auf Abb. 9: Es bringt nichts, sich möglichst oft vor das Bild zu setzen und immer aufs Neue vor dem Stereotyp der alten, bösen »Zauberin« zu erschrecken. Die Aufgabe ist es, sehen zu lernen, dass da gar keine alte »Hexe« ist, sondern eine junge, schöne Frau! Es gilt zu üben, diese neue Interpretation dauerhaft als spontane, automatisierte Sicht- und Erlebensweise zu stabilisieren und zu verinnerlichen.

Exposition bei Panikattacken

Beginnen wir bei dem Fall »plötzliche Panikattacken ohne Platzangst«. Hier bezieht sich die Furcht ja auf einzelne oder alle Symptome der Angst, die »aus heiterem Himmel« über einen kommen. Für eine gezielte Exposition müssen wir also einen Weg finden, diese Empfindungen bewusst zu erzeugen. Im Einzelfall ist das natürlich nicht ganz einfach, aber es geht. Hier einige Vorschläge zum Erzeugen einzelner Symptome:

- *Herzklopfen:* Kniebeugen machen. Wenn Sie hier und beim Sport Angst vor Überlastung haben, dann legen Sie eine Pulsuhr an. Für die Herzfrequenz-Obergrenze, die Sie nicht überschreiten sollten, ist nach wie vor die Faustformel »220 minus Lebensalter« eine ausreichende Richtschnur.
- *Luftnot:* durch ein Trinkröhrchen im Mund atmen und sich dabei die Nase zuhalten. Mit der Stoppuhr üben, immer länger die Luft anzuhalten. Sich vorstellen, man mache ein Training wie ein Apnoetaucher.
- *Schwindel, Benommenheit, Sturzangst:* sich auf einen Drehstuhl setzen und sich circa eine Minute lang so schnell drehen, dass deutlicher Schwindel entsteht. Gleichgewichtsübungen machen: Im Internet finden Sie eine Fülle von Anleitungen hierfür. Ein Falltraining absolvieren: Es gibt vielfältige Techniken und Programme für Judokas, Kinder, Senioren oder Reiter. Trampolin springen (natürlich mit Vorsicht!). Den Drehtanz der Sufi-Derwische erlernen (auch in Westeuropa gibt es Schulen hierfür).
- *Unwirklichkeitsgefühle durch Hyperventilation:* im Sitzen über zwei bis drei Minuten möglichst schnell tiefe, keuchende Atemzüge ausführen (circa dreißig pro Minute). Der Effekt verstärkt sich, wenn Sie danach schnell aufstehen (in diesem Fall sollte aber jemand zugegen sein, der Sie gegebenenfalls auffangen kann).
- *Hitze(wallungen):* sehr warmes Baden oder Duschen.
- *Kälteschauer:* kaltes Duschen.

Etwas einfacher und meist wohl auch realitätsnäher ist es, alle Symptome durch starkes Aktivieren des gesamten Körpers im Verbund zu erzeugen, so wie es bei Stress und Angst ja auch geschieht:

- *Sport:* Eins der wirksamsten Expositionsverfahren bei Angststörungen ist der Sport! Manchmal kann allein ein systematisches Ausdauertraining eine Panikstörung heilen. Fast immer wird der Sport aufgegeben im Rahmen des ausufernden Vermeidungsverhaltens. Treffen Sie unbedingt die Entscheidung, (wieder) mit dem Sport zu beginnen, insbesondere mit dem Ausdauersport. Hierfür eignen sich: Walken, Fahrradfahren, Schwimmen, Joggen, das Training auf Fitnessgeräten daheim oder im Studio (Ergometer, Rudergerät, Stepper, Laufband). Beginnen Sie mit kleinen Trainingseinheiten, aber konsequent und systematisch. Anfangs wären nach jeder Trainingseinheit zwei bis drei Tage Pause gut, aber möglichst nicht länger. In Box 8 hatten wir wichtige Grundprinzipien effektiven Trainings ja schon erläutert. Das Ziel: pro Woche insgesamt zwei bis drei Stunden Ausdauersport treiben, verteilt über zwei bis drei Termine. Die Effekte: Stressabbau und Umstimmung des Körpers auf Entspannung; Verminderung der Körperreaktionen bei Stress und Angst. So sinkt zum Beispiel der Ruhepuls, und er steigt bei Stress und Belastung weniger hoch an. Verminderung der Schmerzempfindlichkeit; Verbesserung der Stimmung; allgemeine Gesundheitsförderung; und natürlich: Gewöhnung an intensive Körperreaktionen, was ja das Ziel der Konfrontation im engeren Sinne ist. Noch effizienter wird das Ganze, wenn Sie den Mut für kurze Phasen sehr intensiver Belastung aufbringen: kurze Sprints, bis Sie wirklich »auf dem letzten Loch pfeifen« und Ihnen »das Herz zum Halse herausschlägt«. Steigern Sie auch hier die Belastung in kleinen Schritten, um allmählich das Vertrauen aufzubauen, dass Ihr Körper das aushält. (Bei körperlichen Erkrankungen sollten Sie natürlich wieder vorher den Hausarzt fragen!) Halten Sie nach dem Sprint inne, rufen Sie Ihr Anti-Angst-Mindset auf, und erleben Sie das Beben Ihres

Körpers aus dieser positiven Perspektive heraus. Konsultieren Sie gegebenenfalls Ratgeber zum Thema »Sportliches Training« oder die Coachs in einem Fitnesscenter.

- *Sauna:* Dies ist eine nahezu ideale Expositionsmöglichkeit für Panikbetroffene. So gut wie alle Paniksymptome kann man beim Saunieren intensiv erzeugen: Herzklopfen, Schweißausbruch, Hitzewallungen (beim Aufguss), Kälteschauer (im Tauchbecken), Schwindel und Gefühle von Luftnot. Der Saunafreund erlebt all das in einem positiven Kontext, er genießt es intensiv. Das ist die beste Lernumgebung für Panikbetroffene, die man sich vorstellen kann. Nur leider: Paniker mögen ja schon die Wärme heißer Sommertage nicht. Entsprechend machen sie zumeist einen großen Bogen um die Sauna. Überlegen Sie sich das noch mal! Auch Sie können lernen, die Sauna (wieder) zu genießen. Zugleich wäre das ein wichtiger Beitrag zum Verlernen der Angst. Insbesondere wenn Sie früher schon einmal Freude an der Sauna hatten, sollten Sie diesen Weg unbedingt probieren. Dabei würden alte, schon vorgebahnte »Freudenetze« im Gehirn reaktiviert. Auch hier hilft natürlich, auf niedriger Stufe anzufangen und sich in kleinen Schritten zu steigern. Beginnen Sie in einer Biosauna bei weniger als 60 Grad mit fünf bis zehn Minuten, und duschen Sie danach kühl. Steigern Sie das in kleinen Schritten über einige Wochen bis auf zwei mindestens fünfzehnminütige Saunagänge bei etwa 90 Grad mit anschließendem Gang ins Tauchbecken.
- *Hochseilgarten:* Es gibt Settings, in denen starke Angst unter kontrollierten Bedingungen ausgelöst werden kann. Vor allem Hochseilgärten sind sehr gut für unsere Konfrontationszwecke geeignet. Es gibt sie inzwischen breit verteilt im deutschsprachigen Raum (auch unter Bezeichnungen wie »Kletterwald« oder »Seilpark«). Auf verschieden hohen Ebenen sind hier Übungsarrangements unterschiedlichen Schwierigkeitsgrades aufgebaut. Dadurch lässt sich die Angstintensität gut dosieren. Zum anderen existieren Möglichkeiten des Innehaltens (zum Beispiel Stehen auf einer Plattform). Hier kann

man die Aufmerksamkeit nach innen richten und gezielt mentale Übungen ausführen. Sprechen Sie mit dem Betreiber, es sollte dort immer erfahrene Hochseiltrainer geben, die im Umgang auch mit stärkerer Angst geschult sind.

- *Weitere Herausforderungen:* Denkt man das weiter, kommt man zu Aktivitäten wie Achterbahn, Bungee-Jumping oder Fallschirmspringen. Allerdings sind hier natürlich Angstkontrolle und systematisches mentales Üben deutlich schwieriger. Heben Sie sich so etwas allenfalls für den Abschluss auf, quasi als Ritterschlag.

Aufgabe 3: Körperbezogene Expositionsübungen vorbereiten und durchführen

Machen Sie sich nun einen Plan für Ihre Konfrontationsübungen. Stehen einzelne Körpersymptome des Angstgeschehens sehr im Vordergrund, überlegen Sie, ob Sie sie mit einer der oben genannten Methoden in einem ersten Schritt separat exponieren wollen. Erstellen Sie hierfür je nach Schwere eine Angsthierarchie, zum Beispiel erstens Herzrasen, zweitens Schwindel, drittens Luftnot. Arbeiten Sie diese Liste dann ab; das heißt, beginnen Sie bei dem Symptom, das Sie relativ am wenigsten ängstigt. Stellen Sie sich hierfür einen Übungsplan zusammen.

Sind Sie älter als 45 Jahre, und/oder haben Sie Vorerkrankungen? Dann sollten Sie wie gesagt Ihr Übungsprogramm zuvor mit Ihrem Hausarzt besprechen: Wo liegen Ihre Belastungsgrenzen, was wären kritische Symptome, bei denen Sie Ihre Übung abbrechen sollten?

Überlegen Sie, ob Sie Vorsichtsmaßnahmen ergreifen sollten – bei Drehstuhlexposition zum Beispiel ein Umfeld ohne harte Kanten schaffen, das man vielleicht etwas mit Decken auspolstern kann für den Fall eines Sturzes; einen Vertrauten zumindest am Anfang um Assistenz bitten; die Übung die ersten Male beim ambulanten Therapeuten durchführen und so weiter.

Beginn mit kleinen Schritten

Beginnen Sie mit niedriger Intensität und Dauer, steigern Sie das in angemessenen Schritten. Üben Sie so lange auf der jeweiligen Belastungsstufe, bis die Angst bei den letzten drei Wiederholungsübungen gering war oder sie Ihnen nichts mehr ausgemacht hat. Gehen Sie dann zur nächsten Steigerungsstufe über. Am Ende sollten Sie die betreffende Empfindung möglichst intensiv über einen Zeitraum von mindestens dreißig Sekunden spüren.

Die Einzelsymptom-Konfrontationen sollten Sie zwei- bis viermal täglich üben, die aufwendigeren Gesamtkonfrontationen je nach Aufwand für Sie zwischen täglich einmal und dreimal pro Woche.

Zum Reduzieren zu starker Angst nutzen Sie die Methode der Lippenbremsatmung.

Vielen Betroffenen hilft es, den Verlauf zu protokollieren. Sie könnten zum Beispiel in einem Diagramm in der Waagerechten die Expositionstermine eintragen und in der Senkrechten die Angstintensität auf einer Skala von 1 bis 10 (siehe H+D 10 im Anhang und Abb. 21 weiter unten).

Zur Gesamtkonfrontation übergehen

Gehen Sie später zu Gesamtkonfrontationen über: Sport! Finden Sie die Einzelsymptom-Konfrontationen nicht überzeugend oder nicht praktikabel, können Sie auch gleich mit Gesamtkonfrontation beginnen. Fokussieren Sie Ihre Aufmerksamkeit dann gegebenenfalls auf das jeweilige Teilphänomen (zum Beispiel auf das Herzklopfen).

Was kann Ihnen helfen, während der Exposition die zuvor erarbeitete Anti-Angst-Sichtweise aufrechtzuerhalten? Zuallererst natürlich: Üben Sie sie zuvor auf den Stufen 1 und 2 gut ein! Schauen Sie, ob Sie bei den Imaginationsübungen auf Stufe 2 die Expositionssituation schon vorwegnehmen können: Wenn Sie zum Beispiel Sprints machen wollen, imaginieren Sie dies, oder verwenden Sie Fotos respektive Videos von Sprintern. Ist all das gut eingeübt und oft wiederholt, liegt es in Ihrem Langzeitge-

dächtnis bereit, und die Herausforderung besteht darin, es sich im Stress der realen Exposition bewusst zu machen und bewusst zu halten.
Sie können sich helfen, indem Sie den Text hörbar machen: ihn aus dem Gedächtnis innerlich oder laut rezitieren oder ihn abspielen, falls Sie ihn aufgezeichnet haben. Technisch ist das ja heute längst kein Problem mehr: Es gibt Sport-Kopfhörer mit oder ohne Kabel im Kontakt mit iPod oder Smartphone. Sie können sich also in der Realität von Ihrem Text genauso begleiten lassen wie bei der Imagination. Kleiden Sie geduldig die alten Angstauslöser immer wieder neu ein mit den Konzepten Ihrer frischen Anti-Angst-Sichtweise! Irgendwann finden Sie Gefallen an den neuen Sachen und behalten sie an!

Frag Prof. Google

Wenn man über längere Zeit in der Vermeidung war, verliert man das Gefühl für die richtigen Maßstäbe. Man kann sich bei der Einschätzung von Belastungen nicht mehr auf sein Gefühl verlassen. Wie viel Sport, welche Saunatemperatur kann ich mir zumuten? Was ist hier normal und verträglich? Das Gefühl signalisiert viel zu früh und viel zu stark Gefahr. Wenn das »Messinstrument Gefühl« dejustiert ist, hält man sich am besten an die Vernunft. Fragen Sie sich, was Sie früher in den entsprechenden Bereichen geschafft haben. Fragen Sie Bekannte oder die Suchmaschine Ihres Computers, was normale Durchschnittspersonen schaffen beziehungsweise was denen empfohlen wird (zum Beispiel die bereits genannte Formel für den Puls). Fragen Sie Experten (Trainer, Physiotherapeuten, Ihren ambulanten Therapeuten oder die einschlägige Ratgeberliteratur). Lassen Sie sich beim ersten Mal gegebenenfalls von einem etwa gleichaltrigen Vertrauten mit durchschnittlicher Leitungsfähigkeit begleiten, den Sie bitten, Ihnen die Expositionsübung einmal vorzumachen. Wenn Sie vom Hausarzt für gesund befunden wurden, können Sie nichts falsch machen, wenn Sie sich circa 75 Prozent dessen als oberstes Ziel setzen, was Ihr Bekannter geleistet hat, ohne sich sehr unwohl dabei zu fühlen. Diese 75 Prozent können Sie schaffen, kann Ihr Körper schaffen, egal, wie es sich anfühlt. Aber natürlich nicht im ersten Schritt und am ersten Tag! Sie haben ein vermindertes Trainingsniveau, Ihr Körper braucht etwas Zeit, seine Belastbarkeit wiederaufzubauen. Es gilt das Prinzip der kleinen Schritte. Wenn es schwer wird, verkleinern Sie die Schritte und/oder verlängern die Pausen. Aber bleiben Sie nicht stehen.

Versuchen Sie, Expositionsmaßnahmen wie Sport oder Sauna weiterzuführen und als bleibende Gewohnheit in Ihren Alltag zu integrieren. Sie müssen wieder zu ganz normalen Aktivitäten werden, die keine besondere Aufmerksamkeit binden, während deren Sie oft an etwas ganz anderes denken.

Zwei Fliegen mit einer Klappe

Abschließend noch ein Hinweis: Wenn Ihre Panikattacken mit einer ausgeprägten Platzangst kombiniert sind, werden die angstbesetzten Körperempfindungen ja mit hoher Wahrscheinlichkeit durch die angstbesetzten Situationen ausgelöst. Dann können Sie die eben besprochenen Konfrontationsübungen nach innen auch leisten, indem Sie sich mit den Platzangst-Situationen konfrontieren. Sie schlagen dann zwei Fliegen mit einer Klappe: die Konfrontation nach innen bei Panik und die Konfrontation nach außen bei Agoraphobie, die wir im übernächsten Abschnitt besprechen.

Panikattacken im Alltag

Das systematische Üben gemäß den Aufgaben 1 bis 3 ist das eine. Das andere ist der Alltag, in dem Sie ja mit großer Wahrscheinlichkeit trotzdem immer noch gelegentlich von Panikattacken heimgesucht werden. Üben Sie unbeirrt weiter, unabhängig von der Lage an der »Panikfront« des Alltags, üben Sie weiter, auch wenn Sie schon länger keine spontane Panikattacke mehr hatten. Üben Sie vor allem aber auch dann weiter, wenn Sie etwas

frustriert sind, weil im Alltag unvermindert weiter heftige Panikattacken auftreten.
Mit großer Wahrscheinlichkeit wird fortgesetztes separates Üben auch die spontanen Panikattacken im Alltag zunehmend positiv beeinflussen. Je mehr sich Ihr Anti-Angst-Mindset verinnerlicht und automatisiert, desto mehr wandelt sich auch das spontane Angsterleben im Alltag ganz von allein. Dennoch sollten Sie auch ganz bewusst versuchen, hierauf Einfluss zu nehmen.
Oft ist das nicht ganz leicht – warum? Wenn die Panik sehr schnell und heftig aufschießt, dann ist schnell die Erregungsschwelle erreicht, ab der die Selbststeuerungsfunktionen auf der bewussten Ebene erst beeinträchtigt und dann fast abgeschaltet werden. Es wird dann zunehmend schwierig, Gedächtnisinhalte abzurufen, Entscheidungen zu treffen und bewusst Verhaltensstrategien umzusetzen. Aber – und das zeigt Abb. 20 – es gibt eine »Interventionslücke«: eine kurze Zeitspanne, in der Sie noch ausreichend selbststeuerungsfähig sind, um alternative Verhaltensprogramme zu starten. Je besser Sie diese Anti-Angst-Programme vorher separat eingeübt haben, desto besser gelingt das, und desto größere angstdämpfende Wirkung haben sie.

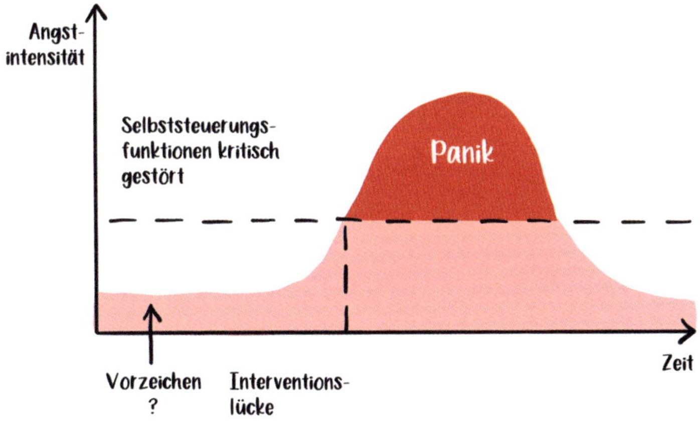

Abb. 20: Hat die Panik erst einen kritischen Punkt überschritten, ist man nicht mehr klar denk- und handlungsfähig. Aber in der Interventionslücke davor kann man lernen, Gegenstrategien erfolgreich zum Einsatz zu bringen.

Nicht selten gibt es doch »Vorzeichen«, die »ankündigen«, dass eine Attacke im Anmarsch sein könnte: ein flaues Gefühl im Magen, leichter Schwindel, Probleme mit dem Durchatmen oder das Gefühl von Schwüle in der Luft, Herzklopfen oder feuchte Hände. Achten Sie einmal darauf. Das könnte Ihre Reaktionszeit verlängern. Manchmal kommen Panikattacken besonders häufig nach oder in bestimmten Situationen: wenn man Streit hatte, sich über etwas geärgert hat oder wenn man aus Zeitnot im Stress ist.
Auch in Abhängigkeit vom Stand Ihrer separaten Übungen sollten Sie immer die Grundsatzentscheidung treffen, mit welcher Strategie Sie einer eventuell aufkommenden Panik derzeit begegnen wollen, welche Strategie Sie ausprobieren beziehungsweise einüben, also trainieren möchten. Sie brauchen einen kristallklaren Wenn-dann-Plan, den Sie sich an jedem Morgen wieder bewusst machen sollten: Wenn Panik (oder ihre Vorzeichen) aufkommen, dann setze ich Strategie X um!
Wenn Sie von der Panik kalt überrascht werden, müssen Sie augenblicklich wissen, was zu tun ist. Fangen Sie erst dann an zu überlegen, was Sie vielleicht tun könnten, ist es zu spät. Machen Sie eine Zeit lang Erfahrungen mit der angesagten Strategie, lernen Sie daraus, treffen Sie zu gegebener Zeit eine neue Grundsatzentscheidung für eine modifizierte oder andere Strategie. Mögliche Strategien könnten die folgenden sein.

Wegatmen oder wegtanzen

Zunächst wäre es natürlich beruhigend zu wissen: Ich verfüge über eine einfache und gut wirksame Methode, um aufschießende Panikattacken zu stoppen oder zumindest einzugrenzen. Hierzu haben wir im Kapitel »1. Soforthilfe bei aufkommender Panik« ja schon Vorschläge gemacht. Vielleicht haben Sie das ausprobiert und einiges mit Erfolg eingeübt.
Zur Erinnerung: Mit der Lippenbremsatmung unterbinden Sie die Hyperventilation als einen der wichtigen Eskalationsmechanismen im Panikgeschehen. Man kann lernen, diskret durch den abgewandten Mundwinkel oder hinter vorgehaltener Hand bei

aufgestütztem Kinn zu atmen, sodass dieses Verfahren in vielen, auch öffentlichen Lebenssituationen anwendbar ist. Nicht wenige Panikpatienten lernen nach längerer Übung, auf diese Weise ihre Panikattacken »wegzuatmen«.

Eine andere Methode wäre intensive körperliche Bewegung. Hierdurch wird die Panikenergie gewissermaßen auf natürlichem Wege aufgebraucht. Die Minimalversion wäre die sogenannte progressive Muskelrelaxation. Auch sie kann man so gut einüben, dass sie in der Öffentlichkeit kaum auffällt. Allein daheim ist man natürlich viel freier: Kniebeugen machen, auf der Stelle hüpfen oder tanzen, alles geht, wenn es hilft. In der Firma könnte man sich auf die Toilette abmelden, dort Kniebeugen machen oder im Treppenhaus auf und ab sprinten.

Eine dritte Variante ist die Nutzung intensiver Reize oder Skills (Igelball & Co.).

All das ist natürlich keine Dauerlösung. Aber es ist recht schnell umsetzbar und kann wie gesagt eine erste Hilfe sein.

Paradoxe Strategie: Augen auf und durch

Fassen Sie den Mut, es einmal paradox zu versuchen. Denken Sie an die Schilderung von Gerald Hüther. Sagen Sie sich: Zumindest einmal will ich es wirklich wissen! Es ist nicht für Herrn Hüther, sondern für mich! Auch ich selbst bin ja ein Forscher – mein persönlicher Angstforscher! Ich will und muss die Angst kennenlernen! Ich will lernen, heftige Panikattacken zu erzeugen, und üben, dabei immer länger in der Beobachterposition zu bleiben und mir immer länger einen wachsenden Rest klaren Verstandes zu erhalten. Ich will das trainieren wie ein Jet-Pilot beim Zentrifugentraining! Nur wenn der Panik-Bronco rauskommt und wild bockt, kann ich lernen, oben zu bleiben! Je intensiver die Panik, desto schneller die Gewöhnung! Ich will einmal die wichtige Erfahrung machen: Das Schlimmstmögliche passiert – und es passiert: nichts! Ich kriege keinen Schlaganfall, keinen Herzinfarkt, werde nicht verrückt – gar nichts.

Wie auch schon gesagt: Etwas erzeugen zu können bedeutet ein

Stückchen Kontrolle. Und wenn ich nichts erzeugen kann – auch gut! Dann wirkt die paradoxe Strategie. Also: Nur Mut, Sie können nur gewinnen.

Positiv einkleiden mit Reframing

Und diese dritte ist natürlich die wichtigste, die Hauptstrategie, die Sie am Ende dauerhaft verfolgen sollten.

Es gilt hier, das auf den drei Stufen eingeübte Anti-Angst-Mindset zu aktivieren, es als inneren Wellenbrecher aufzustellen, die Panikwelle immer wieder dort hineinlaufen zu lassen, damit sie verlangsamt und schließlich abebbt.

Seien Sie vorbereitet! Entscheiden Sie im Vorfeld: Mit welchen Kernsätzen, Vorstellungen und Bildern wollen Sie einer aufkommenden Panik im Alltag begegnen? Können Sie die Inhalte Ihrer Übungen einfach in den Alltag übertragen? Wollen Sie sie modifizieren, zuschärfen, mehr für den Akuteinsatz auf den Punkt bringen, zum Beispiel in Form kurzer Mantras? Wollen Sie einen neuen Text, Song, Rap machen, aufnehmen und nochmals separat einüben? Wie wollen Sie sich Ihre Anti-Angst-Inhalte schnell bewusst machen, wenn im Alltag unvermittelt eine Panik kommt? Schnell einen inneren Schritt zurücktreten und sie aus dem Gedächtnis reaktivieren? Oder sich flugs die Earphones einsetzen und den iPod anschalten? Und dann machen Sie es wie bei den Expositionsübungen: Rufen Sie sich Ihre positiven Sichtweisen ganz intensiv ins Bewusstsein, und versuchen Sie, Ihr Körper- und Situationserleben in diese positiven Vorstellungen einzukleiden. Zumindest bei schwächeren Angst- und Panikanfällen wird Ihnen das Stück für Stück besser gelingen und später auch bei den starken.

Experimentieren Sie ein bisschen mit verschiedenen Sätzen, Vorstellungen und Bildern, lassen Sie Ihre Erfahrungen in Ihre Übungen einfließen: Was am besten funktioniert, sollten Sie in separaten Imaginations- und Expositionsübungen noch festigen.

Wenn Sie all das engagiert fortsetzen, werden die Panikattacken seltener und schwächer werden. Vielleicht verschwinden sie ganz.

Möglicherweise kommen ab und zu noch mal kleinere Schübe von Anspannung und innerer Unruhe, die Sie immer weniger stören, die Sie bald nicht mehr bemerken. Immer besser werden Sie lernen, trotz und mit leichter Anspannung oder Angst zu handeln, ihre Ziele zu erreichen und am Ende als Überwindungsprämie Zufriedenheit oder gar Glück zu erleben.
Stellen Sie sich vor, eine Mutter mit einem Kleinkind – nennen wir es Angie – geht in den Supermarkt. Angie hat keine Lust, sie strampelt und weint. Die Mutter nimmt sie auf den Arm und schenkt ihr einige beruhigende Aufmerksamkeit. Angie kommt allmählich zur Ruhe, gewöhnt sich an die Situation, legt ihr Köpfchen an die Schulter der Mutter. Die Mutter kann ihre Aufmerksamkeit nun immer mehr auf ihren Einkaufszettel und die Regale fokussieren. Wenn Angie zwischendurch mal wieder etwas quengelt, tätschelt sie das Kind nebenbei, ohne hinzuschauen, und geht fokussiert ihrer Aufgabe nach. Gehen Sie in ähnlicher Weise mit Ihrer Angst um!

Konfrontation bei Agoraphobie

Sollte sich, wie das ja sehr oft der Fall ist, zu Ihren Panikproblemen schon mehr oder weniger eine Agoraphobie hinzuentwickelt haben, können Sie den oben beschriebenen Umgang mit Panikattacken natürlich auch gezielter üben, indem Sie sich in die Auslösesituationen begeben. Wenn die Platzangst fortgeschritten ist und die Situationen selbst schon stabil mit Angst besetzt sind, muss natürlich auch eine situationsbezogene Exposition erfolgen. Das Gleiche gilt, wenn eine Platzangst ohne ausgesprochene Panikattacken vorliegt.
Auch hier besteht die Aufgabe darin, das auf den Stufen 1 und 2 Vorgeübte nun in die Realität zu übertragen.
Bei einer ausgeprägten Platzangst sind die inneren Hürden der Erwartungsangst besonders hoch. Deshalb ist es jetzt sehr wichtig, die Höhe der Stufen bei der Exposition angemessen zu gestalten.

Sie erarbeiten sich eine Aufgabenfolge, bei der das erwartete Angstniveau von Stufe zu Stufe in kleinen Schritten zunimmt. Sie üben auf jeder Stufe so lange, bis Sie Ihre Ziele erreicht haben und die Angst nur noch leise plätschert. Die Angsterzeugung kann wachsen, indem Sie die Situation verschärfen und/oder die Sicherungsmaßnahmen aufgeben.
Betrachten wir zwei Beispiele, das Einkaufen in einem Kaufhaus und das Bahnfahren.

Einkaufen im Kaufhaus

1. In Begleitung einer »eingeweihten und eingewiesenen« Freundin ins wenig frequentierte Kaufhaus gehen (unter der Woche vormittags). Zwischen den Regalen bummeln, sich Artikel anschauen, ohne etwas zu kaufen. Sich dort so lange aufhalten, bis die Angst auf ein geringes Niveau abgeflaut ist und keine Fluchtimpulse mehr aufkommen. Hier wie bei allen folgenden Aufgaben: mindestens 45 Minuten in der Situation bleiben (ist die Angst schon vorher weg, noch bleiben, besteht sie zu stark fort, nach Möglichkeit länger ausharren).
2. Das Gleiche, nun aber zum Schluss etwas kaufen.
3. Das Gleiche, nun aber zu einer Zeit, wo das Kaufhaus voller ist mit längeren Schlangen an der Kasse.
4. Wie 1., aber allein.
5. Wie 2., aber allein.
6. Wie 3., aber allein.

Weitere Möglichkeiten, den Schwierigkeitsgrad zu variieren, wären, sich zeitweise von der Freundin zu trennen (nur noch in entferntem Sichtkontakt oder Handykontakt mit ihr bleiben); unter Nutzung von Fahrstühlen oder Rolltreppen höhere Stockwerke besuchen; besonders viel einkaufen; die längste Kassenschlange wählen; wenn man dran ist, unter dem Vorwand, etwas vergessen zu haben, ausscheren und sich wieder hinten anstellen; einen Artikel an der Kasse zurückgeben; den Geldbetrag centgenau

heraussuchen; das Portemonnaie im Auto vergessen haben und dergleichen mehr.
In Abhängigkeit von den Örtlichkeiten gibt es vielfältige Möglichkeiten – wichtig ist, dass man im Vorfeld entscheidet und die einzelnen Schritte genau festlegt.

Bahnfahren

1. Sich im Bahnhof aufhalten, sich zum Beispiel auf eine Bank setzen und so tun, als ob man auf einen Zug oder eine Person wartet. Mindestaufenthaltsdauer: 45 Minuten.
2. In den Zug einsteigen und wieder aussteigen, bevor sich die Türen schließen.
3. Ein bis drei Stationen fahren, wobei man an der Tür stehen bleibt.
4. Drei oder mehr Stationen fahren, während man in der Wagenmitte Platz nimmt.
5. Mehr als 45 Minuten in der Rushhour Bahn fahren, während man in der Mitte des Wagens am Fenster sitzt.

Hier lassen sich die genannten Steigerungsmomente ebenfalls unterschiedlich abstufen, auch durch Mitführung und dann Weglassen von »Sicherungen« (Begleitperson, Tablette, Wasserflasche, Handy, Talisman und so weiter).

Vom Reframing zur Refokussierung nach außen

In der Situation besteht die erste und wichtigste Aufgabe nun wieder darin, das vorbereitete Anti-Angst-Mindset als inneren Wellenbrecher aufzurichten und stabil zu halten. Üben Sie, die Situation durch Ihre positiven Gedanken, Vorstellungen und Bilder hindurch angstfreier und später freudvoll zu erleben. Ziehen Sie gegebenenfalls Ihre Kopf- oder Ohrhörer an, und hören Sie Ihren Text. Wenn es möglich ist, singen und tanzen Sie Ihre Texte im Fahrstuhl, im leeren Zugabteil oder zwischen den hinteren Regalen im halb leeren Supermarkt. Sobald die Anti-Angst-Sichtweise stabil ist und die Angstreduktion ausreicht, machen Sie es wie Angies Mutter: Ihr Angstkind hat sich beruhigt, und nun wenden Sie Ihre Aufmerksamkeit nach draußen. Konzentrieren Sie sich auf die Erfüllung der Aufgaben, die Sie sich gestellt haben, versuchen Sie, positives Interesse für alles Mögliche aufzubringen: für attraktive Produkte, interessante Menschen, für ein mitgeführtes Buch. Oder schalten Sie Ihr Smartphone auf einen spannenden Podcast oder ein Hörbuch um.

Führen Sie auch hier immer wieder den inneren Dreischritt aus, den wir im Zusammenhang mit Abb. 18 erläutert haben: Distanz, Reframing/Achtsamkeit, Refokussierung ... Distanz, Reframing/Achtsamkeit, Refokussierung ... und immer so weiter.

Holen Sie sich auch immer wieder Ihre positiven und sinngebenden Lebensziele ins Bewusstsein! Machen Sie sich bewusst, welche Freiheiten und Möglichkeiten sich neu oder wieder ergeben, wenn Ihnen die Angst nicht mehr im Wege steht! Planen Sie doch schon einmal bestimmte Unternehmungen, für die Sie viel Vorfreude entwickeln können.

Wie lange sollten Sie in der Expositionssituation verbleiben? Die übliche Empfehlung lautet in etwa so: Bleiben Sie in der Situation, bis die Angst deutlich zurückgegangen ist, bis Sie sie als gering und erträglich empfinden. Sie sollten keine Fluchtimpulse mehr verspüren.

Wenn Ihnen das einleuchtet und Sie damit gut zurechtkommen, können Sie das gern als Kriterium übernehmen.

Vielleicht ist Ihnen das aber zu unscharf. Oder Sie haben das Gefühl, dass Sie dadurch zu sehr auf Ihre Angst fokussiert werden. Eigentlich wollten wir ja wegkommen von der Selbstbelauerung und Befindensgesteuertheit unseres Verhaltens. Wir sollten uns mehr nach draußen wenden und die Angst »vergleichgültigen«.

Vielleicht wäre es dann hilfreicher, sich mehr auf »objektive« Kriterien zu konzentrieren. Stellen Sie sich für die zweite Hälfte einer Übung konkrete Aufgaben: bestimmte Artikel einkaufen, in der U-Bahn einen Zeitschriftenbeitrag lesen, eine definierte Zielstation erreichen und so weiter. Und setzen Sie eine Mindestzeit fest (Empfehlung: 45 Minuten). Grundsätzlich können Sie die Übung abbrechen, wenn Sie diese Vorgaben erfüllt haben. Die Übung ist damit ein Erfolg. Sollten Sie am Ende der Mindestzeit noch deutliche Angst mit Fluchtimpulsen verspüren, haben Sie die Option, noch länger in der Situation zu verbleiben.

Tipps für weitere häufige Platzangst-Situationen

Hier noch ein paar nützliche Ideen für Situationen, die ebenfalls sehr häufig bei einer Agoraphobie gemieden werden. Diese Situationen können aber auch im Zentrum einer eigenständigen spezifischen Phobie stehen – in dem Fall würde dann nur diese eine Situation gemieden, man spräche dann von Amaxophobie (gr. *hámaxa* [Fahrzeug]), Aviophobie (lat. *avis* [Vogel]), Hämaphobie (gr. *haĩma* [Blut]) und Klaustrophobie (lat. *claustrum* [Verschluss, Gewahrsam]) in der Reihenfolge der unten genannten Situationen. Doch wie schon gesagt, im Psychischen sind die Grenzen fließend, und man kann Doppeldiagnosen haben. Sollte bei Ihnen eine der folgenden Situationen besonders stark angstbesetzt sein, könnte es sich lohnen, zusätzlich die Selbsthilfeliteratur zu dieser speziellen Phobie zu konsultieren (ein guter Überblick findet sich in Morschitzky 2019).
Es folgen nun Tipps jeweils zunächst für die gedanklich-imaginative Ebene (Stufen 1 und 2) und dann für die praktische Exposition (Stufe 3).

Auto fahren

1. *Das Auto als (relativ) »sicherer Ort«:* Moderne Autos verfügen über sehr wirksame Sicherheitssysteme, die Personenschäden im Straßenverkehr sind seit Jahren rückläufig. Gegebenenfalls beim Autokauf auch bewusst an dieser Stelle investieren.
2. *Sich bewusst machen:* Wenn ich ruhig bleibe, langsam mache, kann ich ein Höchstmaß an Sicherheit haben. Überall und

immer kann ich langsam fahren (das deutsche Verkehrsrecht kennt keine definitive Mindestgeschwindigkeit, nicht mal auf der Autobahn, mit 60 auf der rechten Spur wäre hier absolut okay). Überall und immer kann ich die Warnblinkanlage anschalten und langsam anhalten: auf jeder Straße, auf dem Randstreifen der Autobahn, in der Haltebucht im Tunnel, zur Not mitten auf der Fahrbahn, mitten auf der Kreuzung und wie gesagt sogar im Tunnel. Wenn die Warnblinker gehen, liegt die Vorsichtspflicht bei den anderen. Ich kann dann die Polizei anrufen und mir helfen lassen.

3. *Im Auto ist auch während des Fahrens vieles gut möglich, was die Selbstberuhigung unterstützt:* Lippenbremsatmung, progressive Muskelentspannung (mit den Händen am Lenkrad), das Abspielen beruhigender Musik oder selbstinstruierende Texte über das Fahrzeug-Soundsystem.
4. *Expositionsübungen lassen sich sehr gut abstufen:* Sitzen im Auto mit Motor im Leerlauf; Fahren auf leerem Parkplatz oder Verkehrsübungsplatz; Fahren in Dreißigerzone; Begleitung durch Fahrlehrer oder Vertrauensperson, die erst selbst fährt, dann Beifahrer ist, dann im eigenen Auto hinterherfährt. Auch mal das Langsamfahren und das langsame Anhalten mit Warnblinkern praktisch üben.
5. *Nutzen von Fahrschulen, die sich auf den Umgang mit Fahrangst spezialisiert haben,* unter Umständen Einbezug von Fahrsimulatoren, eventuell Fahrsicherheitstrainings beim TÜV oder ADAC absolvieren.

Fliegen

1. *Sich über die vielfältigen Sicherheitsdispositive auf allen Ebenen informieren:* Flugzeuge können auch ohne Triebwerke wie Segelflugzeuge weiterfliegen und (not)landen, auch bei stärksten Turbulenzen können Tragflächen nicht abbrechen, alle wichtigen Systeme gibt es in doppelter Ausführung, es sind regelmäßige Check-ups für alle Systeme vorgeschrieben und so fort. Flugzeuge sind die sichersten Verkehrsmittel überhaupt.

Für die Sitzplatzwahl: Am ruhigsten liegt das Flugzeug auf Höhe der Tragflächen.

2. *Sich bewusst machen, welche überwältigenden Erlebnismöglichkeiten einem gelegentliches Fliegen in die Ferne eröffnet,* die auf anderem Wege kaum zu erreichen sind, Fotos der Traumziele als Bildschirmschoner. Sich ein passendes Anti-Angst-Mindset aufbauen. Ich persönlich fliege auch nicht so gern. Mir hilft ein robustes, paradox-spirituelles Mindset: Ich lasse ganz bewusst los, gebe mich dem Schicksal anheim, übe mich in radikaler Akzeptanz. (Liebes Schicksal, ich vertraue dir absolut! Und selbst wenn du mich abstürzen ließest, würdest du dir etwas dabei denken – vielleicht warten in einer besseren Welt neue Aufgaben!) Was an dieser Stelle auch gut passen würde: Man kann nicht tiefer fallen als in Gottes Hand.
3. *Kontakt zum Personal aufnehmen und sich ein Beispiel nehmen:* Piloten und Flugbegleiter leben über Jahre und Jahrzehnte in der Luft. Das waren Traumjobs schon zu Zeiten, als das Fliegen noch deutlich unsicherer war.

Im Flugzeug noch mehr als im Auto sind die genannten Techniken der Selbstberuhigung gut anwendbar (zusätzlich kann man sich im Gang bewegen, auf die Toilette gehen, aus der hohlen Hand oder einer Tüte rückatmen). Außerdem sollte man viel trinken oder auch mal einen Schokoriegel essen.

Beim Fliegen ist eine gestufte Exposition schwieriger: Man kann sich beliebig lange und oft im Flughafen aufhalten, irgendwann aber muss man einsteigen, und die Tür geht zu. Es ist möglich, sich per Film oder VR zu exponieren. Flughäfen und Fluggesellschaften bieten sehr gute Flugangstseminare einschließlich Simulatortraining an. Bei den ersten Flügen kann man sich von einer Vertrauensperson begleiten lassen.

Zahnarzt

1. *Sich einen »Zahnarzt seines Vertrauens« suchen,* mit dem man offen über sein Problem sprechen kann. Es gibt Zahnärzte und Zahnarztpraxen, die sich auf die Behandlung von Angstbetroffenen spezialisiert haben.
2. *Prinzip der kleinen Schritte:* in Ruhe gemeinsam einen Behandlungsplan erstellen, dessen einzelne Etappen Ihnen aushaltbar erscheinen; ein Pausenzeichen vereinbaren, den Zahnarzt bitten, immer genau anzusagen, was er macht.
3. *Sich eine Schmerzspritze geben lassen:* sich bewusst machen, dass dieser Schmerz nur ein (falsches) Signal ist. Es entsteht kein (ungewollter) Schaden am Körper, der Arzt hat alles unter Kontrolle, es dient der langfristigen Gesundheit des Körpers. Versuchen, einen solchen harmlosen Schmerz als belebend zu erfahren oder die Situation als Training im Aushalten unangenehmer Empfindungen zu nutzen. Sich immer wieder bewusst machen: Man kann jederzeit das Zeichen für Pause geben, vom Stuhl aufstehen, sich die Beine vertreten und gegebenenfalls Entspannungsübungen machen.
4. *Expositionsübungen sind auch hier eher schwierig.* Immerhin könnte man üben, sich auf einem einstellbaren Bürostuhl oder Sofa zahnbehandlungsähnlich zu positionieren. Dabei den Kopf nach hinten legen, den Mund maximal öffnen und sich achtsam auf eine langsame Atmung fokussieren. Über die Kopfhörer selbstinstruierende Texte oder in der Zahnarztpraxis zuvor aufgenommene Bohrergeräusche abspielen.

Fahrstuhl

1. *Sich auch hier wieder über die Sicherheitsdispositive informieren* und sie sich bewusst machen (doppelte Seile, Fangvorrichtungen, immer sichergestellte passive Belüftung, Notsignalanlagen und so weiter). Wenn das Flugzeug das sicherste Verkehrsmittel ist, so ist der Fahrstuhl das allersicherste. Zwar gibt es in weniger gut gewarteten Anlagen auch mal technische Störungen, dass Menschen dabei zu Schaden kommen, ist allerdings wirklich extrem selten. Stürze im Treppenhaus führen zu sehr, sehr viel mehr Un- oder gar Todesfällen. Es schadet nichts, das Handy dabeizuhaben – oft ist vor allem in den Ecken so viel Empfang, dass zumindest eine SMS durchrutscht. Gemäß TÜV-Vorschrift muss nach Betätigen des Notrufknopfs innerhalb von dreißig Minuten der Reparaturdienst vor Ort sein – Menschen überleben ohne Wasser drei bis zehn Tage …
2. *Exposition:* ein- und wieder aussteigen, erst eine, dann immer mehr Etagen fahren; zuerst zu wenig frequentierten Zeiten, später auch, wenn es voller wird. Hardcore: den Kleiderschrank zur Hälfte leer räumen, sich hineinsetzen, dann mit geschlossener Tür, dann mit vom Partner abgeschlossener Tür. Nun verlässt der Partner nach Abschließen für festgelegte Zeiten das Haus (bei Gesundheitsproblemen und für sonstige Notfälle das Handy drin behalten).

Aufgabe 4: Situationsbezogene Expositionsübungen vorbereiten und durchführen

Erstellen Sie zunächst eine Situationsliste: Welche Lebenssituationen sind agoraphobisch besetzt? Knüpfen Sie dabei gegebenenfalls an die Vorarbeit an, die Sie im Zusammenhang mit den Imaginationsübungen auf Stufe 2 schon geleistet haben.

Gibt es Situationen, die Sie unbedingt bewältigen müssen, um Ihr normales Alltags- und Berufsleben aufrechterhalten oder wiederaufnehmen zu können? Dann sollten Sie mit diesen Situationen

beginnen. Ansonsten starten Sie mit denen, die am wenigsten angstbesetzt sind – das macht das Lernen leichter und vermittelt schnell Erfolgserlebnisse.
Erkunden Sie dann die Expositionsmöglichkeiten für den Situationstyp, den Sie als ersten angehen wollen – welche möglichst nahe gelegenen Örtlichkeiten eignen sich? Entscheiden Sie sich, ob Sie Hilfspersonen engagieren wollen, und beziehen Sie diese gegebenenfalls in die Erkundung ein.
Entwickeln Sie dann eine gestufte Aufgabenfolge gemäß den genannten Beispielen. Beginnen Sie immer mit einer Aufgabe, bei der Sie ziemlich sicher sind, dass Sie sie bewältigen können. Sollte es unerwartet schlecht oder gut vorangehen, können Sie im Nachhinein immer noch Zwischenstufen einfügen oder streichen.
Instruieren Sie etwaige Begleitpersonen, zum Beispiel indem Sie ihnen dieses Buch zu lesen geben. Auch Psychotherapeuten stehen gegebenenfalls als Berater und Begleitpersonen zur Verfügung.

Benzodiazepine ausschleichen

Falls Sie noch regelmäßig Benzodiazepine einnehmen, sollten Sie diese vorher in Absprache mit Ihrem ärztlichen Behandler »ausschleichen«, das heißt in kleinen Schritten so weit wie möglich reduzieren, wenn's geht, bis auf null. Medikamente, die stark und gezielt Angst und Spannungen lösen, behindern die Lernerfahrungen, die das Ziel der Konfrontationstherapie sind. Allenfalls können Sie sie anfangs zur Absicherung in Ihrer Hosentasche mitführen.
Oft werden Angstpatienten auch längerfristig Antidepressiva verordnet. Diese können Sie zunächst weiter einnehmen. Ihre Wirkung ist weniger speziell gegen die Angst gerichtet.

Die Übung konkret vorbereiten

Versuchen Sie, zumindest in einer ersten Phase täglich zu üben. Je nach Situationstyp ist dabei von einem Gesamtzeitaufwand von zwei bis fünf Stunden auszugehen. Wie können Sie sich dieses Zeitvolumen in Ihrem Alltag frei räumen? Bestimmte Alltagsaufgaben an Familienmitglieder delegieren? Die kleinen Kinder für zwei Wochen zu den Großeltern geben? Urlaub nehmen?
Gehen Sie dann die vor Ihnen liegende Übung konkret an, bestimmen Sie Zeit, Ort und Umstände. Legen Sie Ihre Erfolgskriterien fest: Welche Mindestzeit wollen Sie schaffen? Welche konkreten Aufgaben wollen Sie in der Expositionssituation erledigen? Überlegen Sie, welche Probleme und Schwierigkeiten auftreten könnten. Tragen Sie Ihr Anti-Angst-Wissen noch einmal zusammen – wären Sie für alle Fälle ausreichend gewappnet? Könnten neue Fragen oder Probleme auftauchen? Wären dafür noch Recherchen und Ergänzungen sinnvoll? Haben Sie passende Texte für die Aufgabe? Oder sollten Sie noch Anpassungen oder Neuformulierungen vornehmen? Sollten Sie neue Sprachaufnahmen machen?
Haben Sie die Inhalte in ausreichendem Maße »intus«, oder wollen Sie Ihre Texte in irgendeiner Form mitführen – auf Papier in der Tasche oder als Audiodatei im Smartphone mit Kopfhörern? Machen Sie gegebenenfalls noch einmal speziell auf die bevorstehende Aufgabe zugeschnittene Imaginationsübungen wie im vorigen Abschnitt beschrieben.

Die Übung ausführen und nachbereiten

Jetzt gehen Sie es an! Rechnen Sie mit Erwartungsängsten. Begrüßen Sie diese: Schön, dass ihr pünktlich zur Stelle seid, dann können wir ja starten! Euch zuliebe läuft doch diese ganze Show! Machen Sie Ihre Übung auch dann, wenn Sie den Eindruck haben, Sie hätten einen schlechten Tag erwischt. Die positive Wirkung ist dann umso größer! Wenn es wirklich ein ganz, ganz schlechter Tag ist, können Sie ja in aller Not den Schwierigkeitsgrad der Übung etwas vermindern. Aber treffen Sie diese Ent-

scheidung vor Beginn, und versuchen Sie dann, sich an Ihr Commitment zu halten.
Innerlich machen Sie es wie oben beschrieben. Halten Sie sich an Ihren Texten fest wie Gläubige an ihren Gebeten, wenn ein Taifun über sie hinwegfegt.
Bei sehr starker Angst hilft notfalls die gut eingeübte Lippenbremsatmung. Sollte sich eine Panikattacke aufbauen, versuchen Sie es mit Ihrer Strategie gegen Panikattacken im Alltag, die wir bereits besprochen haben. Gegebenenfalls könnten Sie diese Aspekte auch in Ihren Platzangst-Text integrieren.
Wenn alles nichts hilft – gelingt es Ihnen, den Mut der Verzweiflung aufzubringen? Stürzen Sie sich paradox hinein nach dem Motto »Augen zu und durch«. Versuchen Sie, die Panik zu genießen wie einen zu heftigen Aufguss in der Sauna. Okay, liebe Angst, verschieß dein Pulver ruhig auf einmal, dann haben wir es hinter uns. Was mich nicht umbringt, macht mich stark. Ich nehm es als den Geburtsschmerz in ein neues Leben mit größeren Freiheiten!

Zurück an die Front

Was, wenn Sie Ihren Fluchtdrang doch nicht bremsen können und die Situation verlassen? Wäre auch kein Weltuntergang! Halten Sie so bald wie möglich inne, atmen Sie tief durch, und gehen Sie wieder zurück an die Front, um die Übung zu Ende zu bringen. Das wäre dann keine Flucht, sondern ein zeitweiliger taktischer Rückzug. Oder starten Sie spätestens am nächsten Tag einen neuen Versuch, gegebenenfalls mit herabgesetztem Schwierigkeitsgrad.
Versuchen Sie unterschiedliche Strategien, zum Beispiel die »Soldatische-Härte-Strategie«: Geben Sie sich ein Versprechen, und versuchen Sie unbedingt, es zu halten. Befehl ist Befehl! Sehen Sie es über die Angstbehandlung hinaus als ein Training in Selbstdisziplin, eine Kompetenz, die generell sehr wichtig und förderlich ist im Leben.
Manche Menschen setzen sich dabei aber extrem unter Druck. Das Gelingen der Übung ist dann gefährdet, weil Sie in die Nähe

einer Selbstblockade geraten. Dann sollten Sie es mit der »Wollen-in-Freiheit-Strategie« probieren. Sagen Sie sich: Es beruhigt mich zu wissen, dass ich frei bin, dass ich jederzeit abhauen kann. Aber ich will ja nicht flüchten, ich will meine positiven Ziele erreichen!

Wenn es schwierig wird, sagen Sie sich: Gleich brech ich ab, aber die nächsten fünf Minuten schaff ich noch ... ach, und die nächsten fünf Minuten auch noch.

Sagen Sie immer: In fünf Minuten hau ich ab! – Ganz gemäß dem alten lustigen Motto, das man manchmal auf Schildern in Kneipen findet: Morgen gibt's Freibier.

Auch mit dem Prinzip »Zwei Schritte vor und einen zurück« kommt man letztlich ans Ziel.

Das »Erfolgstagebuch«

Daheim machen Sie sich nach einer kurzen Ruhepause an die bewusste Nachbereitung. Legen Sie sich ein »Erfolgstagebuch« an. Gehen Sie den Übungsverlauf in Ihrer Erinnerung noch einmal durch: Sind Ihre Anti-Angst-Bollwerke ausreichend stabil geblieben? Sind neue ängstigende Situationselemente, neue Katastrophengedanken oder -fantasien aufgetaucht, die von Ihren Anti-Angst-Konzepten noch nicht abgedeckt sind? Sollten Sie da etwas nacharbeiten?

Dann: Wie hoch war das maximale Angstniveau, das während der Übung aufgetreten ist? Tragen Sie es in Ihr Erfolgstagebuch ein. Definieren Sie sich einen Next-Step-Wert auf Ihrer Skala: Wenn Sie bei zwei bis vier aufeinanderfolgenden Wiederholungsübungen unterhalb dieses Wertes geblieben sind, haben Sie grünes Licht, die nächstschwierigere Übung in Angriff zu nehmen (vorausgesetzt, Sie haben Ihre Verhaltensaufgabe erfüllen können). Diesen Wert kann man so definieren:

- Die Angst ist gut aushaltbar.
- Sie entspricht in etwa den aus dem früheren Leben gewohnten Alltagsängsten.
- Sie ist nicht mit Fluchtimpulsen verbunden.

Auf einer Skala von 0 bis 10 setzen manche Betroffene diesen Wert bei 0 an, andere bei 1 oder gar 2.

Für Ihren Erfolg – das Erfüllen der Aufgaben und das Erreichen der Mindestzeit – setzen Sie ein Zeichen unter den Tag: vielleicht ein Ausrufezeichen oder ein Häkchen in einem Kreis. Abb. 21 zeigt ein Beispiel für die Aufzeichnung eines möglichen Verlaufs. Unterhalb dieses Diagramms könnten Sie jeweils noch Anmerkungen zu den einzelnen Expositionen machen und vor allem Positives und Erfolge festhalten: Welche Befürchtungen sind nicht eingetreten? Was lief besser als erwartet? Wo haben Sie neue Kompetenzen entdeckt?

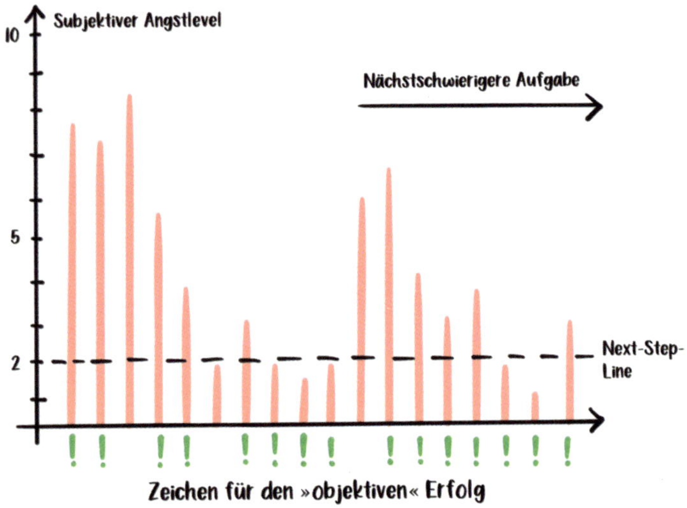

Abb. 21: Beispiel für ein Erfolgstagebuch. Bleibt die Angststärke dreimal hintereinander unter einer definierten Schwelle und wurden die objektiven Verhaltensaufgaben erfüllt, kann zur nächstschwierigeren Situation fortgeschritten werden.

Generelle Zeichen einer positiven Entwicklung wären: Ihre Aufmerksamkeit wird immer weniger von Ihrem Befinden in Anspruch genommen – anderen Reizmomenten gelingt es zunehmend, Ihre Aufmerksamkeit an sich zu binden. Sie finden Spaß an der Sache und fangen an, spielerisch herumzuexperimentieren. Oder: Sie werden von irgendetwas derart fasziniert, dass Sie die

Übungssituation vergessen und deutlich länger als 45 Minuten in ihr verbringen. Sie entdecken Ihren Traumpartner beim Einkaufen und denken darüber nach, wie Sie ihn nach Verlassen des Kaufhauses zu einem Kaffee einladen können. Sie lesen sich in Ihrem Buch so fest, dass Sie an der Endstation erst nach Aufforderung den Bus verlassen.

Ein Nickerchen hilft bei der Gedächtnisbildung

Und wenn Sie Ihr Erfolgszeichen setzen konnten, dann ist eine Belohnung fällig: eine halbe Tafel Schokolade, eine Folge Ihrer Lieblingsserie – was immer Ihnen einfällt. Zuvor aber können Sie sich gern noch ein Nickerchen gönnen, insbesondere, wenn Sie sehr erschöpft sind. Das hilft beim Abspeichern Ihrer positiven Lernerfahrungen im Gedächtnis.

Folgeübungen

Wie schon gesagt, sobald Sie unter dem Zeichen des Erfolgs mindestens zwei Übungen absolviert haben, bei denen Ihr Angstniveau den Next-Step-Wert nicht mehr überschritten hat, können Sie die nächstschwierige Übung in Angriff nehmen. Checken Sie noch einmal, ob die »Schrittgröße« vor dem Hintergrund Ihrer neuen Erfahrungen angemessen ist. Bessern Sie gegebenenfalls nach: den Schwierigkeitsgrad der nächsten Übung steigern oder vermindern.

Sie werden es schon gemerkt haben, und seien Sie auch weiterhin darauf gefasst: Besserung vollzieht sich nicht als ein geradliniger Prozess. Leben ist Schwingung, hatten wir gesagt – das bezieht sich auch auf Ihre Therapiefortschritte. Es gibt nicht nur gute und schlechte Tage. Es gibt auch gute und schlechte Phasen, die Wochen oder gar Monate anhalten (siehe Abb. 22). Manchmal sind die Ursachen erkennbar – zum Beispiel eine Steigerung des Grundstresslevels wegen neu hinzugetretener Probleme –, oft aber auch nicht. Lassen Sie sich nicht entmutigen, machen Sie weiter!

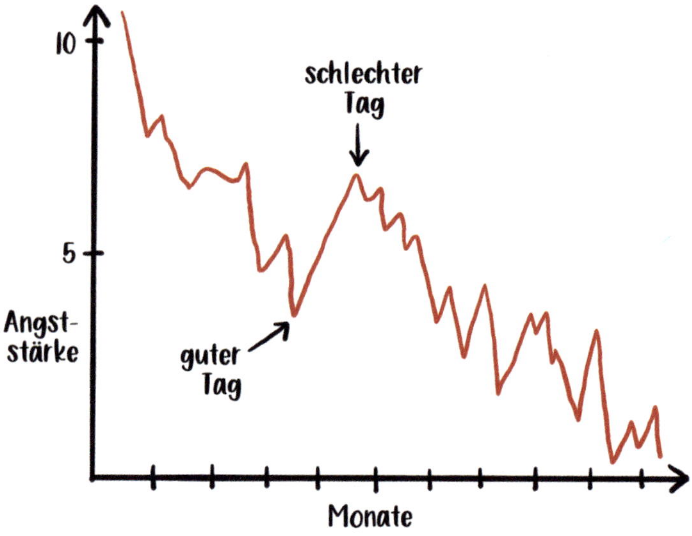

Abb. 22: Besserungskurve einer Angsterkrankung: Punktuell ist der Verlauf immer wechselhaft, wichtig ist die positive Tendenz. Lassen Sie sich von schlechten Tagen nicht entmutigen.

Die Chancen stehen gut, dass Sie früher oder später doch in eine »Erfolgsspirale« kommen: Erfolg und Selbstvertrauen steigern sich wechselseitig, das Gelingen überträgt sich auf immer neue Situationen, Sie haben plötzlich Siebenmeilenstiefel an. Sie können dann auch Übungen überspringen und schwierige Übungen aus verschiedenen Situationstypen mischen.

Überlernen

Zum Abschluss Ihrer Übungsfolge sollten Sie noch einmal richtig in die Vollen gehen und eine Langzeitexposition in gemischten Extremsituationen genießen. In der Psychologie nennt man diesen letzten Push »Überlernen«.

Machen Sie eine Ganztagswanderung durch ein abgelegenes Waldgebiet ohne Sicherungen (okay, die Wasserflasche darf mit). Setzen Sie sich über die gesamte Öffnungszeit mit einem Buch in eine Großbuchhandlung oder in das Fernsehturm-Restaurant. Kaufen Sie sich eine Tageskarte, und fahren Sie den ganzen Tag

mit dem ÖPNV in der Stadt herum. Der Aufenthalt im öffentlichen Raum muss für Sie wieder absolut selbstverständlich und langweilig werden. Ihr Geist sucht sich dann ganz von allein produktivere Beschäftigungen als die ängstliche Selbstbelauerung.
Fahnden Sie nach einer Stadt mit vielfältigen Expositionsmöglichkeiten: Buslinien, Kaufhäuser, Seilbahnen, Fernsehtürme, ein See mit Schiffsverkehr, ein Großkino, Flughafen mit Rundflugmöglichkeit, eine übervolle Therme mit Sauna, geschichtliche Katakomben, in denen der Reiseführer von den dunkelsten Gefahren raunt, und so weiter.
Am Freitagnachmittag fahren Sie dann mit einem Rucksack einfach los in Richtung dieser Stadt. Sie lassen sich dort von Situation zu Situation treiben, das ganze Wochenende lang. Vagabundieren Sie so lange durch den öffentlichen Raum, bis es Ihnen egal ist, wo Sie sind, bis Sie ganz von allein ein interessantes Buch aus Ihrem Rucksack holen, sich an etwas Schönes erinnern oder über wichtige neue Vorhaben nachzudenken beginnen.

Wie es weitergehen kann

Als es in Teil 2 dieses Buches um die Hintergründe beziehungsweise die Entstehung einer Panikstörung ging, hatten wir ja unterschieden zwischen

- *Ausgangsursachen* (Dispositionen und Wegbereiter/Auslöser) sowie
- *Verschlimmerungsmechanismen* (Eskalationsmechanismen und Chronifizierungsmechanismen [siehe auch Abb. 7]).

Wir hatten gesagt: Mit den Dispositionen kann man leben, und das sogar halbwegs glücklich, wenn einem Fortuna gewogen ist, wenn man keine Lebensphasen mit allzu starker Überlastung oder schlimmen Schicksalsschlägen zu erdulden hat. Eine Angsterkrankung im medizinischen Sinne entsteht meist erst dann, wenn die Wegbereiter und Auslöser Verschlimmerungsmechanismen in Gang bringen. Die Angstausbreitung und -verschlimmerung setzt sich dann aus sich heraus fort, auch wenn die Wegbereiter und Auslöser nicht mehr gegeben sind.

In diesem Buch haben wir uns mit den Verschlimmerungsmechanismen beschäftigt und mit dem Schaden, den sie in Gehirn und Psyche anrichten können. Wir haben ausführlich erarbeitet, wie man diese Schäden wieder reparieren und ausgleichen kann. Hierbei kann so ein Selbsthilfebuch sehr nützlich sein, denn sowohl die Verschlimmerungsmechanismen als auch die diesbezüglichen Behandlungsprinzipien sind bei allen Betroffenen recht ähnlich. Für die einzelnen Behandlungstechniken, die ich Ihnen in diesem Buch vorgestellt habe, gilt: Sie sind wissenschaftlich begründbar, werden weltweit an den Universitäten gelehrt und haben in Studien ihre Wirksamkeit bewiesen. Es gibt zumindest experimentelle Hinweise darauf, dass die spezielle Kombination, zu der ich diese Techniken hier verknüpft habe, zusätzliche Synergie-Wirkungen erzeugt.

Sie haben also einen guten Grund, Hoffnung aufzubauen: Wenn Sie ein Mindestmaß an Energie und Selbstdisziplin aufbringen, stehen die Chancen sehr gut, deutliche Besserung zu erreichen! Nehmen Sie sich die Zeit, die Aufgaben 1 bis 4 wirklich systematisch in Wort, Schrift und Tat abzuarbeiten, gegebenenfalls mit der Hilfe eines Therapeuten.

Wenn es Ihnen gelingt, Ihren Grundstresslevel (»Wegbereiter«) deutlich zu reduzieren und die Folgen von Eskalation und Chronifizierung zurückzubauen, kommen Sie in einen Zustand, in dem Sie ohne größeres Leiden wieder uneingeschränkt Ihren Alltag gestalten können. Das eröffnet Chancen auf neue, positive Ereignisse und Entwicklungen an vielen Stellen: eine neue Freundschaft oder Liebe, ein neues Hobby, eine neue und spannende berufliche Entwicklungsmöglichkeit. Mit ein bisschen Glück entsteht daraus eine Aufwärtsspirale, und Ihr Leben fühlt sich wieder positiv und erfüllt an.

Ich wünsche Ihnen von ganzem Herzen einen solchen Verlauf – viele von Ihnen haben ganz sicher gute Chancen darauf. Doch auch wenn Sie zu denen gehören, bei denen sich die Angst als hartnäckiger erweist, müssen Sie nicht verzweifeln, es gibt noch einige Behandlungsoptionen:

- *Weiterüben:* Sie können noch eine Weile konsequent weiterüben, alle Reserven in Sachen Gründlichkeit, Systematik und Selbstdisziplin ausschöpfen oder einen Therapeuten hinzuziehen.
- *Andere Therapien:* Zusätzlich oder generell können Sie andere therapeutische Ansätze versuchen, andere Ratgeberbücher hinzuziehen, eventuell auch den Therapeuten wechseln. Menschen sind sehr unterschiedlich – nicht jede Therapiemethode und nicht jeder Therapeut passt zu jedem Patienten gleich gut.
- *Medikamente:* Als zusätzliche Unterstützungsmaßnahme können Medikamente hilfreich sein (siehe H+D 11 im Anhang). Gehen Sie dafür zu einem entsprechenden Facharzt für Psychiatrie oder für psychosomatische Medizin.
- *Mehr in die Tiefe gehen:* Mit Blick auf Abb. 13 bleiben zwei letzte Punkte, die wir noch nicht besprochen haben: Ausgangsursachen bearbeiten und Ressourcen sowie Selbstkompetenz aufbauen.

Ausgangsursachen bearbeiten

Zu den Ausgangsursachen hatten wir schon einiges gesagt, als es um die Entstehung der Panikerkrankung ging – insbesondere Persönlichkeitsmerkmale, ungünstige frühe Lernerfahrungen und Traumata fallen unter diesen Punkt. Etwas vereinfachend könnte man sich vorstellen, dass all dies auf unterschiedliche Weise das Grundstressniveau erhöht, was die Entstehung psychischer Erkrankungen begünstigt, insbesondere die Entwicklung einer Panikstörung.

Im Vergleich zu den wenigen typischen Verschlimmerungsmechanismen ist die Vielfalt hier sehr, sehr viel größer. Jeder hat seine eigene, ganz individuelle Kombination von Belastungsfaktoren. Und auch das Gewicht dieser frühen Belastungsfaktoren ist bei jedem sehr unterschiedlich. In der Darstellung von Abb. 7 ist ihr Beitrag als relativ gering eingezeichnet (der eher niedrige Grundstresslevel).

Wenn dies zutrifft und einem selbst schon ziemlich klar ist, wo das Problem liegt, kann man auch hier in Selbsthilfe weiterarbeiten – für viele Hintergrundprobleme gibt es gute Ratgeberliteratur: für den Aufbau von Selbstwertgefühl, für den Abbau von Perfektionismus, für die Verbesserung der Beziehungsfähigkeit und so weiter.

Ansonsten eignet sich für das Auffinden und Bearbeiten von Ausgangs- und Hintergrundursachen eher die ambulante Psychotherapie! Dies gilt insbesondere dann, wenn diese frühen Belastungen größer oder sehr groß sind und schon von früh an zu psychischen Problemen oder gar Erkrankungen geführt haben. Auch komplexere spezialisierte Therapieverfahren können angezeigt sein wie etwa eine Traumatherapie.

Ressourcen aufbauen

Im Abschnitt »Auftanken: Tun, was Freude macht« von Kapitel 2 haben wir es ja schon angesprochen: Ressourcen, also alles, was Energie und positive Gefühle spendet, wirkt als Gegengewicht gegen die Angst. Während es dort darum ging, schon vorhandene Ressourcen zu (re)aktivieren, möchte ich Ihnen hier den Gedanken nahelegen, dass man Ressourcen ja auch langfristig aus- und aufbauen kann. Eigentlich sollte man das ja sowieso tun, einfach weil es unser Potenzial vergrößert, Glück und Erfüllung zu erleben.

Das beginnt schon bei den umschriebenen fachlichen Kompetenzen im Berufsbereich und setzt sich fort über allgemeinere Kompetenzen wie IT-Fertigkeiten oder Fremdsprachen. Jedes Kompetenzerleben stärkt das Selbstwertgefühl sowie das Vertrauen, die Zukunft meistern zu können. All das reduziert Stress und Angst. Von der körperlichen Ebene her wären Kompetenzen aus folgenden Bereichen spezifisch angstdämpfend: Sport, Körperkraft/Bodybuilding oder Kampfsport/Selbstverteidigung.

Entwickeln Sie anspruchsvolle Hobbys: Singen Sie in einem Chor, erlernen Sie ein Musikinstrument oder einen Tanzstil, lesen Sie sich in spannende Wissensgebiete ein, werden Sie ein Meister im Schachspiel oder Go, lernen Sie das Klöppeln, oder schrauben Sie an Oldtimern herum.

Sehr angstdämpfend wirken gute Beziehungen – wie steht es damit bei Ihnen, haben Sie hier Nachholbedarf? Verfügen Sie über ein gutes Netz von potenziell hilfreichen Bekannten und/oder Freunden? Haben Sie einige wenige sehr gute Freunde, mit denen Sie sich sehr offen austauschen können, von denen Sie im Notfall auch größere Hilfeleistungen erhoffen könnten? Sollten Sie den Familienzusammenhalt stärken, einmal wieder den »großen Bruder« besuchen? Eine Partnerschaft eingehen oder die bestehende revitalisieren? In eine WG ziehen? Einem Verein beitreten? Oder auch: sich einen Hund anschaffen? Sogar eine Katze oder ein Aquarium könnten ein wenig helfen. Sind Sie computertechnisch genügend auf der Höhe, um die Möglichkeiten der Beziehungsanbahnung und -pflege im Internet nutzen zu können?

Selbstkompetenz entwickeln

Einen weiteren ganz zentralen Bereich könnten wir »Selbstkompetenz«, »Lebenskunst« oder »persönliche Meisterschaft« nennen. Sie haben in diesem Buch ja das Gefühl Angst in einigen grundlegenden Facetten kennengelernt. Und auch einige wichtige Techniken zum Umgang mit Angst haben wir besprochen. In ähnlicher Weise gibt es Hintergrundwissen und Selbstmanagement-Techniken für viele wichtige andere Bereiche von Psyche und (Zusammen-)Leben, hier einige zentrale Themen und Fragen:

- Neben der Angst hab ich ja auch noch viele andere Gefühle. Welche evolutionären Hintergründe haben die, wie geh ich mit denen um?
- Wie funktionieren Erkenntnis und Kommunikation?
- Was macht uns Menschen wirklich glücklich und zufrieden?
- Was sind förderliche Lebenshaltungen? Wie kann ich dadurch innere Freiheit erlangen?
- Wie funktioniert der Aufbau von Ressourcen, was ist inneres Wachstum?
- Wie finde ich Werte und Sinn in meinem Leben? Was ist ein förderlicher Umgang mit Spiritualität und Religion?

Ganz kurz war ein Teil dieser Fragen ja auch in diesem Buch schon angeklungen – in der Psyche hängt eben wirklich alles mit allem zusammen. Es lohnt sich sehr, sich auch mit diesen Themen gründlich und systematisch zu beschäftigen (weiterführend beispielsweise Hansch 2008, 2009). Werden Sie so zum bewussten Gestalter Ihrer Persönlichkeit und Ihres Lebens! Das reduziert Stress und Konflikte, das macht Sie innerlich stärker! Wenn Sie sich entscheiden, einen solchen Weg der bewussten Selbstentwicklung über einige Jahre zu gehen, dann werden Sie aus sich heraus Freude daran finden, und es wird sich ganz sicher deutlich bessernd auf Ihre Angstproblematik auswirken, wie hartnäckig diese auch sein mag! Es lohnt sich, lassen Sie den Mut nicht sinken! Ich wünsche Ihnen viel Glück und Erfolg!
Schließen wir mit einem weisen Wort des englischen Romanciers

Charles Reade, das das auch hier vertretene Grundprinzip der psychischen Veränderung wundervoll auf den Punkt bringt (zit. n. Butler-Bowdon 2004, S. 141):

> Pflanze einen Gedanken und du erntest eine Handlung.
> Pflanze eine Handlung und du erntest eine Gewohnheit.
> Pflanze eine Gewohnheit und du erntest einen Charakter.
> Pflanze einen Charakter und du erntest ein Schicksal.

Anhang

Literatur

Beckfield, D.: *Panikattacken meistern und das Leben zurückgewinnen.* Junfermann, Paderborn 2014

Burck, E.: *Angst – Was hilft wirklich gegen Angst und Panikattacken? Die effektivsten Strategien gegen Angst und Panik aus Sicht der Forschung.* BoD, Norderstedt 2019

Butler-Bowdon, T.: *50 Lebenshilfe-Klassiker.* mvg, München 2004

Evans, D., und Zarate, O.: *Evolutionspsychologie. Ein Sachcomic.* Tibia Press, Mülheim a. d. R. 2016

Goleman, D.: *Dialog mit dem Dalai Lama.* Hanser, München 2003

Grossarth, J.: *Vom Aussteigen & Ankommen. Besuche bei Menschen, die ein einfaches Leben wagen.* Riemann, München 2012

Haken, H.: *Erfolgsgeheimnisse der Natur. Synergetik: Die Lehre vom Zusammenwirken.* DVA, München 1994

Hansch, D.: *Erfolgsprinzip Persönlichkeit.* Springer, Heidelberg 2009

Hansch, D., und Haken, H.: »Wie die Psyche sich selbst in Ordnung bringt«, *Psychologie Heute,* Heft 7, 2004, S. 36–41

Hell, D.: *Die Sprache der Seele verstehen. Die Weisheit der Wüstenväter.* Herder, Freiburg i. Br. 2019

Jammer, M.: *Einstein und die Religion.* UVK, Konstanz 1995

Junger, S.: *Tribe: Das verlorene Wissen um Gemeinschaft und Menschlichkeit.* Blessing, München 2017

Kabat-Zinn, J.: *Im Alltag Ruhe finden. Meditationen für ein gelassenes Leben.* Knaur, München 2015

Morschitzky, H.: *Angststörungen.* Springer, Wien 2009

–, *Endlich leben ohne Panik. Die besten Hilfen bei Panikattacken.* Fischer & Gann, Munderfing 2015

–, *Wenn Platzangst das Leben einengt. Agoraphobie bewältigen.* Patmos, Ostfildern 2017

–, *Wenn Furcht zur Phobie wird. Spezifische Phobien verstehen und bewältigen.* Patmos, Ostfildern 2019

Schröder, M.: *Wann sind wir wirklich zufrieden?* Bertelsmann, Gütersloh 2020

Schwermer, H.: *Das Sterntalerexperiment. Mein Leben ohne Geld.* Riemann, München 2003

Weiterführende Literatur

Angst allgemein

Bandelow, B.: *Das Angstbuch.* Rowohlt, Reinbek 2008

Burck, E.: *Angst – Was hilft wirklich gegen Angst und Panikattacken? Die effektivsten Strategien gegen Angst und Panik aus Sicht der Forschung.* BoD, Norderstedt 2019

Butollo, W.: *Die Angst ist eine Kraft.* Herbig, München 2015

LeDoux, J.: *Angst. Wie wir Furcht und Angst begreifen und therapieren können.* Ecowin, Salzburg 2016

Stossel, S.: *Angst. Wie sie die Seele lähmt und wie man sich befreien kann.* Beck, München 2014

Panikstörung/Agoraphobie

Baker, R.: *Wenn plötzlich die Angst kommt.* SCM R. Brockhaus, Witten 2014

Beckfield, D.: *Panikattacken meistern und das Leben zurückgewinnen.* Junfermann, Paderborn 2014

Morschitzky, H.: *Endlich leben ohne Panik.* Fischer u. Gann, Munderfing 2015

–, *Wenn Platzangst das Leben einengt. Agoraphobie bewältigen.* Patmos, Ostfildern 2017

Rufer, M., und Alsleben, H.: *Stärker als die Angst.* Huber, Bern 2011

Soziale Angststörung

Bandelow, B.: *Das Buch für Schüchterne.* Rowohlt, Reinbek 2009

Hansch, D.: *Angst selbst bewältigen.* Knaur, München 2017

Hoyer, J., Härtling, S., et al.: *Soziale Angst verstehen und verändern.* Springer, Berlin/Heidelberg 2019

Markway, B. G., und Markway, G. P.: *Frei von Angst und Schüchternheit. Soziale Ängste besiegen – ein Selbsthilfeprogramm.* Beltz, Weinheim 2012

Morschitzky, H.: *Raus aus dem Schneckenhaus. Soziale Ängste überwinden.* Patmos, Ostfildern 2011

Generalisierte Angststörung

Becker, E., und Margraf, J.: *Vor lauter Sorgen … Hilfe für Betroffene mit Generalisierter Angststörung.* Beltz, Weinheim 2008

Hansch, D.: *Angst selbst bewältigen.* Knaur, München 2017

Hoyer, J., Beesdo-Baum, K., et al.: *Ratgeber Generalisierte Angststörung.* Hogrefe, Göttingen/Bern 2016

Morschitzky, H., und Hartl, T.: *Die Angst vor Krankheit verstehen und überwinden.* Patmos, Ostfildern 2014

Schmidt-Traub, S.: *Generalisierte Angststörung.* Hogrefe, Göttingen/Bern 2008

Depression/Burnout

Burisch, M.: *Dr. Burischs Burnout-Kur.* Springer, Berlin/Heidelberg 2015

Hansch, D.: *Erfolgreich gegen Depression und Angst.* Springer, Berlin/Heidelberg 2013

–, *Burnout. Mit Achtsamkeit und Flow aus der Stressfalle.* Knaur, München 2014

Hell, D.: *Depression: Wissen, was stimmt.* Kreuz, Freiburg 2015

Lebenskunst/Persönliche Meisterschaft

Corssen, J.: *Der Selbst-Entwickler.* Marix, Wiesbaden 2004

Covey, S.: *Die sieben Wege zur Effektivität.* Heyne, München 1998

Csikszentmihalyi, M.: *Flow. Das Geheimnis des Glücks.* Klett-Cotta, Stuttgart 1993

Elkin, A.: *Stressmanagement für Dummies.* Wiley-VCH, Weinheim 2012

Evans, D., und Zarate, O.: *Evolutionspsychologie. Ein Sachcomic.* TibiaPress, Mülheim a. d. R. 2016

Hansch, D.: *Persönlichkeit führt.* Gabal, Offenbach 2008

–, *Erfolgsprinzip Persönlichkeit.* Springer, Berlin/Heidelberg 2009

Hansch, D., und Haken, H.: »Wie die Psyche sich selbst in Ordnung bringt«, *Psychologie Heute*, Heft 7/2004, S. 36–41

Höfler, H.: *Atementspannung.* Trias, Stuttgart 2012

Huhn, G., und Backerra, H.: *Selbstmotivation: Flow statt Stress oder Langeweile.* Hanser, München 2008

Kabat-Zinn, J.: *Im Alltag Ruhe finden: Meditationen für ein gelassenes Leben.* Knaur, München 2015

Revenstorf, D., und Zeyer, R.: *Hypnose lernen. Leistungssteigerung und Stressbewältigung durch Selbsthypnose.* Carl-Auer, Heidelberg 2006

Seligman, M.: *Der Glücksfaktor. Warum Optimisten länger leben.* Ehrenwirth, München 2003

Sprenger, R.: *Das Prinzip Selbstverantwortung.* Campus, Frankfurt a. M. 2015

Thich Nhat Hanh: *Das Herz von Buddhas Lehre.* Herder, Freiburg/Basel/Wien 1998

H+D – Hintergründe und Details

H+D 1: Panikattacken außerhalb und unabhängig von Panikerkrankungen

Es gibt auch Panikattacken, die außerhalb und unabhängig von Panikerkrankungen auftreten, überwiegend betrifft das die folgenden Fälle beziehungsweise Situationen:

1. *Vereinzelte Panikattacken:* Nicht wenige Menschen haben in ihrem Leben eine oder wenige vereinzelte Panikattacken, die ohne Folgen vorübergehen. Vielleicht finden die Betroffenen schnell eine plausible Erklärung für sich, nehmen das Ganze nicht weiter schwer und vergessen es schnell (dabei kann diese Erklärung durchaus falsch sein, wichtig ist ihre beruhigende Wirkung auf die Psyche).
2. *Situationsgetriggerte Panikattacken können durch reale äußere Bedrohungssituationen ausgelöst werden:* Turbulenzen im Flugzeug, eine gefährliche Situation im Straßenverkehr oder die Begegnung mit einem Gewalttäter. Wird so etwas ohne Folgen »weggesteckt«, kann man es noch als normale Angstreaktion verbuchen.
3. *Panikattacken im Rahmen anderer Angsterkrankungen:* Auch bei anderen Formen von Angsterkrankungen kann die Angst sehr intensiv werden und Panikstärke erreichen. Wer eine Arachnophobie hat (gr. *aráchnē* [Spinne]), könnte eine Panikattacke erleiden, wenn ihm eine besonders fette Spinne auf den Schoß fällt. Ein Student mit Prüfungsangst könnte kurz vor der Prüfung von einer Panikattacke heimgesucht werden. Die Diagnose lautet dann aber weiterhin Spinnen- bzw. Prüfungsangst und nicht Panikstörung. Auch bei diesen Panikattacken handelt es sich um situationsgetriggerte Panikattacken.
4. *Angst und Panikattacken als Reaktion auf körperliche Erkrankungen:* Es ist normal, auf einschränkende oder gar gefährliche körperliche Erkrankungen mit Sorgen und Ängsten zu reagieren, im Einzelfall auch mal mit Panik. Bei Krebserkran-

kungen bezieht sich dies zumeist auf eine mögliche Todesgefahr, bei Herzerkrankungen darauf, sich nicht zu überlasten, bei Asthma, nicht zu ersticken, bei der Zuckerkrankheit darauf, nicht in den »Unterzucker« zu kommen, bei entzündlichen Darmerkrankungen (Colitis ulcerosa, Morbus Crohn) darauf, nicht Durchfall zu bekommen, wenn keine Toilette in der Nähe ist, und so weiter. Solche bis zu einem gewissen Grad noch normalen Ängste können aber erstarken, sich verselbstständigen und zu eigenständigen Angsterkrankungen heranwachsen.

H+D 2: Untersuchungen, die vom Hausarzt bei Verdacht auf Angsterkrankung durchgeführt werden sollten

1. Grundsätzlich:
   - ausführliche Anamnese und körperliche Untersuchung,
   - Blutbild, Blutzucker, Elektrolyte (Kalium, Kalzium),
   - Schilddrüsenhormone,
   - EKG mit Rhythmusstreifen.
2. Erweitert:
   - Lungenfunktionstest,
   - 24-Stunden-EKG,
   - 24-Stunden-Blutdruckmessung,
   - Bildgebung Kopf (MRT, CT),
   - EEG.

H+D 3: Körperliche Erkrankungen, die teilweise Symptomüberschneidungen mit Angststörungen zeigen können und gegebenenfalls vom zuständigen Facharzt ausgeschlossen werden sollten

1. *Lungenerkrankungen:* Asthma bronchiale, chronisch-obstruktive Lungenerkrankung (COPD).
2. *Herz-Kreislauf-Erkrankungen:* Angina Pectoris, Herzinfarkt, Synkopen, spezielle Formen von Herzrhythmusstörungen, Mitralklappenprolapssyndrom.
3. *Neurologische Erkrankungen:* spezielle Formen epileptischer Anfälle, Migräne, Multiple Sklerose (MS), Tumoren und andere.
4. *Erkrankungen aus dem Hals-Nasen-Ohren-(HNO-)Bereich,* insbesondere Störungen des Gleichgewichtsorgans (Morbus Menière, periphere Vestibularisstörung, benigner paroxysmaler Lagerungsschwindel).
5. *Hormonstörungen:* Schilddrüsenerkrankungen, Prämenstruelles Syndrom, Entgleisungen des Blutzuckers, des Kalium- oder Kalzium-Spiegels, hormonaktive Tumoren, seltene Stoffwechselstörungen wie die Porphyrie.
6. *Autoimmunerkrankungen* wie Lupus erythematodes.

All diese körperlichen Erkrankungen können Symptome erzeugen, die einzelnen Beschwerden bei einer Panikattacke ähneln. Obwohl diese Erkrankungen im Gesamtbild doch deutlich anders aussehen, kann die Unterscheidung ohne spezielle Untersuchungen manchmal schwierig sein, da ja auch körperlich begründete Beschwerden oft von Ängsten begleitet werden.

Machen Sie sich jetzt aber bloß nicht verrückt und googeln Sie nach all diesen komplizierten Bezeichnungen. Die meisten dieser Erkrankungen sind selten und in der Mehrzahl gut behandelbar. Es ist relativ unwahrscheinlich, dass Sie das betrifft. Also erst mal überlesen und vergessen. Allenfalls können Sie die obige Auflistung einmal dem Hausarzt zeigen, wenn er nicht weiterkommt.

H+D 4: Psychische Erkrankungen mit Ähnlichkeiten zur Panikstörung

Bei den folgenden psychischen Erkrankungen kommt es nicht zu so plötzlichen, heftigen und gefühlt lebensbedrohlichen Angstanfällen wie bei der Panikstörung. Im Vordergrund stehen weniger heftige und dafür dauerhaftere Symptome. Zum Teil begleiten diese Symptome auch die Panikstörung, stehen dort aber nicht im Zentrum des Geschehens:

1. *Somatisierungsstörung:* Die Betroffenen klagen über vielfältige, wiederholt auftretende und wechselnde Beschwerden oder Schmerzen. Diese können sich auf bestimmte Körperbereiche beschränken oder über den ganzen Körper verteilt auftreten. Körperliche Ursachen, die eine ausreichende Erklärung liefern, werden nicht gefunden.
2. *Somatoforme Störungen verschiedener Organsysteme, etwa im Bereich von Herz, Lunge oder Magen-Darm-Trakt:* Hier werden anhaltend Schmerzen oder anderweitige Beschwerden (zum Beispiel Durchfall) im Bereich dieser Organe beklagt, ohne dass ein körperlicher Befund vorliegt. Im Vergleich zur Somatisierungsstörung ist hier aber nur ein bestimmter Organbereich betroffen, und die Beschwerden sind weniger vielfältig und wechselhaft.
3. *Hypochondrische Störung:* Es besteht eine ständige Sorge, an einer oder mehreren fortschreitenden körperlichen Krankheiten zu leiden. Wenn die ärztliche Untersuchung die Gesundheit bestätigt, beruhigt das allenfalls für kurze Zeit. Während bei 1. und 2. das Leiden an den im Körper gefühlten Beschwerden beziehungsweise Schmerzen im Vordergrund steht, leiden die Betroffenen hier mehr unter ihrer Angst.
4. *Generalisierte Angststörung:* anhaltende und übertriebene Ängste und Sorgen, die sich auf vielfältige und wechselnde Lebensthemen beziehen (Gesundheit und Sicherheit, auch von Angehörigen, finanzielle Absicherung, Weltfrieden und so weiter). Meist verbunden mit muskulärer Anspannung (Folge: Zittern, Kopf- und Rückenschmerzen) und vegetativen Symptomen (Schwitzen, Herzklopfen, Schwindel,

Schlafstörungen und anderem). Das sorgenvolle Grübeln erstreckt sich über viele Stunden am Tag, man kann es nicht oder nur sehr schwer abstellen. Bestimmend bei dieser auch als »Sorgenkrankheit« bezeichneten Störung ist die Frage: »Was wäre, wenn …?«

Nun hängt ja in Psyche, Gehirn und Körper bekanntlich alles mit fast allem anderen irgendwie zusammen. Deshalb sind die Grenzen zwischen all diesen Erkrankungen fließend: Es gibt Zwischenformen, Doppeldiagnosen und Entwicklungen von der einen Erkrankung zur anderen. Eine ganz genaue Abgrenzung ist oft auch dem Fachmann nicht möglich. Das ist aber nicht weiter schlimm, da die Behandlungsprinzipien im Kern die gleichen sind.

H+D 5: Erkrankungen, die einer Agoraphobie ähneln

1. *Soziale Phobie:* Hier fürchten sich die Betroffenen speziell und ausschließlich vor der kritischen Bewertung durch andere. Sie möchten nicht im Mittelpunkt der Aufmerksamkeit stehen, fürchten sich, wenn sie vor Publikum sprechen müssen, sie haben Angst vor Prüfungen, vor dem Kontakt zu Autoritäten oder der Annäherung ans andere Geschlecht. Sie haben Probleme im Kontakt zu Kleingruppen oder Einzelpersonen, nicht aber, wenn sie sich unbeachtet und anonym in großen Menschenmengen aufhalten.
2. *Rückzug wegen Erschöpfung oder Depressivität:* Auch wenn man erschöpft oder depressiv ist, wenn deshalb das Selbstwertgefühl vermindert ist oder man körperliche Beschwerden hat, zieht man sich zurück. Man mag nicht unter Leute, fühlt sich durch lärmende Menschenmengen »genervt«, geht nicht gern oder gar nicht mehr aus dem Haus. Auch wenn hier leichte Ängste mitbeteiligt sein können, sind sie nicht der Hauptgrund; der Hauptgrund ist der Mangel an Antrieb, Lust und Kraft. Auch Scham kann einen Rückzug bewirken, etwa bei Behinderungen oder Entstellungen.

3. *Sogenannte spezifische Phobien:* Viele der bei Platzangst gefürchteten Situationen können auch das Thema einer sogenannten »spezifischen Phobie« sein. In diesem Falle bezieht sich die Furcht nur auf diese eine Situation. Wer sich nur vor dem Fliegen fürchtet, hat eine Flugangst (Aviophobie), wer sich vor dem Fliegen fürchtet und vor dem Einkauf, einsamen Wanderungen et cetera, hat eine Agoraphobie. Besonders verwirrend ist das im Falle der Klaustrophobie, der Furcht vor dem Aufenthalt in engen geschlossenen Räumen (Speisekammer, Fahrstuhl, MRT-Gerät und so weiter). In der Umgangssprache werden die Begriffe »Platzangst«, »Agoraphobie« und »Klaustrophobie« gern durcheinandergebracht, oft mehr oder weniger gleichgesetzt. Korrekt ist es so: Wer nur Furcht vor engen Räumen hat, hat eine Klaustrophobie. Wer aber Furcht vor engen Räumen hat, gleichzeitig aber auch vor weiten Flächen, Einkaufszentren, einsamen Wanderungen und so weiter, hat eine Agoraphobie (Platzangst). Die Agoraphobie ist sozusagen thematisch weiter gefasst.
4. *Generalisierte Angststörung:* siehe H+D 4, Punkt 4.
5. *Agoraphobische Tendenzen bei körperlichen Erkrankungen:* siehe H+D 1, Punkt 4.

H+D 6 Klopfakupressur

Eines der bekanntesten Verfahren aus dieser Gruppe sind die EFT (Emotional Freedom Technique[s] oder Technik[en] der emotionalen Freiheit). Die Vorgehensweise ist einfach und schnell erlernbar. Es geht darum, dreierlei gleichzeitig zu tun:

1. Man macht sich das, was einen ängstigt oder belastet, bewusst.
2. Man sagt eine akzeptierende Affirmation auf: »Auch wenn ich Angst vor … [zum Beispiel vor dem Busfahren] habe, akzeptiere ich mich so, wie ich bin.«
3. In einer festgelegten Reihenfolge beklopft man bestimmte Akupunkturpunkte. (Erklärungs- und Demonstrationsvideos finden Sie unter den entsprechenden Stichwörtern im Internet [siehe auch Abb. 23].)

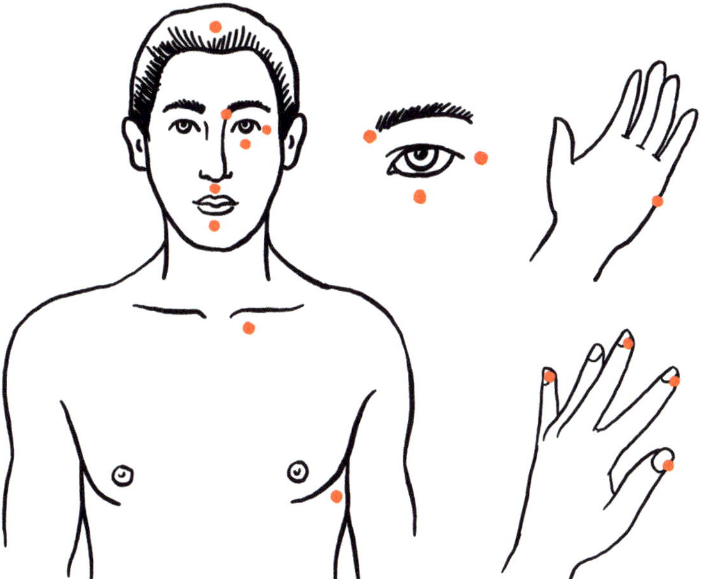

Abb. 23: Bei EFT zu beklopfende Akupunkturpunkte.

Wie gesagt wurde in Studien zumindest kürzerfristig eine deutliche Wirkung dieses Verfahrens nachgewiesen. Aus streng wissenschaftlicher Sicht kann man sich natürlich fragen, wie diese

Wirkung zustande kommt. Für die Meridiane (die hypothetischen Leitbahnen sublimer Energie) und Akupunkturpunkte konnte bisher ja kein reales Korrelat in Nervensystem und Körper gefunden werden. Wenn nicht direkt nerval, so könnte die Wirkung aber durch psychologische Mechanismen vermittelt werden. Der Psychologe Eskil Burck (2019) macht unter anderem die folgenden drei Faktoren plausibel:

1. innere Konfrontation durch das Bewusstmachen,
2. ein akzeptierender Umgang mit der Angst durch die Affirmationen sowie
3. Beruhigungseffekte durch das Klopfen.

H+D 7: Besser Bauch- als Brustatmung

Wir können ja atmen, indem wir den Brustkorb erweitern oder indem wir das Zwerchfell nach unten drücken (wobei der Bauch herausgeschoben wird). In beiden Fällen wird die Lunge auseinandergezogen und Luft eingesogen. Bauchatmung, die wir üblicherweise praktizieren sollten, ist die effizientere Form der Atmung. Bei großer Anstrengung und auch in Angstzuständen wechseln viele Menschen aber immer mehr zur Brustatmung.

Sie können die Bauchatmung bewusst üben, indem Sie sich eine Hand auf den Bauch legen. Ihr Brustkorb sollte weitgehend in Ruhe verbleiben, während sich Ihre Bauchdecke deutlich hebt und senkt (was Sie dann über Ihre Hand gut spüren).

H+D 8: Eskalationsmechanismen

Wie sind psychische Eskalationsprozesse eigentlich möglich? Immer ist von Teufelskreisen die Rede. Was ist das eigentlich genau? Wie wir wissen, sind in sogenannten komplexen Systemen wie biologischen Organismen viele Prozesse und Funktionen miteinander verbunden oder wirken aufeinander ein. Oft sind solche Wechselwirkungen nach dem Prinzip der negativen Rückkopplung eingerichtet: Wenn Prozess A anwächst, löst er damit einen anderen Prozess B aus, der den Prozess A bremst. Wenn Prozess A aber abfällt, passiert genau das Umgekehrte: Die Bremse wird gelöst, und A kann wieder wachsen. Durch eine solche Regelung bleibt A in einem bestimmten Wertebereich. So sorgt der Regler Ihrer Heizung dafür, dass die Temperatur auf etwa gleichem Niveau bleibt: Steigende Temperatur bewirkt Drosselung des Feuers, fallende Temperatur bewirkt sein Anfachen. Im Körper werden Blutdruck und Blutzucker nach dem gleichen Grundprinzip reguliert.

Jetzt stellen Sie sich einmal vor, Ihr Heizungstechniker macht einen Fehler und programmiert den Regler falsch. Die Prozesse A und B werden irrtümlich so verbunden, dass sie nicht mehr gegen-, sondern gleichläufig sind: Sie verstärken sich wechselseitig! Je wärmer es wird, desto mehr wird das Feuer hochgedreht, die Temperatur steigt, das Feuer wird noch weiter aufgedreht – und bald können Sie die Pizza auf Ihrem Schreibtisch backen. So etwas nennt man »positive Rückkoppelung« (siehe Abb. 24). »Positiv« meint hier natürlich nur die Vorzeichen an den Pfeilen, positive Wirkungen hat das Ganze nämlich nur selten. Positive Rückkoppelungen sind meist ungewollte Störungen und werden von den Technikern gefürchtet, zum Beispiel wenn sich Mikrofon und Lautsprecher zu nahe kommen und es dann diese fürchterlich anschwellenden Feedback-Töne gibt.

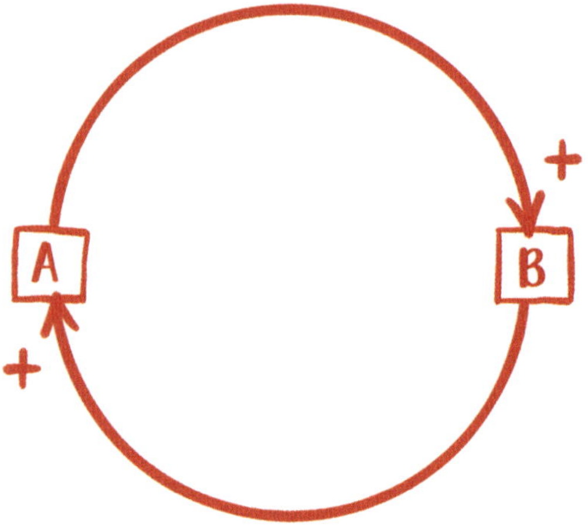

Abb. 24: Schema eines Teufelskreises: Die Momente A und B verstärken sich wechselseitig.

Nur selten haben positive Rückkoppelungen auch wirklich positive Effekte und eine konstruktive Funktion im System. Auch in Gehirn und Psyche erzeugen positive Rückkoppelungen vielfältige Störeffekte, vor allem die Neigung zum Übertreiben, die wechselseitige Verstärkung von negativen Gedanken und negativen Gefühlen sowie die schiere Grenzenlosigkeit unserer Fantasie, auch ins Negative.

Eine Hauptfunktion unseres Geistes ist ja die Kreativität: die Erzeugung des Neuen, das Sprengen alter Grenzen, der Sprung in neue Räume und Dimensionen, das Schaffen kühner Entwürfe. Diese sprungbereite kreative Kraft braucht Mechanismen der Selbstverstärkung und speist sich letztlich aus einer Vielzahl positiver Rückkoppelungen im Gehirn. In diesem Zusammenhang haben sie tatsächlich eine wichtige positive Funktion. Wir können uns in einen Kreativitätsrausch hineinsteigern, in dem die verrücktesten Ideen nur so aus uns heraussprudeln. Wir können uns in Freude und Euphorie hineinsteigern oder in Kampfesmut. Diese »Sprungbereitschaft« der psychischen Prozesse ist daran gebunden, dass das Gehirn in einem Zustand der Instabilität, der »Kippeligkeit« gehalten wird. Und das kann eben schnell auch nach hinten losgehen oder, besser gesagt, nach unten. Die eben

noch faustische positive Rückkoppelung zeigt hier quasi ihre mephistophelische Rückseite und führt zu Teufelskreisen und Abwärtsspiralen: Ganz schnell kann es uns passieren, dass wir uns in Wut, Eifersucht, in Verzweiflung oder eben in starke Angst hineinsteigern. Wenn diese Prozesse und Gefühle einmal eine gewisse Stärke erreicht haben, ist es, ohne spezielle Maßnahmen zu ergreifen, nicht mehr möglich, sie zu stoppen, sich ihnen wieder zu entwinden. In unterschiedlicher Form spielen derartige Teufelskreis-Mechanismen eine zentrale Rolle bei der Entstehung aller psychischen Erkrankungen. Teufelskreis-Mechanismen sind für einen großen Teil allen psychischen Leids verantwortlich.
Wenn Sie zu diesen interessanten systemtheoretischen Hintergründen der Funktion von Gehirn und Psyche mehr wissen wollen, könnten Sie dies zum Beispiel in meinem Buch *Erfolgsprinzip Persönlichkeit* nachlesen (Hansch 2009).

H+D 9: Formen des (menschlichen) Lernens

Auf dem evolutionären Entwicklungsweg zum Menschen wurden die Mechanismen des Lernens immer komplexer und leistungsfähiger. Wie überall in der Evolution konnte dabei das Lernsystem aber nicht immer wieder von Grund auf neu konstruiert werden. Das Alte bleibt vielmehr bestehen und wird vom Neuen überlagert, wobei die Funktionen irgendwie vernetzt und integriert werden.
Eine sehr einfache und frühe Form des Lernens ist das Gewöhnungs- bzw. Sensitivierungslernen. Wenn man zum Beispiel Meeresschnecken leicht berührt, zucken sie beim ersten Mal heftig zurück. Berührt man sie immer wieder in gleicher Weise, lässt die Reaktion allmählich nach und verschwindet: Die Schnecken gewöhnen sich an den Reiz. Nach längerer Berührungspause kehrt die Rückzieh-Reaktion zurück, und zwar umso heftiger, je länger die Pause war. Reizentzug bzw. -vermeidung führt also zu einer Sensitivierung.
Auch bei uns Menschen ist dieser Lernmechanismus noch wirksam. Sportschützen zum Beispiel berichten, dass es längere Zeit

des Trainings braucht, ehe die Hand beim Brechen des Schusses nicht mehr schreckhaft zuckt und den Schuss dabei verzieht.

Etwas komplexer ist das Konditionierungslernen, experimentell hat man es vor allem in Versuchen mit Hunden und Ratten untersucht. Hier werden Ereignisse, die zeitgleich geschehen, auf neuronaler Ebene miteinander verknüpft. Ertönt vor dem Füttern immer eine Glocke, werden Glockenton und Futter verbunden, und die Speichelsekretion beginnt schon nach dem Glockenton (und nicht erst, wenn das Futter sicht- und riechbar wird). Das war das erste empirische Experiment des russischen Forschers Iwan P. Pawlow (1849–1936) zum Nachweis der klassischen Konditionierung. Auf Ebene der Nervenzellen werden dabei die synaptischen Verbindungen zwischen den entsprechenden neuronalen Bereichen verstärkt. Die Verbindung wird umso stärker, je häufiger sich das gemeinsame Auftreten der Ereignisse wiederholt und je stärkere Emotionen daran beteiligt sind. Die Verbindung zwischen heißer Herdplatte und Schmerz zum Beispiel wird schon nach einer einzigen Erfahrung unlöschbar stark etabliert.

Dieses Konditionierungslernen läuft quasi auf einer Hintergrundebene immer mit. Wenn ich eine CD oft gehört habe, beginnt mein Gehirn nach dem Ende eines Titels immer schon von selbst, den nächsten Titel zu intonieren, ohne dass ich mir bewusst vorgenommen hätte, die Reihenfolge der Titel auswendig zu lernen. Die Nerven verbinden von selbst, was oft gemeinsam auftritt.

Noch komplexer ist das Lernen von Verhaltenskompetenzen. Hier geht es um das Einüben und Automatisieren von komplexen dynamischen Ablaufmustern, wenn etwa Jungtiere in Bewegungsspielen zum Beispiel das Kämpfen üben, Pferde dressiert werden oder Menschen das Fahrradfahren lernen oder das Halten von Vorträgen üben.

Die komplexeste Lernform schließlich ist das an Aufmerksamkeit und Bewusstsein gebundene Einsichtslernen. In der Vorform eines bildhaften Lernens schon bei den Menschenaffen zu finden, ist es in seiner entwickelten begrifflichen Form nur dem Menschen zu eigen. Hier werden Zusammenhänge der realen Außenwelt in Form begrifflicher Modelle rekonstruiert. Die begrifflichen Kon-

zepte sind gemäß sachlichem Zusammenhang und Logik strukturiert. Begriffliche Modelle sind umso tiefer und stabiler verinnerlicht, je öfter sie benutzt und wiederholt werden und je besser sie verstanden sind; das heißt, je besser sie über »Zusammenhänge« im Gesamtwissensbestand vernetzt sind.
Die Tabelle fasst das Wichtigste zusammen und ordnet die Lernformen unseren drei Stufen zu. Natürlich ist diese Separierung in Stufen etwas künstlich. Im Gehirn lagern sich diese Mechanismen ineinander und bilden Funktionsfacetten eines ganzheitlichen Systems.

Stufe/Lernform	Prinzip	Verinnerlichung
Stufe 1 **Einsichtslernen** (an Bewusstsein und Aufmerksamkeit gebunden)	Formierung begrifflicher Systeme und Modelle gemäß Logik und sachlichem Zusammenhang	Wiederholung Komplexe Vernetzung
Stufe 2 **Konditionierungslernen** (nicht bewusstseinspflichtig)	Verbindung bei zeitgleicher Aktivierung	Wiederholung Beteiligung starker Emotionen
Stufe 3 (nicht bewusstseinspflichtig) **Gewöhnungslernen** **Kompetenzlernen**	Häufigkeit und Folgen der Reizung Sachgerechter Ablauf gemäß äußerer und innerer Erfolgskriterien	Gewöhnung durch wiederholte Reizung Übung Erfolg

H+D 10 Angsttagebuch und Angstskala

Gerade am Anfang ist es wichtig, die Angst und ihre Facetten gut kennenzulernen. Dazu empfiehlt es sich, darüber Buch zu führen. Die Tabelle enthält wichtige Aspekte, auf die Sie einmal gezielt und bewusst achten sollten. Je nach Lage Ihres Problems können Sie diese Tabelle variieren (verkürzen, erweitern, Reihenfolge umstellen und so weiter).

Datum, Zeit	**Situation, Auslöser (außen, innen)**	**Körpersymptome**	**Gedanken, Bilder, Gefühle**	**Anspannung, Angst, von 1 bis10**	**Spontanverhalten, Bewältigungsversuch, Konsequenzen, Erfolg**

7–10 *Starke bis maximale Panikattacke*	Starke bis maximale Ausprägung der meisten oder aller Symptome, Gefühl von Kontrollverlust und Ohnmacht, Todesangst (drohender Herzinfarkt, Schlaganfall oder Verrücktwerden), Fluchtzwang.
6 *Ausgeprägte Panikattacke*	Deutliche Ausprägung der meisten Paniksymptome, Atemprobleme/Hyperventilation, Katastrophisieren, beginnende Derealisation, starke Fluchtimpulse.
5 *Leichte/unvollständige Panikattacke*	Einige Paniksymptome deutlich ausgeprägt: starkes Herzklopfen, Schwitzen, Hitzeschauer, Zittern oder Schwindelgefühl, Fluchtimpulse.
4 *Starke Angstsymptomatik*	Deutliche Angst spürbar, starke Stresssymptome, Rückzugs-, Vermeidungstendenz.
3 *Leichte bis mäßige Angst*	Starkes Gestresstsein, Angst ist im Bauch-/Brustbereich spürbar, Rückzugstendenz.
2 *Deutliche Anspannung*	Deutliches Gestresstsein, Unruhe, Muskelanspannung, beginnende mentale Einengung.
1 *Leichte Anspannung*	Leichte Nervosität und Gereiztheit.
0 *Entspannung*	Sich locker und gelöst fühlen, im Einklang sein mit sich und der Welt.

H+D 11 Medikamente

Bei leichteren und kürzeren Verläufen von Angsterkrankungen sollte man zunächst versuchen, ohne den Einsatz von Medikamenten Besserung zu erreichen. Oder allenfalls pflanzliche Präparate ausprobieren (mit Inhaltsstoffen wie Baldrian, Melisse oder Lavendel).

Eine Verordnung von »eingreifenderen« Medikamenten kann sinnvoll sein bei schwereren, längeren Verläufen und bei Komplikationen wie dem Vorliegen weiterer Erkrankungen (zum Beispiel einer Depression). In erster Linie kommen hier zwei Substanzgruppen zum Einsatz:

- *Benzodiazepine (Tranquilizer mit angsthemmender, beruhigender und entspannender Wirkung):* Sie reduzieren Anspannung, Unruhe und Angst schnell und effektiv. Allerdings besteht die Gefahr der Entwicklung einer Abhängigkeit. Bei jahrelanger Einnahme kann es zu Schädigungen des Nervensystems kommen. Sie sollten »Benzos« also allenfalls selten und kurzzeitig einnehmen in akuten Krisen oder wenn viel auf dem Spiel steht. Denken Sie immer daran, dass unter Wirkung dieser Medikamente das Autofahren und Maschinenführen verboten ist. Ferner: kein Alkohol!
- *Antidepressiva vom Typ SSRI (Selective Serotonin Reuptake Inhibitor [Serotonin-Wiederaufnahmehemmer]):* Primär werden diese Medikamente bei Depressionen verordnet. Es zeigen sich aber auch bessernde Effekte bei Angsterkrankungen, allerdings nicht so schnell und stark wie bei den Benzos. Im Gegensatz zu den Benzos müssen SSRI über längere Zeit (Monate, Jahre) kontinuierlich eingenommen werden. In den ersten ein bis zwei Wochen kann es zu Nebenwirkungen kommen, die sich ähnlich anfühlen wie Angstsymptome (innere Unruhe, Schwitzen, Schwindel, Übelkeit, Schlafstörungen). Angstpatienten reagieren hierauf oft sehr sensibel, deshalb sollten diese Medikamente bei der Diagnose Angst besonders vorsichtig und langsam »eingeschlichen« werden (beginnend mit der Hälfte der normalen Einstiegsdosis). Sehr geeignet hierfür ist das Medikament Cipralex (Wirk-

stoff: Escitalopram), das es in Tropfenform gibt. Die gewünschten Besserungswirkungen kommen meist erst nach Abklingen der Nebenwirkungen im Laufe von zwei bis sechs Wochen. Es braucht also ein wenig Geduld. Hier ist lediglich in den Phasen von Eindosierung oder Dosisänderung das Autofahren und Maschinenführen untersagt.

Mit den wichtigsten Benzodiazepinen und SSRI können in der Regel auch die Hausärzte gut umgehen. Es gibt weitere Substanzgruppen, die hilfreich sein können, hierfür sollten Sie aber Psycho-Fachärzte aufsuchen.

Besuchen Sie auch die Website
www.angst-selbst-bewältigen.de

Dietmar Hansch

Angst selbst bewältigen

Das Praxisbuch

Leiden Sie unter Angstanfällen im Bus oder Einkaufszentrum? Unter Zittern und Erröten beim Halten von Vorträgen? Verderben Ihnen ständige Sorgen den Tag? Unabhängig davon, ob es sich um eine Panikstörung, um Phobien oder anhaltendes Sich-Sorgen handelt: Angsterkrankungen schränken die Lebensqualität erheblich ein. Sie haben die Tendenz, sich auszuweiten und chronisch zu werden. Gehen Sie deshalb sofort und effektiv dagegen vor!

Panikattacken, soziale Phobien, Platzangst und das Befürchten von negativen Ereignissen sind die am häufigsten vorkommenden Ängste. Langfristig erfolgsentscheidend bei der Behandlung von Ängsten ist vor allem die tägliche Selbstkorrektur in den vielfältigen Situationen des Alltags.

Dietmar Hansch gibt aus seiner langjährigen Praxiserfahrung und der aktuellen Angst-Forschung sein umfassendes Hintergrundwissen und detaillierte Anleitungen zur Selbstbehandlung weiter. Die in diesem Ratgeber vorgestellte Synergie-Methode integriert die wirksamsten Techniken zu einem stimmigen Gesamtkonzept. Dieser sehr fundierte und weitgreifende Ansatz bietet auch Betroffenen mit schon chronischen Angsterkrankungen eine neue Chance, bei denen allzu »einfache Tricks« nicht geholfen haben.

»Der Weg aus der Angst ist auch ein freudvoller, denn er führt schließlich zu persönlichem Fortschritt und erweiterten Lebensmöglichkeiten.« – *Dr. Dietmar Hansch*

KNAUR
MENSSANA

Dietmar Hansch

Burnout

Mit Achtsamkeit und Flow aus der Stressfalle

Burnout ist eine Falle, in die heutzutage immer mehr Menschen hineingeraten. Die Anforderungen der modernen Zeit wachsen, der Stresspegel steigt. Doch wie geht man mit Stress um? Wie vermeidet man, immer ausgelaugter und depressiver zu werden?

Dietmar Hansch kennt aus seiner langjährigen Klinikerfahrung die äußere und innere Situation der Betroffenen und erklärt auf sehr klare und konstruktive Weise, wie man sich aus der Stressfalle wieder befreien kann. Vor allem die inzwischen als wissenschaftlich wirksam erwiesene Achtsamkeitspraxis bietet neue Aspekte der Selbsthilfe. Es ist ja eine bekannte Tatsache, dass ein nicht geringer Anteil unseres Stresses »hausgemacht« ist und in unseren Köpfen durch »Muss-Vorstellungen« erzeugt wird. Mit einer Änderung der eigenen mentalen Einstellung eröffnen sich große Möglichkeiten zur Verbesserung der Lebensqualität. Meditation und das Einüben von Achtsamkeit im Alltag sind immer mehr die Mittel der Wahl, um zu einem erfüllten und freudvollen Leben zu finden.

KNAUR